家常食材烹饪

黄兆胜◎主编

宜忌宝典

350种家常食材+1000款烹饪指南=舌尖上的厨房

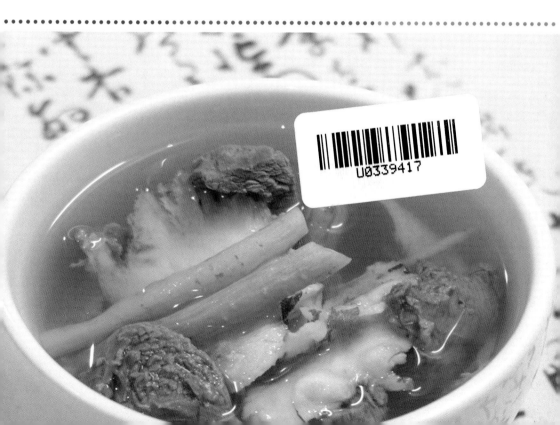

图书在版编目（ＣＩＰ）数据

家常食材烹饪宜忌宝典 / 黄兆胜主编． -- 广州 ： 广东旅游出版社，
2014.8
ISBN 978-7-80766-868-8

Ⅰ．①家… Ⅱ．①黄… Ⅲ．①饮食－禁忌－图解 Ⅳ．①R155-64

中国版本图书馆CIP数据核字(2014)第110309号

策划编辑：雷　腾　姚　芸
责任编辑：陈　宇
装帧设计：张红霞
封面设计：回归线视觉传达
责任技编：刘振华

广东旅游出版社出版发行

（广州市天河区五山路483号华南农业大学　公共管理学院14号楼3楼）
邮　编：510642
电　话：020-87348243
网　址：www.tourpress.cn
印　刷：深圳市希望印务有限公司
（深圳市坂田吉华路505号大丹工业园二楼）
开　本：720mm×990mm　16开
字　数：300千字
印　张：24
版　次：2014年8月第1版
印　次：2014年8月第1次印刷
定　价：35.00元

序

　　世界卫生组织提出的健康四大支柱的第一条是"合理膳食"，可见科学合理的饮食对健康的重要性。我们常说"病从口入"，不仅仅是指饮食不洁而言，更深层次的含义是饮食不合理将引发多种疾病。饮食宜忌的确关系到人们的健康长寿，在中国，历代人民都非常重视饮食物的宜和忌，无论是医家、养生家，还是民间百姓家都积累了丰富的经验。因此，从传统中医学的养生观念来指导现代人的日常生活饮食，将有助于现代人更健康地生活！

　　《家常食物养生宜忌大全》包括九部分内容：一、肉类饮食宜忌；二、蛋类奶类饮食宜忌；三、水产品饮食宜忌；四、蔬菜饮食宜忌；五、菌藻类饮食宜忌；六、谷物、豆类及果仁类饮食宜忌；七、水果饮食宜忌；八、家常调味品和饮品饮食宜忌；九、家常保健中药饮食宜忌。每一部分均从每个家庭、每位主妇日常所要面对的食物入手，告知你每款食物的别名、性味、归经、功效和饮食宜忌，有需特别注意者则加按语。每款食物的基础知识之后，还介绍几款实用健康饮食配方，可供制作药膳时参考。

　　该书基于为广大家庭日常饮食提供指导，故所有选编内容均以"家庭日常饮食"所需作为重点选择，每款食物的归类便依从这一原则，如将"红枣"归入"保健中药类"，但在按语中告知读者"鲜红枣常作为水果直接食用"；将"豆豉"、"砂仁"、"花椒"、"紫苏"、"丁香"等归入"调味品类"，但在按语中告知读者其又是一味常用中药，且附有相应的药膳配方；而每个家庭都极其常用的调味品"盐"、"醋"、"茶"、"酒"、"白糖"、"红糖"、"饴糖"、"胡椒"等，也介绍了一些实用的知识。凡不符合现代人健康理念的菜谱则不在选编之列。

　　全书收录了350种家常食物和1000种实用健康药膳配方，并配以800张精美的实物图片，更增添了该书的色彩，使人赏心悦目之余，更感觉到具有实用价值，实为每个家庭必备的日常饮食指南。

　　祝愿每个家庭、每一个人在享受美味佳肴的同时，享受健康！

广州中医药大学

教授、博士生导师

目录

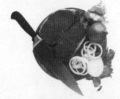 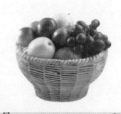 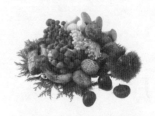

一、肉类饮食宜忌

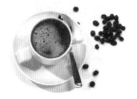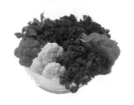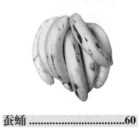

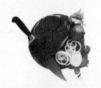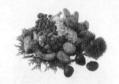

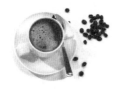

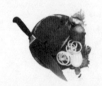

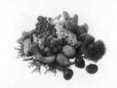

四、蔬菜饮食宜忌

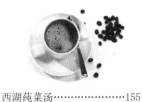
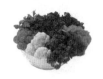

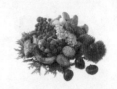

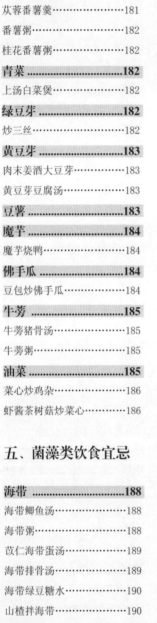

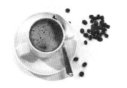

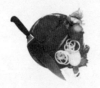

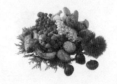

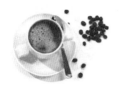
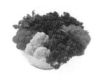

八、家常调味品和饮品
饮食宜忌

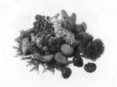

九、家常保健中药饮食宜忌

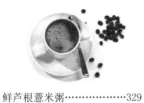
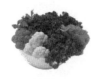
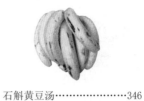

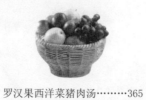
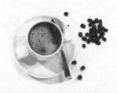

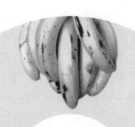

肉类

饮食宜忌

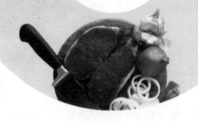

猪肉

【性味】性平，味甘咸。

【归经】归脾、胃、肾经。

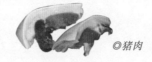

◎猪肉

【功效】补虚，滋阴，养血，润燥。

宜：阴虚不足，头晕，贫血，老人燥咳无痰，大便干结，以及营养不良者宜食；妇女产后乳汁缺乏者宜食，青少年儿童宜食。

忌：湿热偏重、痰湿偏盛、舌苔厚腻者，忌食猪肉；肥猪肉含有饱和脂肪酸，能促进人体血浆中胆固醇增高，患有冠心病、高血压、高脂血症和肥胖者忌食。

【按语】猪肉忌与乌梅、大黄、桔梗、黄连、首乌、苍耳子、吴茱萸、胡黄连等中药以及龟肉、羊肝、马肉、甲鱼一同食用。据前人经验，猪头肉为动风发疾之物，风邪偏盛者忌食猪头肉。

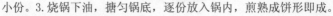

猪肉南瓜饼

【配方】猪五花肉50克，叉烧粒30克，南瓜肉250克，蒜蓉、生粉少许，面粉、精盐、鸡粉各适量。

【制作】1.五花肉切粒，用生粉拌匀，再用蒜蓉爆透，加入叉烧粒，炒匀备用。2.南瓜切件，蒸熟搓烂，加入粒料和面粉搓匀，分成若干小份。3.烧锅下油，搪匀锅底，逐份放入锅内，煎熟成饼形即成。

【功效】补中益气，养脾益肾。

【适宜】脾胃虚弱、中气不足者可食用。

◎杞子

猪肉杞子汤

【配方】瘦猪肉250克，枸杞子30克，精盐、葱、姜、料酒、胡椒粉、熟猪油各适量。

【制作】1.将枸杞子去杂质洗净；葱切段；姜切片；猪肉洗净切丝。2.锅内放猪油烧热，放入肉丝、葱、姜、料酒、盐煸炒，注入清水，放入枸杞子煮至肉熟烂，用盐、胡椒粉调味即成。

【功效】滋补强壮。

【适宜】肝肾不足，精血亏虚者宜食。尤其对老年人最为适宜，长服可防治老年性疾病，延年益寿。此汤也可治疗消渴等病。

木瓜海底椰煲瘦肉汤

【配方】木瓜1个约300克，鲜海底椰100克，瘦肉200克，大肉姜、冬菇、蜜枣、盐、鸡粉、胡椒粉、麻油、绍酒各适量。

【制作】1.木瓜刨皮切大块；海底椰洗净；瘦肉切块；冬菇洗净；姜略拍待用。2.将木瓜、海底椰、瘦肉"飞水"，倒入瓦汤煲中，加清水、绍酒、姜块、冬菇、蜜枣，用猛火煲滚，改用慢火煲1小时左右，用盐、鸡粉、胡椒粉、麻油调味即可。

【功效】润肤养颜。

【适宜】面色灰暗、色斑、多皱纹、皮肤松弛者宜食。

【贴示】要选半熟红肉木瓜，否则木瓜过熟煲汤易烂，过生则缺乏木瓜香味。

黄精猪肉汤

【配方】黄精60克，桂圆肉20克，瘦猪肉200克，葱、姜、料酒、食盐各适量。

【制作】1.将黄精、瘦猪肉洗净，分别切成小块，然后放入砂锅内，加水适量。2.放入葱、姜、食盐、料酒，隔水炖熟即可。

【功效】养脾阴，益心肺。

【适宜】阴虚体质及心脾阴血不足所致的食少、失眠等症者宜食。

◎木瓜海底椰煲瘦肉汤

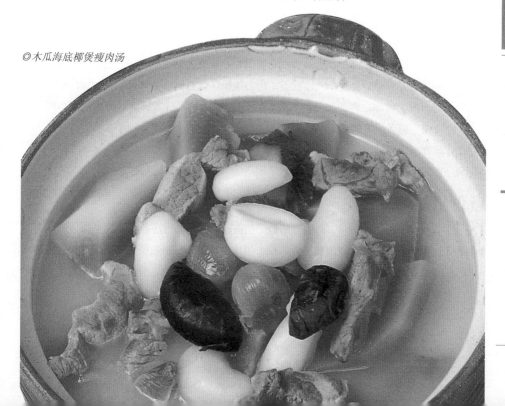

板栗猪肉饭

【配方】瘦猪肉500克，板栗300克，粳米500克，料酒、精盐等适量。

【制作】1.瘦猪肉洗净后切成小块；板栗去壳；粳米洗净。2.起油锅，把猪肉、板栗入锅煸炒，加料酒、精盐调味，烧煮至七成熟时，同粳米一起倒入电饭锅内，加水适量，拌匀，煮成饭即可。

【功效】补肾壮腰。

【适宜】肾虚腰痛患者宜食。

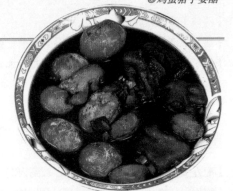

◎鸡蛋猪手姜醋

猪蹄

【别名】猪脚、猪手（猪前蹄）。

【性味】性平，味甘咸。

【归经】归胃经。

【功效】补血，通乳，健腰脚，托疮。

　宜：血虚者宜食；年老体弱者宜食；产后缺奶者宜食；腰脚软弱无力者宜食；痈疽疮毒久溃不敛者宜食。

　忌：外感发热和一切热证、实证期间不宜多食。

鸡蛋猪手姜醋

【配方】老姜250克，猪手500克，鸡蛋6个，甜醋1000克。

【制作】1.鸡蛋放入冷水内，小火煮熟去壳候用。2.猪手去毛洗净，滴去水分，用油锅炒片刻留用。3.姜刮去皮，洗净吹干，用刀拍松，烧热锅落油炒姜。4.瓦煲内放入醋、姜，慢火煲滚，再煲30分钟，加入猪手再煲1小时，放入鸡蛋，密盖焖数小时即可上桌。隔天吃更加入味。

【功效】散寒气、暖胃。

【适宜】产后补虚。

章鱼猪蹄汤

【配方】章鱼200克，猪蹄2只，料酒、精盐、胡椒粉、葱末、肉汤各适量。

【制作】1.章鱼洗净用开水浸泡10分钟，脱去黑皮，切条。2.猪蹄镊尽猪毛，洗净放入沸水锅汆一段时间捞出。3.锅中放入章鱼、猪蹄、料酒、盐、胡椒粉、葱、肉汤。烧沸后，文火炖至肉熟烂，盛出即成。

【功效】益气养血。

【适宜】妇女产后气血亏虚食之为宜，妇女产后缺奶者也适宜。

◎章鱼

通乳猪蹄汤

【配方】猪蹄3只，穿山甲15克，王不留行15克。

【制作】将猪蹄洗净切块，和药同放锅中，加适量水，用武火煮滚，再用文火炖至猪蹄软烂即可。不放盐。

【功效】益气、化瘀、通乳。

【适宜】产后乳汁不足者宜食。

茶皇猪手

【配方】鲜猪手2只，铁观音茶叶1两，姜、葱、八角、甘草、香叶、草果、花椒、芝麻少许，生抽、鱼露、料酒、麻油、冰糖、盐、鸡粉、植物油各适量。

【制作】1.将猪手煺毛，洗净飞水待用。2.茶叶略泡，炒干炒香；姜切片；葱洗净；芝麻炒香；卤水料洗净，略炒。3.烧锅落油，爆香姜、葱，溅酒，倒入适量高汤和卤水料，用生抽、鱼露、茶叶、炒芝麻调味，用慢火煮10分钟，加入猪手再浸30分钟，用文火煲至熟烂捞起，晾凉后斩件即可。

【功效】益气养血，滋润肌肤。

【适宜】年老体弱者宜食，常食有润肤功效。

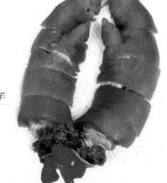

◎茶皇猪手

红枣炖猪蹄

【配方】猪蹄1个，红枣10枚，料酒、精盐、葱、胡椒粉、姜、白糖各适量。

【制作】1.将猪蹄洗净后用刀剖开呈4至6瓣。2.锅烧开水，将猪蹄放入，烫透，煮沸数次，3.用大砂锅将清水烧开，下猪蹄，放入泡发的红枣，煮沸，加料酒，转小火炖至猪蹄皮酥软，肉烂熟，下精盐、葱、胡椒粉、姜、白糖，继续煨炖30分钟即成。

【功效】养血润肤，强体增肥。

【适宜】老年单纯性消瘦者宜食，或老年人皮肤干燥者可食。

【按语】带皮猪蹄有独特的营养保健功效。现代营养学研究证明，肉皮中含有丰富的胶原蛋白质和弹性蛋白，如果人体细胞缺少此类物质，细胞结合的水量就明显减少，使皮肤干燥而出现皱纹，老年人会呈现形体消瘦，苍老乏力。猪蹄营养很丰富，是使皮肤丰满润泽、强体增肥的食疗佳品。

猪血

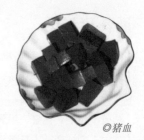

◎猪血

【别名】血豆腐、猪红。

【性味】性平,味咸。

【功效】补血,行血,杀虫。

　　宜: 血虚头风眩晕者宜食;肠道寄生虫病人腹胀嘈杂者宜食。

　　忌: 有病期间忌食;上消化道出血阶段忌食,以免混淆黑便的病情诊疗。

韭菜萝卜煮猪红

【配方】韭菜500克,熟猪红250克,白萝卜1000克,红辣椒1只,鸡粉、胡椒粉适量,酱油2汤匙,植物油、盐适量。

【制作】1.韭菜洗净,切段;白萝卜洗净,刨皮切成块;猪红洗净,切成块;红辣椒洗净,切丝。2.坐锅上火,锅热后下植物油,炒辣椒丝、韭菜约七成熟,盛起。3.用清水煮萝卜至熟。再用适量清水、植物油、酱油、鸡粉、盐煮猪红,加入韭菜、红辣椒丝、萝卜煮5分钟,上碟。后加胡椒粉,便可食用。

【功效】化痰止咳,行气消胀。

◎白萝卜

【适宜】气喘痰多或腹胀便秘者可食。

葱花姜丝猪红汤

【配方】猪红(猪血)300克,大肉姜、葱、鲜菇、胡椒碎少许,盐、鸡粉、麻油、绍酒、植物油各适量。

【制作】1.猪红切方块;大肉姜切丝;葱切葱花;鲜菇切片待用。2.烧水用慢火将猪红浸煮5分钟捞起。3.烧砂锅落油放入姜丝、菇片,溅绍酒,加入清水,将猪红、胡椒碎放入汤中,慢火煮开,用鸡粉、盐、麻油调味,最后撒上葱花即可。

【功效】清肺去尘。

【适宜】宜作为传统除尘食品。

【贴士】烹煮猪红一定要用慢火,以免起蜂窝。

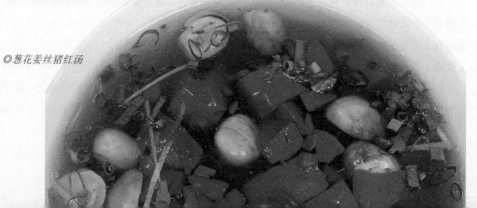

◎葱花姜丝猪红汤

鱼片猪血粥

【配方】猪血500克,净鲩鱼肉250克,干贝25克,粳米250克,腐竹50克,姜丝、料酒、酱油、精盐、胡椒粉各少许,香油适量。

【制作】1.将猪血洗净,削去上层浮沫及下层沉淀物,切成小方块;鲩鱼肉洗净,切成薄片,放入碗内,加入料酒、酱油、姜丝拌匀;干贝用温水浸软,撕碎;粳米淘洗干净;腐竹浸软,撕碎。2.锅置火上,放入清水、粳米、干贝、腐竹,熬煮至粥将成时,加入猪血,煮至粥成,再放入鲩鱼片、精盐,再沸时撒上葱花、胡椒粉,淋入香油即可。

【功效】补益气血,平肝祛风。

【适宜】体质虚弱、产后亏虚及血虚眩晕者宜食。

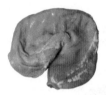

猪肚

【别名】猪胃。

【性味】性温,味甘。

【归经】归脾、胃经。

【功效】补虚损,健脾胃。

宜:虚劳瘦弱者宜食;脾胃虚弱,食欲不振,泄泻下痢者宜食;中气不足,气虚下陷,男子遗精,女子带下者宜食;体虚之人,小便频多者宜食;小儿疳积者宜食。

忌:感冒期间忌食;胸腹胀满者忌食。

银杏煮猪肚

【配方】银杏(白果)300克,熟猪肚200克,红萝卜100克,青葱50克,上汤750克,精盐6克,鸡精粉5克,胡椒粉0.5克,麻油5克,生粉10克,熟猪油40克。

【制作】1.先将银杏破壳后,把肉开成两边,再用沸水烫银杏肉,然后倒入盆内用冷水浸洗,用手摩擦漂水,去净心和外皮,再用水煮过,漂凉,接着要浸水5小时(洗清水几次才能漂去苦涩味),待用。2.将熟猪肚切成丁粒,红萝卜切成小片状,锅内放入清水,放进红萝卜煮滚捞起,再把猪肚粒和银杏分别放入沸水中"飞水"待用。青葱切成粒状。3.把锅洗净放入上汤,将银杏、猪肚、红萝卜放入锅内煮滚,放进精盐、胡椒粉、鸡精粉、熟猪油一起煮。然后用生粉加水勾芡入锅,再放入青葱粒、麻油搅匀即成。

【功效】健脾补肺固肾。

【适宜】消渴多尿者宜食。

山药猪肚汤

【配方】猪肚150克，山药50～100克。

【制作】1.将猪肚洗净切成条或切成小块，加适量水煮沸后改文火炖熟。2.再将山药去皮洗净切成片或段同炖至烂。

【用法】稍加盐调味，空腹食用，每日1次。

【功效】养胃健脾。

【适宜】脾胃虚弱者可食用。

【按语】山药甘平，入脾、肺、肾三经，有健脾、补肺、固肾、益精之功，炖猪肚能增强固肾益精之效。

莲子芡实煲猪肚

【配方】猪肚1个，芡实30克，莲子30克，红枣10个。

【制作】1.把猪肚翻转洗净，放入锅内，加清水适量，煮沸后捞起，去水，用刀轻刮净。

2.芡实、红枣去核洗净，莲子去心用清水浸1小时，捞起，一齐放入猪肚内。

3.把猪肚放入锅内，加清水适量，武火煮沸后，文火煲2小时，调味食用。

【功效】健脾补肾。

【适宜】脾肾虚者可食用。

◎冬菇

冬菇胡椒猪肚煲

【配方】鲜猪肚500克，红椒件、冬菇件、葱榄、姜片、胡椒碎各少许，鸡粉、蚝油、食盐、生抽、上汤、植物油、麻油、绍酒各适量。

【制作】1.用刀将猪肚表面网油剔除，加入食盐刷洗再用清水漂洗干净。2.猪肚落煲加清水煲1小时左右至熟取出切长段。3.烧砂锅下油，加入红椒件、冬菇件、葱榄、姜片、胡椒碎爆香，溅绍酒加入猪肚略炒，加适量上汤煮5分钟左右，用鸡粉、蚝油、食盐、生抽调味，最后加入几滴麻油增加香味即可。

24

【功效】暖胃驱寒。

【适宜】脾胃虚寒者食用最佳。

【贴士】此菜肴在烹调过程中可视个人喜好多加上汤即成汤菜，一菜两食。加少量高汤再用生粉勾芡即典型的煲仔菜式。

◎冬菇胡椒猪肚煲

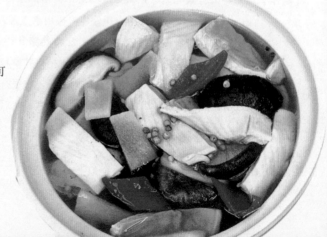

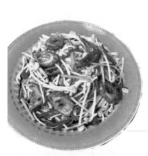

猪肠

【别名】猪大肠。

【性味】性平，味甘。

【归经】归大肠经。

【功效】润肠，去下焦血热。

宜：大肠病变，如痔疮、便血、脱肛者宜食。

忌：感冒期间忌食。

大豆芽炒猪肠

【配方】大豆芽200克，猪肠300克，蒜头、青红辣椒、姜少许，蚝油、鸡粉、盐、生抽、湿生粉、胡椒粉、小苏打、绍酒、植物油各适量。

【制作】1.将大豆芽摘去尾，洗净待用；大肠翻转把里面的油膜及垃圾清洗干净，切成细大肠圈，用清水加少许小苏打飞水待用；青红椒切丝；姜、蒜头剁蓉。2.烧锅落油，放入大肠，加入生抽、鸡粉爆香，使大肠入味，捞起。3.将锅洗净，落油，爆香料头，放入大豆芽，溅酒，用盐、鸡粉、蚝油调味，然后放入已有味的猪大肠翻炒，用胡椒粉、麻油、湿生粉勾芡即可。

【贴士】用小苏打飞过水的大肠会变爽，否则会太韧。

木耳海参猪肠汤

【配方】猪大肠250克，木耳15克，水发海参120克。

【制作】1.将木耳浸开洗净；水发海参洗净，切丝；猪大肠用粗盐1汤匙擦洗净，放入开水中稍烫，再用冷水冲洗后，切段。2.把全部用料一齐放入锅内，加清水适量，武火煮沸后再用文火煮1～2小时，调味即可。随量饮汤食肉。

【功效】滋阴养血，凉血止痢。

【适宜】肠癌属阴血亏虚、热伤肠络者，症见下痢脓血，腹中隐痛，口干欲饮等宜食。

【按语】汤中木耳性味甘平，益阴润燥、凉血止痢。海参性味甘咸温，润肠滋肾、益精养血。猪大肠性味甘平，滋润补肠。合而为汤，共奏补肠养血、凉血止痢之功。

猪肺

【性味】性平，味甘。

【归经】归肺经。

【功效】补肺虚，止咳嗽。

宜：肺虚久咳，肺结核及肺痿咯血患者宜食。

忌：据清代食医王孟英经验，常人不必多食。

南北杏菜干猪肺汤

【配方】猪肺300克，菜干150克，猪骨250克，南北杏各30克，大肉姜、冬菇、蜜枣少许，盐、鸡粉、胡椒粉、麻油、绍酒各适量。

【制作】1.将猪肺用清水清洗干净切"日"字块；猪骨洗净斩块"飞水"；菜干用温水浸泡2小时，取出用清水冲洗干净后切段；姜略拍；冬菇洗净待用。2.烧锅倒入猪肺干炒，将猪肺内的水分炒干后倒入瓦汤煲中。3.煲内加绍酒、清水、猪骨、菜干、南北杏、蜜枣、冬菇、姜块猛火煲滚，改用慢火煲2小时左右，用盐、鸡粉、胡椒粉、麻油调味即可。

【功效】止咳化痰，补肺。

【适宜】慢性支气管炎患者宜食。

◎杏仁

薏仁猪肺粥

【配方】猪肺500克，粳米100克，薏苡仁50克，料酒、葱、姜、食盐各适量。

【制作】将猪肺洗净加水适量，放入料酒，煮至七成熟，捞出切成丁，同淘净的粳米、薏苡仁一起入锅内，并放入葱、姜、食盐，先置武火上烧沸，然后改文火煨炖至米熟烂即可。

【功效】补脾肺，止咳。

【适宜】慢性支气管炎患者宜食。

【按语】猪肺是补肺佳品，主要作用是清热润肺，对阴虚肺热所致的慢性支气管炎疗效不错。薏苡仁健脾化痰，二药配伍共奏止咳化痰之功效。注意猪肺不宜与白花菜同服。

贝母雪梨煲猪肺

【配方】猪肺250克，川贝母10克，雪梨2个，冰糖、清水各适量。

【制作】1.将猪肺切片，加清水用手挤洗去泡沫。2.雪梨去外皮，切成碎块，与川贝母、猪肺一同放入砂锅内，加入冰糖、清水适量，武火煮沸，文火再煲3小时即可食用。

【功效】清肺化痰，养肺益气。

【适宜】肺热、干咳少痰或无痰，口干渴者宜食。

26

◎川贝母

猪骨

【性味】性平，味甘。

【归经】归肾经。

【功效】生乳，补虚。

宜：一切体质虚弱者宜食；年迈体虚，小腿抽筋者宜食；肺结核患者宜食；产后虚弱少乳者宜食。

忌：感冒期间和急性肠道感染者忌食；感染性疾病发烧时忌食。

蚝豉黄豆猪骨汤

【配方】黄豆90克，蚝豉60克，猪脊骨250克。

【制作】1.将黄豆洗净，浸30分钟；蚝豉洗净；猪脊骨洗净斩件。2.把全部用料一齐放入锅内，加清水适量，武火煮沸，文火再煲2小时，调味即可。

【功效】健脾养血，益阴除烦。

【适宜】各种癌症术后康复期可食用。

【按语】本汤以滋阴血、除烦热为主。其中黄豆性味甘平，功能健脾、宽中、润燥，含有丰富的蛋白质，有提高机体免疫功能和加强胃损伤修复能力的作用。蚝豉即牡蛎干制品，性味甘平，功能滋阴养血，补虚解毒。猪脊骨含有猪脊髓，性味甘寒，功能补骨髓，滋肾阴，合而为汤，共奏滋阴养血、补虚损、解热烦之功。

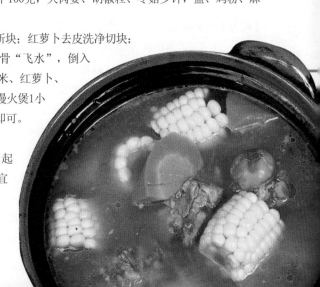
◎糖醋排骨

糖醋排骨

【配方】排骨300克，青椒、红椒、罐装菠萝片、鸡蛋少许，白醋、糖、番茄酱、鸡粉、生粉、盐各适量。

【制作】1.将排骨洗净，斩成小块状，沥干水分待用。2.青椒、红椒切成椒件；菠萝片切开四角。3.将白醋、糖、番茄酱调匀，加水做成糖醋汁。4.排骨用鸡蛋、鸡粉、盐略腌入味，拍上干粉，用中高油温炸脆至熟，捞起。5.锅底留油，爆香青椒、红椒、菠萝片，加入糖醋汁、炸好的排骨，略炒，用湿生粉勾薄芡。

【功效】开胃健脾。

【适宜】孕妇妊娠初期，胃纳差时可食用。

甜玉米猪骨汤

【配方】甜玉米200克，猪骨250克，红萝卜100克，大肉姜、胡椒粒、冬菇少许，盐、鸡粉、麻油、绍酒各适量。

【制作】1.将甜玉米洗净切段；猪骨洗净斩块；红萝卜去皮洗净切块；冬菇洗净；姜略拍待用。2.将猪骨"飞水"，倒入瓦汤煲中，加清水、绍酒、甜玉米、红萝卜、姜块和胡椒粒，猛火煲滚再改用慢火煲1小时左右，用盐、鸡粉、麻油调味即可。

【功效】滋阴清热，调中益肾。

【适宜】热病伤阴的食欲不振及肾阴虚引起的腰膝困倦、耳鸣、烦热等症者宜食。

黄豆凉瓜排骨汤

【配方】黄豆100克，凉瓜300克，排骨250克，大肉姜、胡椒碎少许，鱼露、鸡粉、糖、麻油、绍酒、植物油各适量。

【制作】1.将排骨洗净沿骨边分条，横斩成小块；凉瓜洗净去瓤切日字件；黄豆洗净用清水浸5小时；姜切指甲片待用。2.将排骨、凉瓜"飞水"倒入瓦汤煲内，加清水、绍酒、黄豆、姜片、胡椒碎猛火煲滚，转用慢火煲1小时左右至黄豆烩，用鱼露、鸡粉、糖、麻油调味即可。

【功效】清凉下火、调养脾胃。

【适宜】暑热所致的肠胃不适者宜食。

猪脑

【性味】性寒，味甘。

【功效】益虚劳，补骨髓，健脑。

宜：体虚之人神经衰弱、头晕，老人头晕耳鸣者宜食；脑震荡后遗症、健忘者宜食。

忌：高胆固醇血症及冠心病患者忌食。

干炸猪脑

【配方】猪脑60克，姜3克，鸡蛋清24克，精盐6克，甜酱3克，干淀粉15克，八角、茴香各0.2克，葱6克，猪油500克（实耗30克）。

【制作】1.将猪脑洗净，撕去"红筋"，放进开水锅中，加入八角、茴香、姜、葱、精盐，煮10分钟后捞出晾凉，切成滚刀块并将汤及调料弃掉。2.将蛋清打好，放入淀粉，调成蛋糊，再把猪脑块放入，调拌均匀待用。3.放油入锅，烧至半热时，将猪脑放进油锅中炸，直到呈杏黄色时捞出，放在盘内即成。可备甜酱蘸着吃。

【功效】清虚热、补脑益智、安神。

【适宜】神经衰弱症见心悸、失眠、健忘、记忆力减退者宜食。

【按语】以味甘、性寒之猪脑为主料，以脑补脑。以味甘、性凉之鸡蛋清为辅料，再与辛温的八角、茴香、葱等共奏清虚热、补脑益智、安神之功。

杞子猪脑猪髓汤

【配方】猪脑1具，猪脊髓15克，杞子20克，盐、味精、料酒、酱油适量。

【制作】将猪脑、猪髓洗净，放碗中，加入杞子、食盐、味精、料酒、酱油，上笼蒸熟服食。

【功效】补肾健脑。

【适宜】老年人记忆力下降者可食用。

天麻炖猪脑

【配方】天麻20克，猪脑1个。

【制作】将猪脑、天麻洗净，置砂盅内，加清水适量，隔水炖熟。

【用法】分次服食，连服10日。

【功效】祛风镇静，通脉开窍。

【适宜】高血压、眩晕头痛、神经衰弱、半身不遂或语言障碍等症者宜食。

【按语】天麻性平，味辛、甘，入肝经；含香醇、甙类、粘液质和维生素A等成分，功能息风定惊。猪脑性寒，味甘；含蛋白质、脂肪、钙、磷、铁等成分，功能善祛头风，治头痛、眩晕。

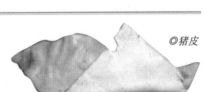

◎天麻

猪皮

◎猪皮

【别名】猪肤。

【性味】性凉，味甘。

【归经】归心、肺经。

【功效】清虚热，润肌肤，补血止血。

　　宜：阴虚之人心烦、咽痛、下痢者宜食；妇女血枯、月经不调者宜食；血友病人出血者宜食。

　　忌：外感咽痛及虚寒下痢者忌食。

红枣猪皮羹

【配方】猪皮500克，红枣250克，盐适量。

【制作】1.红枣洗净，放锅内加水煮至熟。2.猪皮去毛、洗净，加少量食盐，与红枣同炖煮至成稠黏的羹汤即成。

【功效】养血润肤。

【适宜】血虚所致皮肤干燥者宜食用。

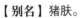

◎红枣

猪皮炆萝卜

【配方】萝卜900克，已爆猪皮120克，姜数小片，磨豉2汤匙，陈皮1/3个，韭菜160克，蒜蓉1/2汤匙，油4汤匙，酒1汤匙，糖1/2茶匙，盐3/4茶匙，上汤或水2.5杯，八角1粒，生粉、老抽各1茶匙，水适量。

【制作】1.陈皮浸软，刮去瓤洗净。2.韭菜洗净，切段。3.磨豉加水2汤匙拌匀。4.猪皮用清水浸软，放入滚水中煮10分钟，捞起来洗一洗，擦干水，切件。5.萝卜洗净切块。6.下油，爆香姜，下蒜蓉、磨豉爆香，洒入酒，加入糖、盐、上汤、八角、陈皮、猪皮煮滚，改慢火炆10分钟，下萝卜再炆至萝卜软身，加入韭菜，埋芡上碟。

杞子天冬猪皮羹

【配方】干猪皮100克，枸杞子15克，天冬50克，冬菇10克，生姜5克，丝瓜10克，鸡蛋1个，花生油8克，盐3克，白糖1克，湿生粉适量。

【制作】1.干猪皮泡透切成丁；枸杞子洗净泡好；冬菇切成丁；生姜去皮切小片；丝瓜去皮切丁。2.锅内加水，待水开时放入干猪皮丁、冬菇丁，煮去其异味，倒出冲净。3.另烧锅下油，放入姜片炒香锅，注入清汤，加入猪皮丁、枸杞子、天冬、冬菇丁、丝瓜丁，调入盐、味精、白糖用中火煮透，下湿生粉勾芡，推入鸡蛋清，即可食用。

【功效】滋润养肺。

【适宜】肺阴虚，干咳少痰者可食用。

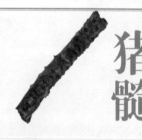

猪髓

【别名】 猪骨髓、猪脊髓。

【性味】 性寒，味甘。

【功效】 补髓，养阴。

宜：阴虚内热者宜食；年老体弱者宜食。

忌：猪髓性寒，脾胃虚寒之泄泻下痢者不宜多食。

氽脊脑

【配方】鲜猪脑子250克，猪脊髓250克，熟火腿片50克，笋片150克，香菇25克，精盐15克，味精12克，绍酒25克，熟鸡油20克，清鸡汤适量。

【制作】1.将猪脑和脊髓放在盆中用清水浸泡，并轻轻去掉血衣、血筋，把猪脑切成4块，脊髓切成段条。2.炒锅上火，放入清鸡汤烧沸即投入猪脑、脊髓烧透，撇去浮油，移小火焖2分钟，再移至旺火，放入火腿片、笋片、香菇，加精盐、味精、绍酒，起锅装入碗内，淋上熟鸡油即成。

【功效】补髓养阴。

【适宜】阴虚内热者宜食。

桂圆猪髓炖鱼头

【配方】桂圆10克，猪脊髓100克，鱼头1个，葱、姜、椒、蒜、苏叶、香菜少许，料酒、米醋、食盐、味精各适量。

【制作】将猪脊髓、鱼头洗净，同置锅中加清水适量煮沸后，下桂圆及葱、姜、椒、蒜、料酒、米醋，文火炖至烂熟后，加食盐、味精调味，下苏叶、香菜，再煮一二沸即成。

【功效】养血健脑，宁心安神。

【适宜】神经衰弱，失眠，记忆力下降者可食。

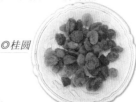

◎桂圆

猪髓甲鱼汤

【配方】猪脊髓250克，甲鱼1只，姜、葱、胡椒粉、味精各适量。

【制作】1.将甲鱼用开水烫死，揭去鳖甲，去内脏；将猪脊髓洗净，放入碗内待用。2.将甲鱼放入锅内，加姜、葱、胡椒粉和适量清水，用大火烧沸后改用小火将甲鱼肉煮熟，然后放入猪脊髓，煮熟，加味精即成。

【功效】滋补肝肾，填精补髓。

【适宜】慢性病除肝肾阴虚者宜食。

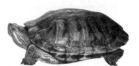

木耳骨髓肉丸

【配方】猪骨髓250克，鸡肉、虾肉各150克，木耳、雪耳各50克，上汤1碗，盐适量。

【制作】1.将猪骨髓去衣，拆成幼条，放入盐水中用小火浸熟；木耳和雪耳浸软洗净。2.将鸡肉剁碎；虾肉洗净挑去虾肠，抹干水分后拍烂剁碎，加盐搅成虾胶，再加入鸡肉碎搅匀，搓成肉丸，用猪骨髓条卷上。3.烧热油锅，下木耳和雪耳炒香，加上汤和骨髓丸一起焖至熟，下盐调味即可。

【功效】滋阴润肺，软化血管。

【适宜】肺虚阴干，干咳少痰或动脉硬化者可食。

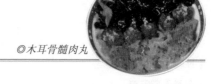

◎木耳骨髓肉丸

火腿

【别名】兰熏、熏蹄、南腿。

【性味】性温，味甘咸。

【归经】归脾、胃、肾经。

【功效】健脾开胃，生津益血，滋肾填精。

宜：气血不足者宜食；脾虚久泻，胃口不开者宜食；体质虚弱，虚劳怔忡，腰脚无力者宜食。

忌：急慢性肾炎患者忌食；浮肿、水肿、腹水者忌食；感冒未愈，湿热泻痢，积滞未尽，腹胀痞满者忌食。

火腿烧鸽蛋

【配方】鸽蛋10个，火腿50克，鸡汤60毫升，花生油、味精、料酒、香菜、葱丝、生姜末、水淀粉各适量。

【制作】1.将鸽蛋煮熟去壳，放入少许酱油，把鸽蛋放热油锅中煎炸至金黄色时捞出。2.将火腿切成长条状，稍煮取出。3.铁锅烧热，加花生油，烧至八成熟时，加鸽蛋、火腿、料酒、葱丝、生姜末略炒；加入鸡汤，汤烧至将干时用水淀粉勾芡，加味精，放入香菜即可。

【功效】补肾益气，帮助产妇清除子宫内瘀血，促进子宫复原，提高性功能。

【适宜】产后康复可食用。

【按语】鸽蛋含蛋白质、多种维生素、脂肪，尤其对产妇满月后的夫妻性生活有益。

三冬煮火腿

【配方】天门冬、麦门冬各10克，冬瓜500克，中式火腿50克，水3杯，老姜、米酒、盐适量。

【制作】1.将天门冬、麦门冬稍冲洗后，加水3杯以大火煮开，改小火煮至汤汁剩约1杯时，去渣，留药汤备用。2.火腿洗净切厚片，入锅蒸几分钟；冬瓜洗净去皮、籽，切厚片。3.锅内入冬瓜、老姜、米酒、盐及药汤以大火煮开，改小火煮至熟透（约15分钟），入火腿再煮开即可。

【功效】生津清热，消暑益气。

【适宜】热病后阴津亏损，口干燥热者食可食 用。

◎天门冬

猪肝

【性味】性温，味甘苦。

【归经】归肝经。

【功效】养血，补肝，明目。

宜：气血虚弱，面色萎黄，缺铁性贫血者宜食；肝血不足所致的视物模糊不清，夜盲，眼干燥症，小儿麻疹病后角膜软化症，内外翳障等眼病患者宜食；癌症患者及放疗、化疗后宜食。

忌：高血压、冠心病、肥胖症及高脂血的患者忌食，因为猪肝中胆固醇含量较高。

【按语】有病而变色或有结节的猪肝忌食。据前人经验，猪肝忌与野鸡肉、麻雀肉和鱼肉一同食用。

陈皮黑木耳炒猪肝

【配方】陈皮6克，猪肝100克，黑木耳30克，鸡蛋1个，酱油5克，生粉20克，绍酒5克，盐5克，姜5克，葱10克，素油50克。

【制作】1.把陈皮洗净，润透，切细丝；猪肝洗净切薄片；木耳发透，去蒂根，用手撕成瓣状；姜切丝，葱切段。2.把猪肝、生粉、盐、绍酒、酱油同放碗内，打入鸡蛋，拌匀，挂浆。3.把炒锅置武火上烧热，加入素油，六成热时，加入姜、葱爆香，随即下猪肝炒至变色，加入黑木耳，断生即成。

【功效】理气，补肝，养血，明目。

【适宜】慢性肝炎，或气血虚弱，面色萎黄，视力减退者可食。

猪肝清汤

【配方】猪肝300克，嫩姜丝150克，水4杯，太白粉2大匙，盐3小匙，糖1/2大匙，香油1/4小匙，米酒1大匙。

【制作】1.猪肝洗净，沥干切成片状；嫩姜洗净切丝备用。2.将猪肝片加1小匙盐略拌，浸泡在水中，30分钟后洗净沥干备用。3.煮一锅滚水，将猪肝片表面沾太白粉放入氽烫捞起备用。4.将4杯水煮沸，加入姜丝、2小匙盐、1/2小匙糖同煮，再加入猪肝片煮1分钟后熄火。5.起锅前淋上香油、米酒即可食用。

【功效】养血、补肝、明目。

【适宜】气血虚弱，肝血不足，面色萎黄，贫血者宜食。

爆炒猪肝

【配方】猪肝、青笋、木耳、姜片、蒜片、葱粒、盐、味精、胡椒粉、生粉、料酒、香油、鲜汤各适量。

【制作】1.将猪肝切片，用盐、料酒、生粉腌味；青笋切成菱形片；木耳切片焯水待用。2.锅置旺火上，放入油烧至四成热时，将猪肝放入锅内滑散。3.净锅留油，放入姜片、蒜片、葱爆炒出香味，加入滑散的猪肝、青笋、木耳合炒，然后放入盐、味精、胡椒粉、料酒、香油炒熟，勾芡装盘即成。

【贴士】猪肝不能切得太厚，拉油时间不宜过长，一定要鲜嫩，做菜时一定要用旺火。

猪心

【性味】性平，味甘咸。

【归经】归心经。

【功效】补虚，养心，安神。

宜：心虚多汗，自汗，惊悸恍惚，怔忡，失眠多梦者食用；精神分裂症，癫痫，癔病者宜食。

忌：高胆固醇症患者忌食。

玉竹煮猪心

【配方】 猪心500克，玉竹20克，荸荠50克，韭黄10克，鸡汤40克，精盐2.5克，酱油15克，料酒10克，白糖、胡椒粉、醋适量，葱、姜各6克，水淀粉15克，香油15克，植物油500克（实耗50克）。

【制作】 1.玉竹洗净切片，加水煎煮滤液3次，合并滤液加热浓缩至20毫升。2.猪心切薄片，放在碗内用精盐、水淀粉抓一抓；韭黄洗净，切成寸段；荸荠切片；葱、姜、蒜分别切成细末。3.取小调料碗1只，内放料酒、酱油、白糖、味精、精盐、胡椒粉、鸡汤、水淀粉、玉竹浓缩汁调匀，兑成芡汁，备用。4.取锅置于火上，倒入植物油烧热，下入猪心滑透，倒在漏勺中控油。5.锅内留油少许，重新上火烧热，放蒜末、葱、姜末炸出香味，然后放入荸荠片煸透，倒入猪心，加玉竹浓缩液，继而烹入兑好的芡汁，撒入韭黄段，翻炒均匀。6.淋入醋、香油少许，离火盛在盘内。

【功效】 安神宁心，养阴生津。

【适宜】 心阴、心血不足的心悸心烦，失眠多梦以及肺阴不足的干咳、久咳，胃阴不足的烦渴、不思饮食等症者宜食。

【按语】 玉竹甘平柔润，能滋阴润肺，生津养胃，善治肺胃阴虚燥热之症。虽作用缓和，但不滋腻敛邪，既适用于燥咳痰黏、阴虚劳嗽，又可治阴虚外感之发热咳嗽、咽痛口渴，还能治热伤胃阴、舌干食少及消渴等症。唯药力较缓，用量宜大。

枸杞叶炒猪心

【配方】 鲜枸杞叶50克，猪心1具，花生油适量，食盐少许。

【制作】 将花生油烧热后，加入切片的猪心与枸杞叶，炒熟，加入食盐调味即可食用。

【功效】 补肝益精，养心安神，清热明目。

【适宜】 阴虚内热型近视眼患者宜食。

猪肾

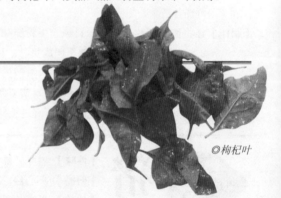

◎枸杞叶

【别名】 猪腰子。

【归经】 归肾经。

【性味】 性平，味咸。

【功效】 补肾，强腰，益气。

宜：肾虚之腰酸腰痛，遗精，盗汗者宜食；老年人肾虚耳聋、耳鸣者宜食。

忌：因猪肾中胆固醇含量较高，故血脂偏高、高胆固醇者忌食。

杜仲核桃炖猪肾

◎杜仲

【配方】猪肾2个，杜仲15克，核桃肉30克，盐适量。

【制作】先将猪肾切开，去白筋洗净，与杜仲、核桃肉一起炖熟后，去杜仲、核桃肉。

【用法】用猪肾蘸少许细盐食之，可作佐餐。

【功效】补肾助阳，强腰益气。

【适宜】肾气不足而致的腰痛乏力、畏寒肢凉、小便频数、视物不清、阳痿遗精等症者宜食。

猪肾粥

【配方】猪肾2个，粳米50克，葱白、五香粉、生姜、盐适量。

【制作】1.将粳米淘洗干净，备用。将猪肾剖开，挖去白色筋膜和臊腺、清洗干净，放入锅内，加入清水，煮沸成汤。2. 将粳米倒入猪肾汤内，先用武火煮沸，再用文火煎熬20～30分钟，以米熟烂为度。入葱、姜、盐及五香粉调味即可。

【功效】补肾强腰，涩精止遗。

【适宜】老年人肾气不足引起的腰膝软弱疼痛、步履艰难、耳聋等症者宜食，肾气虚弱、阳痿早泄、遗精者也宜食。

牛肉

【性味】性平，味甘。

【归经】归脾、胃经。

【功效】健脾益肾，补气养血，强筋健骨。

宜：身体衰弱，久病体虚，营养不良，筋骨酸软，中气下陷，气短，贫血，面色萎黄，头昏目眩者宜食；手术后宜多饮牛肉炖汁，或用牛肉加红枣炖服，可补中益气，助肌肉生长，促进伤口愈合；牛肉对补充身体过多的消耗和肌肉的生长很有帮助。体力劳动者、运动员等在繁重体力劳动或激烈运动前后宜食。

忌：感染性疾病发热期间忌食。牛肉因含中等量的胆固醇，故高脂血症患者忌食。民间亦有视牛肉为发物，故湿疹、疮毒、瘙痒等皮肤病患者忌食；肝炎、肾炎患者也应慎食。

【按语】据前人经验，牛肉忌与韭菜一同食用。

六味牛肉饭

【配方】牛肉500克，草果3克，胡椒3克，砂仁3克，荜拨3克，良姜3克，陈皮3克，姜30克，粳米500克，料酒、精盐各适量。

【制作】1.牛肉洗净，加料酒稍浸后，放入沸水烫焯，捞出后切片。2.将胡椒、荜拨、陈皮、草果、砂仁、良姜放入锅内，加适量清水，煎汁备用。3.生姜切片。4.粳米洗净，放入锅内，加入上述各味药的煎汁，加牛肉片、生姜片、精盐和适量的清水，煮成饭。

【功效】暖脾和胃，理气宽中。

【适宜】脾虚，虚寒胃痛，胸闷不适等患者宜食。

莲藕绿豆煲牛脹

【配方】莲藕250克，牛脹（牛腿的肌肉）250克，绿豆100克，大肉姜、冬菇、陈皮，盐、鸡粉、麻油、绍酒各适量。

【制作】1.将莲藕洗净，沿藕节切断再每节切开两边；牛脹洗净切块"飞水"；姜略拍；冬菇洗净；陈皮洗净；绿豆洗净用清水浸3小时待用。2.将莲藕、牛脹、冬菇、陈皮、姜、绿豆一起放入瓦汤煲中，加清水、绍酒，用猛火煲滚后改用慢火煲2小时左右至莲藕粉烂，用盐、鸡粉、麻油调味，最后取出藕块切藕片，放回煲内烧滚即可。

【功效】莲藕能清热、凉血、散瘀；绿豆能清热解毒、消暑、利水；牛脹能补脾胃，益气血，强筋骨。三者合用，共奏补益脾胃、清热消暑之功。

【适宜】夏季暑热，心烦口干，尿赤或口腔溃疡者可食用。

萝卜牛腩煲

【配方】白萝卜400克，牛腩250克，大肉姜、红椒件、葱段、炸蒜子少许，八角1只，盐、柱侯酱、生抽、老抽、食糖、蚝油、植物油各适量。

【制作】1.白萝卜去皮切角，用清水将萝卜煮烂捞起待用。2.牛腩洗净，烧水将牛腩略煮，取出切件。3.大肉姜切大件用刀略拍待用。4.烧砂锅落油放入姜块、炸蒜子、葱段爆香，加入牛腩略炒，加清水慢火烹煮2小时左右至牛腩烂再加入萝卜同煮，用盐、柱侯酱、生抽、蚝油、食糖调味，老抽调色，加盖略煮即可。

【功效】补脾健胃，强壮筋骨。

【适宜】脾胃虚弱之胃纳差或筋骨酸软无力者宜食。

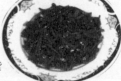

◎甜椒牛肉丝

甜椒牛肉丝

【配方】牛肉、甜椒各200克，蒜苗段15克，植物油100克，酱油15克，甜面酱5克，精盐4克，味精1克，嫩姜5克，淀粉20克，鲜汤适量。

【制作】1.牛肉去筋洗净，切丝，加入精盐、淀粉拌匀；将甜椒、嫩姜分别切细丝。2.取碗一只，放入酱油、味精、鲜汤、淀粉，调成芡汁。3.炒锅上火，放入植物油，烧至六成热，放入甜椒丝炒至断生，盛入盘内。4.炒锅置火上，放入植物油少许，烧至七成热，下牛肉丝炒散，放甜面酱炒至断生，再放入甜椒丝、姜丝炒出香味，烹入芡汁，最后加入蒜苗段，翻炒均匀即成。

【功效】益气健胃，润肠通便。

【适宜】孕妇宜常食，对防止便秘很有益处。

36

牛肉浓汁

【配方】牛肉500～1000克，盐适量。

【制作】将牛肉切成小块，加水适量，以文火煮成浓汁，加少量食盐调味，时时饮用。

【功效】补益脾胃，滋养润燥。

【适宜】脾胃虚弱，体虚而疲劳者可食用。

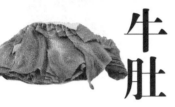

牛肚

【别名】牛百叶。

【性味】性温，味甘。

【归经】归脾、胃经。

【功效】补虚，益脾胃。

宜：病后体虚，气血不足，营养不良，脾胃薄弱者宜食。

忌：牛肚养胃益气，诸无所忌。

牛肚补胃汤

【配方】牛肚1000克，鲜荷叶2张，茴香、桂皮、生姜、胡椒粉、黄酒、盐各适量。

【制作】1.牛肚先洗一次，后用盐、醋半碗反复擦洗，再用冷水反复洗净。2.将鲜荷叶垫于砂锅底，放入牛肚，加水浸没，旺火烧沸后中火煮30分钟。3.将牛肚取出切小块后复入砂锅，加黄酒3匙，茴香、桂皮少许，小火煨2小时，加盐、姜、胡椒粉少许，继续煨2～3小时，直至牛肚烂。

【功效】补中益气，健脾消食。

【适宜】胃下垂，脘腹闷胀，食欲不振等症者宜食。

韭黄笋丝炒牛百叶

【配方】冻牛百叶450克，红辣椒2只，韭黄75克，笋肉75克，生粉大半茶匙，水3汤匙，麻油、胡椒粉少许，盐大半茶匙，糖小半茶匙，鸡粉1茶匙（可免用）；油适量。

【制作】1.牛百叶洗净，切成梳状；辣椒切丝；韭黄切短度；笋肉切丝（新鲜笋肉要煲熟，用清水浸冷后切丝。罐装笋肉切丝后要沥干水分）。2.水3杯烧滚，放盐，下牛百叶煮至水微滚捞起，用清水冲洗，抹干水待用。3.坐锅下油，油热后下笋肉炒透；再下牛百叶、红辣椒丝，炒几下，溅酒，加入韭黄炒匀，勾芡上碟。

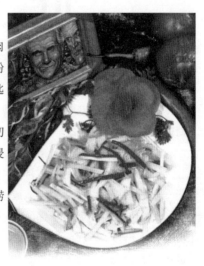

牛肚苡仁汤

【配方】牛肚1个，苡仁120克。

【制作】牛肚用开水浇后，刮去表面黑膜，加水煮至八成熟时再入苡仁，煮至苡仁熟汤成，捞出牛肚切片，饮汤食肚。

【功效】补中益气，除湿醒脾。

【适宜】脾虚食少，口淡乏味，体倦无力，大便溏薄等症者宜食。

甘草杞子牛肚汤

【配方】鲜牛肚1500克，枸杞子25克，甘草5克，鸡肉100克，姜、葱、精盐、胡椒粉、花椒各适量。

【制作】1.将鲜牛肚洗净，用水煮透，再用凉水清洗，将肚壁膜刮净，然后切成3厘米长条；枸杞子和甘草分别择洗干净，甘草切成3厘米长段；鸡肉洗净切成大块；姜拍松，葱切段。2.砂锅内加清水适量，烧沸后下入鸡肉、鲜牛肚、枸杞子、葱、姜、甘草、花椒。用猛火煮滚撇去浮沫加入胡椒粉，再用文火炖约1.5小时，加盐调味即成。

【功效】温胃和中，补肾明目。

【适宜】胃寒、消化不良者宜食。

◎甘草

◎牛肚

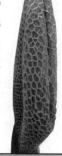

牛肝

【性味】性平，味甘。

【归经】归肝经。

【功效】养血，补肝，明目。

宜：血虚萎黄，虚劳羸瘦，视力减退，夜盲者宜食。

【按语】据前人经验，牛肝忌与鲶鱼一同食用。

淮山大蒜牛肝煲

【配方】淮山药20克，大蒜30克，牛肝100克，西芹100克，黑木耳30克，绍酒10克，姜5克，葱5克，盐5克，酱油10克，白糖5克，素油30克，上汤300毫升。

【制作】1.把淮山药洗净，切片，置武火上蒸熟待用；大蒜去皮，切片；牛肝洗净，切片；西芹洗净，切长段；黑木耳发透，去蒂根，撕成瓣状；姜切片；葱切段。2.把牛肝放入碗内，加入绍酒、酱油、白糖、盐拌匀，腌渍20分钟，待用。3.把锅置武火上烧热，加入素油，烧至六成热时下姜、葱爆香，随即下入牛肝、西芹、木耳、盐、酱油、白糖，注入上汤，用文火煲15分钟即成。

【功效】健脾胃，补气血，降血压。

【适宜】慢性肝炎，高血压患者宜食。

杞子牛肝汤

【配方】牛肝100克，枸杞子30克，盐3克，味精2克，花生油25克，牛肉汤适量。

【制作】1.将牛肝洗净切块；枸杞子洗净。2.锅置火上，放入花生油烧八成热，放牛肝煸炒一下。3.锅洗净置火上，注入牛肉汤，然后放入牛肝、枸杞子共煮，炖至牛肝熟透，再以盐、味精调味即成。

【功效】滋补肝肾，明目益精。

【适宜】贫血、视力减退、夜盲等症者宜食。

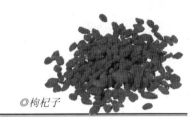
◎枸杞子

牛髓

【别名】牛骨髓、牛脊髓。

【性味】性温，味甘。

【功效】润肺，补肾，填髓。

宜：体弱者宜食，精血亏损，虚劳羸瘦者食之尤宜。

忌：牛髓的胆固醇颇高，故身体肥胖、高血压病、冠心病、高脂血症、慢性肾炎、脂肪肝患者均应忌食。

地黄牛髓粥

【配方】牛骨髓20克，粳米100克，地黄汁15克，蜂蜜30克，味精、绍酒、姜块各适量。

【制作】1.将牛的棒子骨捶破入锅，掺清水熬取牛骨髓，加姜块、绍酒，熬去水分，装入瓷罐内保存。2.粳米淘洗干净后放入净锅内，掺清水，煮开，加牛骨髓、地黄汁、味精、蜂蜜煮煎成粥。

【功效】安五脏，益气力。

【适宜】脾胃虚弱，消化不良，肌肉消瘦，口渴者宜食。

39

牛髓糯米饭

【配方】糯米、牛骨髓、白糖各适量。

【制作】将糯米用开水汆后装碗内，加入牛骨髓蒸熟，起锅时撒上白糖即成。

【用法】随量温食。

【功效】强筋健骨，补脑益智。

【适宜】老年人记忆力减退者及腰膝酸软无力者宜食。

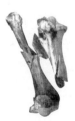
◎牛骨髓

羊肉

【性味】性温，味甘。

【归经】归脾、肾经。

【功效】益气血，补虚损，温元阳，御风寒，滋养强壮。

宜：五劳七伤虚冷者宜食；气管炎咳喘者宜食；胃寒反胃，朝食夜吐，夜食朝吐者宜食；中老年身体虚弱，阳气不足，冬天手足不温，畏寒无力，腰酸阳痿者宜食；妇女气血两虚，形体消瘦，或产后贫血，体质虚弱，脘腹觉冷，自汗或虚汗不止，或产后体虚奶少，乳汁不下，以及新产后，宜食羊肉浓汤；冬季进补食用，不但可以增加热量，抵御风寒，补养气血，还能增强机体的抵抗力和抗寒能力。

忌：流行性感冒，或急性肠炎、菌痢，以及一切感染性疾病发热期间忌食；高血压病，或肝火偏旺，虚火上升者忌食羊肉，否则会引起头晕。

【按语】春夏阳气偏盛之季忌食羊肉。据前人经验，羊肉多食动气生热，不可与南瓜和首乌、半夏、菖蒲同食，否则令人壅气发病。

枝竹萝卜炆羊腩

【配方】羊腩400克，萝卜200克，枝竹80克，马蹄3个，姜片50克，花生油50克，蒜蓉、生粉、味汤、精盐、白糖、绍酒、老抽、蚝油适量。

【制作】1.羊腩切件后用沸水焯过，漂洗干净；枝竹切段用油炸至起泡，再用清水浸软，挤去水分备用；萝卜去皮切件；马蹄去皮开边。2.烧锅下油，爆香姜片、蒜蓉，加入羊腩、枝竹、萝卜、马蹄炒匀，溅入绍酒，加入精盐、白糖、老抽、蚝油、味汤用慢火炆焓，加湿生粉打芡，落包尾油拌匀上碟。

【功效】滋养补虚。

【适宜】老年人体弱或妇女产后体虚可食用。

【按语】羊肉滋补，适合老年人和产后妇女进补食疗。但广州人不习惯羊肉的膻味，故必须加马蹄肉（荸荠）并用沸水焯过，以去除膻味。

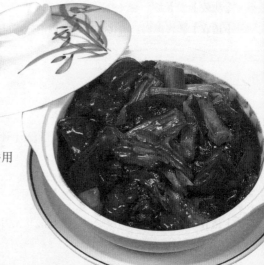

羊肉温补汤

【配方】淮山50克，肉苁蓉20克，枸杞子20克，巴戟天20克，瘦羊肉500克，粳米100克，羊脊骨1具，胡桃肉2个，料酒、精盐、八角、花椒、胡椒粉、葱白、姜各适量。

【制作】1.将羊脊骨斩成数块，用清水洗净；羊肉洗净后入沸水锅内焯去血水再洗净切成条。2.将淮山、肉苁蓉、枸杞子、巴戟天用纱布袋装好扎口；姜、葱洗净，姜拍碎。3.将羊肉、粳米、纱布袋一起放入砂锅内，注入清水，用武火烧沸，撇去浮沫，再加入花椒、八角、料酒和酱葱，改为文火炖至肉烂。4.装碗用胡椒粉、盐调味即成。

【功效】助阳益肾、健脾。

【适宜】老年人肾虚或病后体弱、腰膝无力等症者宜食。

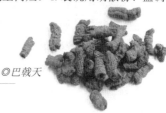

◎巴戟天

萝卜羊肉粥

【配方】羊肉500克，白萝卜100克，葱末5克，姜末5克，黄酒10克，五香粉10克，味精10克，香油25克，橘皮5克，羊肉汤1500克，高粱米150克，盐适量。

【制作】1.橘皮洗净切成末；白萝卜切丁。2.羊肉洗净切成薄片，放入锅中，加羊肉汤、黄酒、五香粉、橘皮末，煮至羊肉碎烂。3.加入淘洗干净的高粱米和白萝卜，一同煮成稀粥，加入食盐、葱末、姜末，香油调味即成。

【功效】补中益气，安心止惊，开胃消谷。

【适宜】产后心腹痛或妇女产后缺乳等症者宜食。

【按语】凡有痰火，湿热，实邪，热病的人均不宜服用。

◎仙茅

二仙烧羊肉

【配方】仙茅15克，仙灵脾15克，羊肉250克，生姜片、葱段少许，料酒、精盐、五香粉各适量。

【制作】1.将羊肉洗净，切片。2.将仙茅、仙灵脾切片后装入纱布袋中，扎紧袋口，与羊肉片同入砂锅中，加水适量，以大火烧沸。3.锅内加入生姜片、葱段、料酒、精盐，改以小火烧炖至羊肉熟烂，取出药袋，加少量五香粉即成。

【功效】温补肾阳。

【适宜】肾阳不足型更年期综合征，症见精神萎靡，畏寒肢冷，腰膝酸软，食少便溏，夜间尿频，性欲低下者宜食。

【按语】仙茅、仙灵脾温补肾阳，近代实验研究发现其提取液具有雄性激素样作用。羊肉可温肾壮阳，补益精气。经临床观察，本食疗方对男、女更年期综合征出现肾阳虚弱诸证有较好的食疗功效。

41

当归羊肉汤

【配方】羊肉500克，生姜60克，当归100克，胡椒面2克，葱50克，料酒20克，盐3克。

【制作】1. 当归、生姜用清水洗净，切成大片。2. 羊肉去骨，剔去筋膜，入沸水氽去血水，捞出晾凉，切成条。3. 砂锅中掺入清水适量，将切好的羊肉、当归、生姜放入锅内，旺火烧沸后，撇去浮沫，改用文火炖1小时至羊肉熟透即成。

【适宜】对病后体虚，面黄憔悴者有较好疗效。

羊肝

【性味】性凉，味甘苦。

【归经】归肝经。

【功效】养肝，明目，补血，清虚热。

宜：夜盲症（雀目），眼干燥症，青盲翳障，小儿疳眼，目暗昏花，或热病后弱视者宜食；血虚患者，面色萎黄，妇人产后贫血，肺结核，小儿衰弱，以及维生素A缺乏症者宜食。

忌：高脂血症患者忌食，因为羊肝含胆固醇高。

【按语】据前人经验，羊肝忌同猪肉、梅子、小豆、生椒一并食用。

羊肝粥

【配方】羊肝1具，葱子（药房有售）20克，粳米100克。

【制作】1. 羊肝洗净去筋膜，切碎；葱子炒后研末。2. 将羊肝、葱子末放在砂锅里加水煮熟，取汁，与粳米煮粥食用。冬季服用尤宜。

【功效】温补肝肾，明目。

【适宜】肝肾气虚型近视眼者可食。

红番薯叶羊肝汤

【配方】红番薯叶200克，羊肝200克。

【制作】红薯叶洗净，切碎；羊肝切片，加水同煮。

【功效】补肝养血，清热明目。

【适宜】夜盲症者宜食。

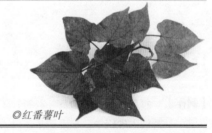

◎红番薯叶

42

羊肚

【别名】羊胃。

【性味】性温，味甘。

【归经】归脾、胃经。

【功效】补虚，健脾胃。

宜：体质羸瘦，虚劳衰弱者宜食；胃气虚弱，反胃，不食，以及盗汗，尿频者宜食。

忌：羊肚补虚，诸无所忌。

山药羊肚汤

【配方】山药200克，羊肚300克，葱、姜、盐、黄酒、清水各适量。

【制作】1. 将羊肚洗净，切成块；山药洗净，切成厚片。2. 将羊肚、山药放入锅内，加水、葱、姜、盐、黄酒，烧沸后转用文火炖熟。

【功效】补脾胃，滋肺肾。

【适宜】消渴多尿症者宜食。

◎山药

爆炒羊肚丝

【配方】羊毛肚600克，小苏打1茶匙，大蒜蓉1茶匙，酱油、红辣椒丝各1汤匙，笋丝、韭黄各1/2杯，醋1汤匙，酒1汤匙，生粉1茶匙，香油1/2茶匙，盐适量。

【制作】1. 将毛肚用水煮1小时至软，捞出后切细丝，再用约6杯水加小苏打煮30秒钟左右至熟烂为止，捞出冲洗一下，滤干水分。2. 用醋、酒、生粉、香油、盐调成汁，放在碗内待用。3. 用热油3汤匙将肚丝爆炒一下并淋酱油1汤匙调味，随即捞出再滤干。4. 将炒锅烧热，用3汤匙油炒红辣椒及笋丝，并加入毛肚丝与韭黄，淋下调汁，用大火炒匀即可。

羊骨

【别名】羊脊骨、羊骨头、羊胫骨。

【性味】性温，味甘。

【功效】补肾，强筋骨。

宜：虚劳羸瘦，腰膝无力，筋骨挛痛，久痢久泻者宜食；再生障碍性贫血、血小板减少者宜食。

忌：发热病人忌食。

羊骨粥

【配方】羊骨1000克左右，枸杞子20克，粳米100克，细盐、生姜、葱白各适量。

【制作】先将羊骨打碎，加水煎汤，然后取汤代水同米、枸杞子煮粥，待粥将成时，加入细盐、生姜、葱白，稍煮二三沸即可。

【用法】温热空腹食用。10～15天为一疗程。宜于秋冬季食用。

【功效】补肾气，养血。

【适宜】血小板减少性紫癜、再生障碍性贫血患者宜食。

【按语】粳米，是粳稻的种仁，又称大米。其味甘淡，其性平和，每日食用，百吃不厌，是天下第一补益之物。

感冒发热期间宜停服羊骨粥。

羊脊骨汤

【配方】羊脊骨1具，肉苁蓉50克，草果、葱末、精盐、胡椒粉各适量。

【制作】1.将羊脊骨洗净，放入沸水中焯一下，捞出洗净。2.锅中放入羊脊骨和适量清水，煮至羊肉离骨，捞出，拆下羊肉，捅出脊髓，切碎，放入锅中。加入肉苁蓉、草果、葱末、胡椒粉，煮30分钟拣去肉苁蓉、草果，加盐调味即成。

【功效】补肾强筋骨，益精壮腰。

【适宜】肾虚引起的腰膝无力、筋骨挛痛或阳痿肾虚者宜食。

狗肉

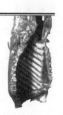

【别名】地羊、犬肉。

【性味】性温，味咸酸。

【归经】归脾、胃、肾经。

【功效】补中益气，温肾助阳，安五脏，暖腰膝，益气力，属温养强壮食品。

宜：年老体弱，腰疼足冷，四肢不温者宜食；脾胃气虚，腿软无力，畏寒怕冷，阳气不足以及遗尿者宜食；败疮（慢性溃疡）久不收敛者或痔漏久不愈者宜食；性功能减退所致遗精、早泄、阳痿、不育者宜食。

忌：发热以及热病后忌食狗肉；阴虚火旺者忌食；狗肉性温，多食生热助火，多痰发渴，因此各种急性炎症、湿疹、痈疽、疮疡患者和妊娠妇女应忌食。

【按语】疯狗肉禁食；据前人经验，狗肉忌与鲤鱼一同食用。

焖烧狗肉

【配方】带骨狗肉1500克，蒜苗90克，生姜60克，陈皮3克，鸡清汤1500克，花生油、蒜泥、豆瓣酱、芝麻酱、料酒、盐、酱油、红糖、味精各适量。

【制作】1.将狗肉切块；蒜苗切段；生姜切片。2.铁锅烧热，将狗肉炒干水分后取出。3.用武火烧热铁锅，注入花生油，投入适量姜片、蒜苗和狗肉，边炒边酌加花生油，炒5分钟左右，烹入料酒。4.锅内加入鸡清汤、陈皮、酱油、红糖、蒜泥、豆瓣酱和芝麻酱，烧沸后倒入砂锅内，加盖焖90分钟左右即可。

【功效】温肾助阳，补脾健胃。

【适宜】脾肾阳虚气弱，阳痿，早泄，遗精，遗尿和老年体弱者宜食。

狗肉壮阳汤

【配方】狗肉200克，菟丝子20克，熟附片15克，生姜片、葱白少许，料酒、食盐、味精各适量。

【制作】1.将狗肉漂洗干净，放在锅内，用沸水煮透，捞入凉水内洗净血沫，晾干后切成小块。2.坐锅上火，倒入狗肉，加入适量生姜片煸炒，烹入料酒，然后倒在砂锅内。3.将菟丝子、熟附片洗净，放在纱布袋内，扎紧袋口，也放在砂锅内，并加入适量葱白、食盐和清汤。4.先用武火煮沸，撇去浮沫，再用文火焖炖，以狗肉热烂为度。拣去生姜、葱白，酌加少量味精。当菜食用。

【功效】补中益气，温肾助阳。

【适宜】脾肾阳虚气弱，阳痿不举，精神不振，饮食减少，腰膝酸软，畏寒乏力患者宜食。

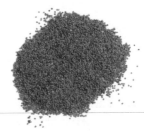
◎菟丝子

狗肉粥

【配方】狗肉100克，粳米150克，生姜少许，清水、精盐各适量。

【制作】1.将狗肉漂洗干净，切成碎末。2.粳米淘净，放在锅内，加入清水，先用武火煮沸，再用文火煎熬10分钟后，投入狗肉和少量生姜，搅拌均匀，继续煎熬15～20分钟，以肉熟米烂为度。3.酌加精盐等调味品。

【功效】温补脾肾，益气助阳。

【适宜】脾肾阳虚，阳痿不举，遗精遗尿，小便清长，腰膝酸软，畏寒肢冷患者宜食。

兔肉

【别名】菜兔肉、野兔肉。

【性味】性凉，味甘。

【归经】归肝、大肠经。

【功效】补中益气，凉血活血。

宜：儿童及中老年人宜食；糖尿病患者宜食；缺铁性贫血，营养不良，气血不足者宜食；高血压，冠心病，动脉硬化，肥胖症者宜食。

忌：据前人经验，孕妇及阳虚之人以及脾胃虚寒、腹泻便溏者忌食。

【按语】兔肉作为美容食品，经常食用，可使人体发育匀称，皮肤细腻健康，故有"美容肉"之称。

密瓜炒兔丁

【配方】哈密瓜150克，兔肉80克，姜2片，姜汁酒1/2汤匙，生粉1/2汤匙，精盐、生抽、白糖、鸡粉各适量。

【制作】1.哈密瓜取肉切丁；姜切丝。2.兔肉切丁，先用姜汁酒拌匀略腌，再用生粉抓匀。

　　　　3.烧锅下油，爆香姜丝，投入兔肉丁爆炒至九成熟，再加入哈密瓜丁，调入精盐、生抽、白糖、鸡粉，用湿淀粉打芡，炒匀上碟。

【功效】清热解渴，利水通便。

【适宜】热病后大小便不通者宜食。

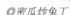
◎密瓜炒兔丁

龟板炖兔肉

【配方】龟板30克，红枣50克，黄精30克，枸杞子20克，兔肉250克，黄酒、精盐、糖、桂皮各适量。

【制作】1.将龟板、五加皮、佛手片、白芷用纱布包好。2.将兔肉切成小块，与药袋一齐放入瓦锅内，加入黄酒、精盐、糖、味精、桂皮、红枣，并加水适量，隔水用小火炖熟即可。

【功效】滋阴补虚。

【适宜】阴虚体弱者可食。

杞子炖兔肉

【配方】兔肉250克，枸杞子15克，猪油、葱、姜、料酒、精盐、清水各适量。

【制作】1.兔肉洗净切成小块；枸杞子洗净。2.将猪油倒入铁锅，油滚开后投入兔肉和葱姜翻炒，加适量料酒，然后倒入砂锅。3.锅内下枸杞子、精盐、清水，用文火炖煮，以肉烂熟为度。

【功效】补肾益精，养肝明目。

【适宜】老年人眼睛老花、视力减退者宜食。

驴肉

【别名】毛驴肉。

【性味】性平，味甘酸。

【归经】归心经。

【功效】补血，益气，安心气。

　　宜：劳损者及风眩、心烦心悸者宜食；气血不足，营养不良，贫血头晕者宜食。

　　忌：瘙痒性皮肤病患者忌食。孕妇亦应忌食。

【按语】据前人经验，食驴肉后忌饮荆芥茶。

砂锅驴肉

【配方】生驴脯肉1250克，鲜冬笋100克，葱10克，姜8克，大茴香1克，花椒0.5克，白果100克，胡椒粉0.5克，精盐5克，白糖10克，绍酒25克，酱油50克，味精1克，鸡清汤1000克，芝麻油3克，花生油100克。

【制作】1.生驴脯肉用清水洗净，切成一寸见方的肉块，用铁钎在肉上扎些眼，下开水锅煮透，捞出放凉水内泡1小时，使其出尽血沫。2.冬笋切秋叶片；花椒、大茴香洗净后用布包好；白果下锅煮熟，去壳去芯；葱切成段。3.砂锅上火，加入花生油烧热后入葱姜、驴肉块、冬笋片、白果、花椒、大茴香、精盐、白糖、绍酒、酱油、味精、芝麻油、鸡清汤，大火烧开，移小火炖约2小时，待肉酥烂，汤色棕黄时取出布包，撒胡椒粉，原锅上桌。

獐肉

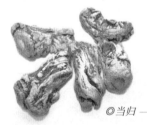

◎当归

【别名】河鹿肉。

【性味】性温，味甘。

【归经】归肾、肝经。

【功效】补益五脏，催乳。

　　宜：阳气不足，气血亏损，身体羸弱，营养不良，产后缺奶者宜食。

　　忌：阴虚火旺者忌食。

【按语】獐肉性同鹿肉，秋冬两季宜食，春夏之季忌之。据前人经验，獐肉忌与虾、生菜、梅子、李子同食。

当归炖獐肉

【配方】獐肉1000克，小葱结10克，姜块10克，湿淀粉10克，熟猪油100克，当归15克，酱油、盐、白糖、清水各适量。

【制作】1.将去皮的獐肉放在冷水中泡30分钟左右捞起，再放到冷水锅里烧开，去尽血水和腥味后捞出沥干水，切成3厘米见方的块。2.当归擦去表面的浮灰。3.锅置旺火上，放入熟猪油75克，烧至五成热，下獐肉煸炒1分钟，加水淹过肉，放入当归和酱油，烧开后再加入葱结、姜块（拍松）、盐、白糖，换小火慢烧。4.獐肉炖至熟烂时，用湿淀粉调稀勾薄芡出锅装盘即成。

【功效】补血催乳。

【适宜】妇女产后气血不足之乳汁少者可食用。

鹿肉

【性味】性温，味甘。

【归经】归脾、肾、肝经。

【功效】补五脏，调血脉，壮阳气，强筋骨。

宜：中老年人体质虚弱，阳气不足，气血两亏者宜食；年迈怕冷，四肢不温，腰脊冷痛者宜食；妇人产后缺奶者宜食。

忌：鹿肉性温纯阳，壮阳补火，发热者、阳气旺者、火毒盛者及阴虚火旺者皆不宜食。

【按语】鹿肉适宜冬季食用。炎夏季节忌食。

蘑菇鹿肉丸子汤

【配方】鹿肉150克，生蘑菇50克，蒜末3克，葱10克，植物油25克，鸡蛋1/3个，面粉10克，柿子椒15克，胡萝卜15克，胡椒粉0.3克，芝麻粉适量，酱油10克，精盐2克。

【制作】1.把鹿肉剁成肉泥；把生蘑菇和葱各剁碎一半，另一半切成条；把胡萝卜切成厚齿轮模样；把柿子椒切成长三角形。2.在鹿肉里放入蘑菇末、葱末、蒜末、面粉、鸡蛋清、胡椒粉、芝麻粉、精盐拌匀，然后做成直径为1.8厘米的丸子（丸子的一部分用植物油炸开，剩下的部分或蒸或煮）。3.在放入植物油的小锅中，将柿子椒和葱段炒一下，然后倒入汤继续煮。待汤煮开后放入胡萝卜和丸子，用酱油调味后继续煮，最后用胡椒粉入味。

鸡肉

【性味】性温，味甘。

【归经】归脾、胃经。

【功效】益五脏，补虚损，健脾胃，强筋骨。

宜：虚劳瘦弱，营养不良，气血不足，面色萎黄者宜食；孕妇产后，体质虚弱，或乳汁缺乏者宜食；妇女体虚浮肿，月经不调，白带清稀频多，神疲无力者宜食。

忌：感冒发热，内火偏旺和痰湿偏重者，肥胖症患者和患有热毒疖肿者忌食；高血压病人和血脂偏高者忌食。鸡肉鸡汤中含脂肪较多，会使血中胆固醇进一步升高，引起动脉硬化、冠心病，使血压升高，对病情不利；胆囊炎、胆石症患者忌食，以免刺激胆囊，引起胆绞痛发作。

【按语】据前人经验，鸡肉忌与野鸡、甲鱼、鲤鱼、兔肉、虾子以及蒜等一同食用。

山楂瘦肉炖仔鸡

【配方】山楂100克，猪瘦肉250克，仔鸡肉500克，高汤 2500克，盐适量。

【制作】1.猪瘦肉洗净，切块；鸡肉洗净切块，氽去血水；山楂去杂质，洗净。2.山楂、仔
鸡肉、猪瘦肉同放入砂锅内，加入高汤，武火煮滚，再用文火炖60分钟后，加盐调
味即成。

【功效】滋阴润燥，化食消积。

【适宜】脾虚积滞，高血压、高血脂等症者宜食。

清补鸡煲

【配方】本地光鸡1只（约750克），沙参、玉竹、薏米、芡实、枸杞子、红枣、冬菇件、姜
片、葱榄少许，鸡粉、食盐、美极抽、绍酒、生粉、上汤、植物油、麻油各适量。

【制作】1.本地鸡开肚去内脏，洗净斩件，用食盐、鸡粉、绍
酒、生粉、姜片腌10分钟待用。2.将沙参、玉
竹、薏米、芡实、红枣、枸杞子用清水浸30
分钟左右，取出洗净待用。3.烧砂锅落油放
入冬菇件、姜片、葱榄，溅绍酒炒香，加
入上汤、沙参、玉竹、薏米、芡实、红
枣、枸杞子，用鸡粉、食盐、美极抽
调味烧滚，再放入鸡块用慢火浸熟，
最后加几滴麻油增加香味即可。

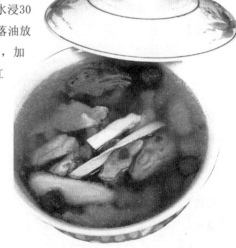

【功效】补益气血，壮体。

【适宜】体质虚弱者可食用。

【贴士】鸡块略斩细件，可缩短烹调时间，确
保即浸即熟，鸡块香滑，原汁原味。

党参当归母鸡汤

【配方】党参15克，当归15克，核桃仁25克，母鸡500克，葱、生姜、料酒、精盐各适量。

【制作】1.母鸡宰杀后，去毛桩和内脏，洗净；当归、核桃仁、党参放入鸡腹内；鸡放入砂
锅内，加入葱、生姜、料酒及适量清水。2.砂锅置武火上烧沸，再用文火炖60分钟
后，加入精盐调味即成。

【功效】补血壮体，健脑益智，润肠通便。

【适宜】肝脾血虚、便秘、记忆力下降者宜食。

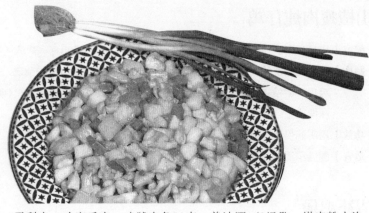

炒三色鸡丁

【配方】胡萝卜肉、雪梨肉、哈密瓜肉、鸡脯肉各50克，姜汁酒1/3汤匙，嫩肉粉少许，
油、精盐、白糖、鸡粉各适量。

【制作】1.胡萝卜、雪梨、哈密瓜分别切丁，其中胡萝卜丁用滚水焯过；雪梨丁用凉开水浸
没，以防氧化变色。2.鸡脯肉切丁，用姜汁酒拌匀略腌，再用嫩肉粉拌匀。3.烧锅
下油，投入鸡丁爆透，加入胡萝卜丁同炒至熟，再加入雪梨丁、哈密瓜丁、精盐、
白糖、鸡粉炒匀上碟。

【功效】清热解毒，生津润燥，开胃消食。

【适宜】病后体虚，内有积热，胃纳不佳者可食用。

老姜焗鸡

【配方】嫩光鸡1只，老姜75克，油、盐、水各适量。

【制作】1.将鸡宰净，斩大件备用；老姜去皮后切厚片，用刀拍松。2.烧热锅（不下油），
放入姜片边炒边转动，至姜干身及转色，加入约2汤匙油将姜片炒香。3.倒入鸡块
同炒2分钟，至鸡身转白色，加少许盐及水，煮约15分钟至熟即可。

【功效】补益气血。

【适宜】气血不足，虚劳瘦弱或妇女产后体虚者可食用。

◎老姜焗鸡

鸡肝

【性味】性微温，味甘苦。

【归经】归肝、肾经。

【功效】补肝血，明目。

宜：肝虚目暗，夜盲症，小儿疳眼（角膜软化症），佝偻病，妇
女产后贫血，以及肺结核患者宜食；怀孕妇女及孕妇先兆流
产者宜食。

忌：鸡肝养血明目，诸无所忌。

【按语】有病鸡肝和变色变质鸡肝切勿食用。

红枣煮鸡肝

【配方】乌鸡肝100克，红枣50克，精盐、黄酒、葱白适量。

【制作】1.将乌鸡肝洗净后切成片。2.锅内加水适量，放入乌鸡肝片，并酌加精盐、葱白、黄酒，和红枣一起煮熟即可。

【用法】佐餐食用。

【功效】补气血，养肝明目。

【适宜】气血虚，视力下降者可食用。

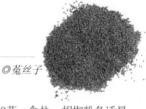
◎菟丝子

菟丝子鸡肝粥

【配方】雄鸡肝2具，菟丝子末15克，粟米100克，虾仁20克，葱白2茎，食盐、胡椒粉各适量。

【制作】1.将鸡肝切细，与菟丝子、粟米、虾仁同煮成粥。2.粥将熟时，加入葱白、盐及胡椒粉调和，再煮一二沸即成。

【用法】空腹食用。

【功效】养肝肾，壮阳事。

【适宜】肝肾不足、筋骨萎弱、阳痿、早泄、泄泻等患者宜食。

乌骨鸡

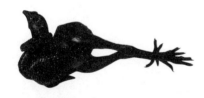

【别名】黑脚鸡、乌鸡。

【性味】性平，味甘。

【归经】归肝、肾经。

【功效】补肝肾，益气血，退虚热，调月经。

宜：一切虚损者，以及病后产后体质虚弱，气血不足，营养不良者宜食；妇女羸弱，崩中带下，月经不调，腰酸腿软者宜食；脾虚滑泄，消渴久痢者宜食。

忌：感冒发热，咳嗽多痰时忌食；急性菌痢肠炎初期患者忌食。

杞子炖乌鸡

【配方】乌骨鸡1只（约重750克），枸杞子20克，姜片、葱段少许，精盐、料酒、味精各适量。

【制作】1.将乌骨鸡宰杀后去毛，斩去爪、头，去内脏，洗净；将枸杞子洗净备用。2.将大砂锅置旺火上，加足清水，放入乌骨鸡、葱段、姜片。3.煮沸后撇去浮沫，移小火上慢炖，至鸡肉五成烂时，放入枸杞子同炖至熟，用精盐、料酒、味精调味即可食用。

【功效】滋养肝肾，益精补血。

【适宜】慢性肝病者宜食。

椰子乌鸡汤

【配方】竹丝鸡半只（约300克），猪瘦肉100克，椰子1个，大肉姜、干跳柱少许，盐、鸡粉、麻油、清水、绍酒各适量。

【制作】1.将竹丝鸡洗净斩件；椰子打开取出椰汁、椰肉，椰子肉切块；大肉姜略拍；跳柱洗净拍碎待用。2.将竹丝鸡、猪瘦肉"飞水"后倒入瓦汤煲中加入绍酒、清水，猛火煲滚。3.再放入椰子肉、姜块、碎跳柱，改用慢火煲1小时左右至椰肉出味鸡焓烂，用盐、鸡粉、麻油调味即可。

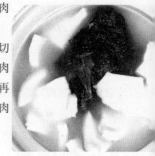

【功效】润肤养颜。

【适宜】面色灰暗、雀斑、多皱纹、皮肤松弛、无光泽、弹性差者宜食。

【贴士】将椰子水加入一起煲汤，汤的椰味会更加香浓。

人参乌骨鸡

【配方】乌鸡1只，人参1支（约重15克），水发海参150克，鲜猴头菇200克，熟火腿100克，葱、姜、绍酒、精盐、味精各适量，清汤1000克。

【制作】1.鸡宰杀后去毛，用沸水略烫，洗净血水；猴头菇洗净切片，下锅中焯熟；海参切片，入沸水锅中略汆即出；火腿切片填入鸡腹内；人参一半装进鸡腹，一半露在外面。2.将鸡放入锅中，加清汤浸没鸡身，放入姜块、葱白、精盐、绍酒。3.盖上盖，上蒸笼用旺火蒸3小时，取出后拣去葱、姜，撇净浮沫。4.锅置中火上，加清汤，将猴头菇、海参一起入锅烧透，用精盐、味精调味，捞起码放在鸡身上，上笼蒸15分钟即成。

【功效】滋阴益气，补虚强身。

【适宜】产后体虚或慢性病体质虚弱者可食用。

鸭肉

【别名】鹜肉、白鸭肉。

【性味】性凉，味甘。

【归经】归脾、胃、肺、肾经。

【功效】滋阴，补虚，养胃，利水。

宜：营养不良，水肿，或产后体虚者宜食；有内热内火者，特别是有低热，虚弱，食少，大便干，盗汗，遗精，妇女月经少，咽干口渴者宜食；癌症患者及放疗化疗后宜食；糖尿病患者宜食；肝硬化腹水者宜食；肺结核患者宜食；慢性肾炎浮肿者宜食。

忌：虚寒，或受凉引起的不思饮食，胃部冷痛，腹泻清稀，腰痛及寒性痛经者忌食。

冬瓜水鸭煲

【配方】宰净水鸭1只（约450克），冬瓜200克，姜片、葱榄、冬菇件、红椒件少许，食盐、鸡粉、胡椒碎、麻油、绍酒、高汤、植物油各适量。

【制作】1.水鸭原只洗净，去内脏斩件；冬瓜去皮瓤，切方块待用。2.烧砂锅下油，放入冬菇件、姜片、葱榄，溅绍酒炒香。3.放入切好的冬瓜、胡椒碎和水鸭，加入高汤煲1小时左右至瓜、鸭熟烩，用食盐、鸡粉调味，加几滴麻油增加香味即可食用。

【贴士】冬瓜留皮去瓤将增加菜式的解暑功效。

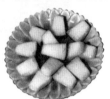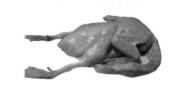

海参鸭肉煲

【配方】鸭肉300克，海参100克，生菜100克，蘑菇50克，生姜20克，葱10克，精盐5克，味精5克，白糖2克，蚝油10克，绍酒5克，上汤100克，湿生粉10克，麻油3克，胡椒粉2克，花生油30克。

【制作】1.海参涨发好，洗净切块；鸭肉切块洗净；生菜切段洗净；蘑菇洗净切片；生姜切片；葱切段。2.烧锅下油，放入少量姜片、葱段，淋入绍酒，加清水烧开后加盐、味精、白糖，放入海参滚煨片刻，捞起；鸭肉放入锅中炒至干身。3.烧开水将生菜烫熟，捞起摆放在瓦煲四周。4.烧锅下油，下姜片、蚝油、鸭肉、绍酒煸炒，加入上汤、海参、蘑菇，调入麻油、胡椒粉，用中火焖片刻，再用湿生粉勾芡，下葱段，放入生菜中间即可。

【功效】鸭肉含丰富蛋白质和脂肪，有滋阴利水的功效；海参能滋阴补肾。

【适宜】肾亏肾虚者可食用，常食可强壮身体，为男人滋补之佳品。

赤小豆鸭肉粥

【配方】赤小豆50克，大米100克，鸭肉50克，姜5克，葱5克，盐5克，大蒜10克，清水600毫升。

【制作】1.把赤小豆洗净，去杂质，浸泡2小时；鸭肉洗净，去骨，切成肉粒；姜、葱、蒜剁成粒；大米淘洗干净。2.把大米放入锅内，加入赤小豆，注入清水。3.把锅置武火上烧沸，再加入鸭肉、姜、葱、蒜同煮，用文火继续煮30分钟放盐即成。

【功效】清热解毒，利水消肿。

【适宜】肝硬化腹水者食用。

鸭血

【性味】性寒，味咸。

【功效】补血，解毒。

宜：劳伤吐血，痢疾者宜食。

忌：平素脾阳不振，寒湿泻痢者忌食。

【按语】鸭血宜热饮或兑酒冲服。

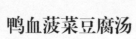

鸭血菠菜豆腐汤

【配方】鸭血、豆腐、菠菜、枸杞子、高汤各适量。

【制作】1.菠菜洗净，切段；鸭血、豆腐切片，待用。2.砂锅内放适量高汤，下鸭血、豆腐、枸杞子炖煮，将熟时，放入菠菜，调味后再煮片刻，即成。

韭黄炒鸭血

【配方】韭黄200克，熟肥肠1/4根，鸭血1块，酸菜1/4片，姜3片，辣椒1个，蒜末少许，辣豆瓣酱1大匙，酱油、米酒各1/2小匙，花椒粉、糖各1/4小匙，香油1大匙，油2大匙，鸡精、胡椒粉、淀粉、醋少许。

【制作】1.熟肥肠、鸭血切条状；韭黄洗净切段；酸菜、辣椒、姜片均切丝。2.锅内放热油2大匙，爆香酸菜丝、姜丝、辣椒丝、蒜末及辣豆瓣酱，爆炒至辣豆瓣酱色泽变得鲜红时放入肥肠、鸭血、酱油、米酒、花椒粉、糖、胡椒粉、鸡精、醋、香油拌炒。3.待汤汁快收干时，下淀粉勾芡，再放入韭黄快速拌炒均匀即可。

鹅肉

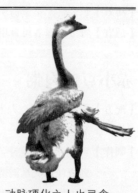

【性味】性平，味甘。

【归经】归脾、肺经。

【功效】益气，补虚。

宜：身体虚弱，气血不足，营养不良者宜食。

忌：湿热内蕴，舌苔黄厚而腻者忌食；高血压病，高脂血症，动脉硬化之人也忌食。

【按语】据民间传统经验，鹅肉、鹅血、鹅蛋均为发物，有顽固性皮肤疾患，淋巴结核，痈肿疔毒，各种肿瘤者忌食。

陈皮鹅肉

【配方】鹅肉250克，陈皮50克，姜丝、辣椒丝、芹菜段、淡酱油、绍兴酒、盐、酱汁、糖各适量。

【制作】1.将鹅肉洗净后抹上少许盐，加入陈皮，加水用大火煮沸，再改中火煮至血水放出即可熄火，盖上锅盖将鹅肉焖熟，捞起待凉后再切成薄片备用。2.将芹菜段用热水氽烫后冲冷水，沥干水分备用。3.将淡酱油、绍兴酒、糖与鹅肉片拌均匀，腌入味后再将芹菜段、姜丝、辣椒丝放入拌匀，盛盘时，可用筷子先将鹅肉片排好，再将其他材料铺上，最后淋上酱汁即可。

【功效】益气补虚。

【适宜】身体虚弱，气血不足，营养不良者可食。

炒金银鹅片

【配方】鹅片125克，花扣100克，菜远300克，鸡蛋白1个，姜10片，蒜蓉3茶匙，湿淀粉0.5汤匙，精盐3茶匙，胡椒粉、味精各1茶匙，麻油2茶匙，花生油500克（实耗约50克）。

【制作】1.将鹅片用蛋白、湿淀粉拌匀。2.将菜远放盐水中煸半熟，滤去水分。3.炒锅内放油，待油烧至三成热，将鹅片放入炒锅内拉油至五成熟，放入花扣后随即倾在笊篱里沥油。4.把炒锅放回炉上，将姜片、蒜蓉、菜远放在锅中炒匀，加入鹅片、花扣，用湿淀粉勾薄芡即可。

麻雀

【别名】宾雀。

【性味】性温，味甘。

【归经】归肾、心、膀胱经。

【功效】壮阳，益精，暖腰膝，缩小便，止崩带。

宜：阳气不足，男子阳痿，性功能减退，小便频数，妇女白带清稀过多者宜食；老年人虚损羸瘦，畏寒肢冷，以及小儿百日咳患者宜食。

忌：阴虚火旺体质或性功能亢进者忌食。有学者认为：雀性大热并特淫，故青少年、妊娠妇女及月经过多、大便秘结、小便短赤、各种血液病、各种炎症者都应忌食。

【按语】麻雀宜冬季食用。春夏季节忌食。

麻雀粥

【配方】麻雀5只，粳米100克，白酒、葱白各适量。

【制作】1.将粳米淘洗干净。2.将麻雀宰杀，去除皮毛和内脏，洗净晾干，炒熟，酌加少量白酒，稍煮；再放入粳米和清水，先用武火煮沸，再用文火煮熬20～30分钟。待粥将成时，加葱白3段，稍煮一二沸。

【用法】冬季早晚餐温热食用。

【功效】助阳益气，温肾养精。

【适宜】肾阳虚弱，阳痿，早泄，多尿，腰酸，怕冷者宜食。

红烧麻雀

【配方】麻雀5只，菜油、料酒、酱油、白糖、清水各适量，姜、葱少许。

【制作】1.将麻雀宰杀，去除皮毛和内脏，洗净晾干。2.将菜油倒入铁锅，用武火烧热，投入麻雀，煸炒1～2分钟后，烹入料酒、姜、葱、酱油和白糖，加入适量清水，炖煮15分钟左右，以麻雀肉熟烂为度。当菜食用。

【功效】温肾兴阳，暖腰缩尿。

【适宜】肾阳虚弱，阳痿，早泄，腰膝冷痛，小便频数者宜食。

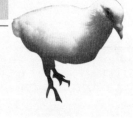

鸽子

【别名】家鸽、肉鸽、乳鸽。

【性味】性平，味咸。

【归经】归肝、肾经。

【功效】补肾，益气，养血。

宜：身体虚羸，头晕，腰酸和妇女血虚经闭者宜食；高血压病、高脂血症、冠心病、动脉硬化症患者宜食；毛发稀疏脱落，或头发早白，未老先衰者宜食；男子不育，精子活力减退，睾丸萎缩，阴囊湿疹瘙痒者宜食；神经衰弱，记忆力减弱者宜食；习惯性流产和孕妇胎漏者宜食；贫血者宜食。

忌：鸽肉性平，诸无所忌。

花雕酒鸽

【配方】鸽子1只，北菇5朵，木耳、姜各100克，九层塔草1小枝，上汤、花雕酒、酱油各适量。

【制作】1.将鸽宰洗净切好；木耳、北菇用水浸软切好；九层塔草切碎；姜切丝。2.烧热油锅，炒香姜，放入鸽肉、木耳和北菇同炒，再加入上汤和花雕酒，最后放入九层塔草，用酱油调味即可。

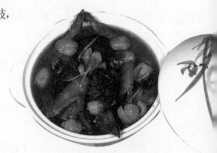

【功效】益气补血，驱风散寒，活血行气。

【适宜】气血不足，身体虚弱之头晕、疲倦乏力者可食。

柠檬炖乳鸽

【配方】 肥嫩乳鸽2只，鲜柠檬1个，料酒10毫升，味精2克，白糖5克，酱油10克，高汤750毫升，菜油500克(实耗约50克)。

【制作】 1.将乳鸽闷死后，用开水烫毛，去尽毛及内脏，洗净，鸽身腹腔内外用料酒、酱油抹匀略腌。2.烧热锅，将乳鸽下沸油锅中炸约3分钟，捞起。3.柠檬去皮、核，切成薄片待用。4.锅置火上，加入高汤烧开，放入乳鸽、柠檬片、白糖、味精、酱油、料酒烧开，去尽浮沫，改用文火炖至鸽肉熟烂，盛盆即可。

【功效】 生津止渴，祛暑补精。

【适宜】 为夏日保健菜肴。

黄芪炖乳鸽

【配方】 乳鸽1只，瘦肉100克，黄芪60克，枸杞子30克，食盐、味精少许。

【制作】 1.将乳鸽浸入水中淹死，去毛和内脏，洗净，放入盆内，加水适量。2.瘦肉洗净切块，也放入盆内；再加入黄芪和枸杞子。3.将盆放入水锅中，隔水炖熟即成，食用时加食盐、味精调味，每3天炖服1次。

◎黄芪炖乳鸽

【功效】 补中益气。

【适宜】 慢性肾炎（肾气虚型），产后气血虚，腰腿痛（肾气虚），月经不调，贫血，神经衰弱者宜食。

炸鸽肉

【配方】 山药50克，鸽肉（脱骨）250克，酱油5克，绍酒5克，干淀粉50克，味精1克，花椒粉2克，食盐5克，鸡蛋5个，菜油1000克（实耗100克）。

【制作】 1.山药切片烘干打成细末待用。2.鸽肉洗净去皮，切成十字刀花，再切成约2厘米见方的块装入碗中，用绍酒、味精、酱油腌渍约20分钟；用鸡蛋清调山药末、淀粉成糊待用。3.炒锅置中火上倒入菜油，炼至油泡散尽冒青烟后，端离火口，待油温降低至五六成热时，将腌好的鸽肉用蛋糊拌匀逐个下入锅中翻炸，糊凝捞出。4.整形后，将锅重置火上，待油温升高后，再将鸽肉下锅复炸一次，待色成金黄时，捞出沥去油，装入盘内，撒上花椒粉和食盐，和匀即成。

【功效】 本方用山药健脾固肾；主食鸽肉滋阴养血，祛风解毒。药食合用，共奏补脾肾、益阴血、祛风毒之功。

【适宜】 脾虚食少、乏力、肾虚腰痛、尿频、消瘦者宜食。

雉肉

【别名】野鸡肉。

【性味】性温，味甘酸。

【归经】归心、胃、脾经。

【功效】补中益气。

宜：脾胃气虚下痢，慢性痢疾，肠滑便溏者宜食；消渴（糖尿病），口干，小便频多者宜食；高脂血症，冠心病，肥胖症患者宜食。

忌：痔疮和皮肤疥疮患者忌食。

【按语】据前人经验，雉肉适宜冬季食用。前人认为，雉肉忌与鹿肉、胡桃、荞麦、葱以及木耳等食用菌一同食用。

雉肉馄饨

【配方】野鸡1只，橘皮、面粉、花椒、精盐、酱油各适量。

【制作】1.将野鸡宰杀后，去毛及内脏，剔肉剁细；橘皮剁细。两者混在一起，加花椒、精盐、酱油拌成馅，用面皮包馄饨，煮熟即可。

【用法】空腹吃。

【功效】补脾益气，理气健胃。

【适宜】脾胃气虚、便溏腹泻、饮食不下者宜食。

©花椒

虫草雉肉

【配方】雉1只，冬虫草9克，精盐、姜片、胡椒粉、鸡汤各适量。

【制作】1.将虫草去灰屑，用温水洗净。2.雉宰杀后，去毛，去内脏，斩去脚爪，洗净，放入沸水锅中氽一下，捞出。3.将虫草部分放在雉腹内，部分放在雉肉上面，注入鸡汤，放入姜片、胡椒粉、盐，上笼蒸至雉肉熟烂，拣去姜，取出即成。

鹌鹑

【性味】性平，味甘。

【归经】归脾、大肠经。

【功效】补益五脏，益气养血。

宜：营养不良，体虚乏力，贫血头晕者宜食；小儿疳积，肾炎浮肿宜食；结核病人宜食，胃病，神经衰弱，支气管哮喘，皮肤过敏者宜食。

忌：感冒期间忌食。

【按语】据前人经验，鹌鹑忌与猪肝以及菌类食物一同食用。

蚝油煨鹌鹑

【配方】鹌鹑2只，姜汁酒1汤匙，生粉1/2汤匙，葱白2条，蚝油1.5汤匙，老抽、生抽、白糖、白醋各1/2汤匙，胡椒粉、湿淀粉少许。

【制作】1.鹌鹑宰净斩件，先用姜汁酒拌匀略腌，再用生粉抓匀。2.葱白切段。3.烧锅下油，爆香葱白，加入鹌鹑件爆透，用蚝油、老抽、生抽、白糖、白醋、胡椒粉调味，煨熟后用湿淀粉打芡，炒匀上碟。

【功效】滋补强身，健胃消食。

【适宜】身体虚弱者可常食。

香酥鹌鹑

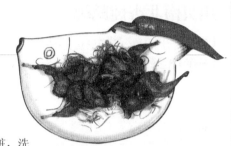

◎香酥鹌鹑

【配方】光鹌鹑2只，高粱酒、茴香、桂皮、花椒

【制作】粒、葱节、姜块、盐各适量。

1.将光鹌鹑斩去头足，剖开背脊取出内脏，洗净。2.取一盛器，放入鹌鹑、高粱酒、茴香、桂皮、花椒粒、葱节、姜块、盐腌制5～6小时使之入味。3.将鹌鹑用七成热的油炸至皮酥，再上笼蒸至酥软取出，拣去调味香料即可食用。

萝卜炒鹌鹑

【来源】经验方

【配方】鹌鹑2只，萝卜200克，菜油、生姜、葱、醋、食盐、料酒各适量。

【制作】1.将鹌鹑放水中淹死后去毛和内脏，洗净血水，切成块；萝卜切块备用。2.将锅置武火上，放上菜油烧沸，将鹌鹑块下锅，用铲反复翻炒至肉变色，再将萝卜放入混炒。3.然后放入葱、生姜末、料酒、醋、盐，加水少许，煮数分钟，待鹌鹑肉熟即成。

【功效】补肾气、壮腰膝、强身体。

【适宜】肾虚腰痛及各种虚弱症者宜食。

黄芪蒸鹌鹑

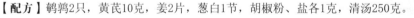

◎黄芪

【配方】鹌鹑2只，黄芪10克，姜2片，葱白1节，胡椒粉、盐各1克，清汤250克。

【制作】1.鹌鹑煺毛洗净，从背部剖开，挖去内脏、斩去爪，冲洗干净，入沸水锅焯1分钟捞出。2.将黄芪用湿纱布擦净，切薄片，纳入鹌鹑腹内。3.将鹌鹑放入碗中，注入清汤，加葱、姜、胡椒粉，用湿绵纸封口，上笼蒸约30分钟。4.取出，滗出汤汁，调入盐，鹌鹑扣入另一汤碗内，浇上汤汁。

【功效】益气补脾，利水消肿。

【适宜】脾虚泄泻、营养不良、倦怠少气、自汗等症者宜食。

鹧鸪

【别名】越雉、越鸟、怀南。

【性味】性温，味甘。

【归经】归脾、胃、心经。

【功效】补虚弱，健脾胃。

宜：体质虚弱，脾胃气虚，营养不良者宜食。

【按语】据前人经验，鹧鸪忌与竹笋同食。

川贝南北杏炖鹧鸪

【配方】川贝6克，鹧鸪1只，南北杏5克，姜1片，食盐适量。

【制作】1.鹧鸪杀好后，清干净内脏，洗净待用。2.川贝洗干净备用。3.将川贝、鹧鸪、南
北杏、姜片一同放进炖盅/煲内，待煮好后加入食盐调味即可。

【功效】补肺润肺，化痰止咳。

【适宜】慢性支气管炎、咳嗽气喘者可食。

红枣玉竹炖鹧鸪

【配方】鹧鸪1只，玉竹30克，红枣6个，生姜1片。

【制作】1.鹧鸪去毛及肠脏，洗净，斩件。2.玉竹、红枣（去核）洗净。3.将鹧鸪、玉
竹、红枣、生姜一起放入炖盅内，加开水适量，炖盅加盖，文火隔开水炖约3小
时，调味供食用。

【功效】养阴清补。

【适宜】体质虚弱、脾胃气虚、疲倦乏力者可食。

人参核桃炖鹧鸪

【配方】鹧鸪1只，核桃仁25克，人参10克，生姜5克，葱10克，精盐10克，味精6克。

【制作】1.鹧鸪原只洗净斩件；核桃仁、人参洗净浸透；生姜切丝；葱切段。2.锅内加水烧
开，放入姜丝、鹧鸪煮开，捞起待用。3.将鹧鸪及核桃仁、人参、姜丝、葱段一起放入
干净炖盅内，加入清水适量，炖至鹧鸪熟软，然后调入精盐、味精，撒入葱花即成。

【贴士】清洗鹧鸪时要挖清肺部，否则腥味较重。

蚕蛹

【别名】小蜂儿。

【性味】性温，味甘辛咸。

【归经】归脾、胃、肾经。

【功效】降血脂，降血糖，补虚损，壮阳事。

宜：高血压病，脂肪肝，高脂血症，糖尿病患者宜食；肺结
核，身体瘦弱者宜食；慢性胃炎，胃下垂患者宜食；小儿

疳瘦者宜食；中老年人腰膝酸软，夜尿频数，阳痿滑精者宜食。

忌：蚕蛹补虚，但有脚气患者忌食。

核桃炖蚕蛹

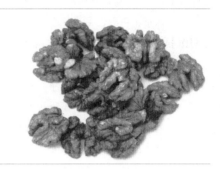

【**配方**】核桃肉100～150克，蚕蛹(略炒过)50克。

【**制作**】将核桃肉与蚕蛹同放炖盅内，隔水炖熟。

【**用法**】隔日1次。

【**功效**】补脾益肾。

【**适宜**】阳痿、滑精、胃下垂等患者宜食。

红枣炖蚕蛹

【**配方**】红枣20个，蚕蛹100克。

【**制作**】红枣（去核）、蚕蛹洗净，一起放入炖盅内，加开水适量，炖盅加盖，文火隔水炖1～2小时，调味供用。若加冰糖同炖，可作甜汤。

【**功效**】健脾补虚，清退虚热。

【**适宜**】脾虚气弱或营养不良之人，症见消瘦乏力，消渴口干，虚烦发热，小儿疳热，或肺结核之消瘦低热。

【**禁忌**】感冒发热者不宜用本汤。

青蛙

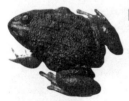

【**别名**】哈士蟆、田鸡、林蛙。

【**性味**】性凉，味甘。

【**归经**】归肾、肺、脾经。

【**功效**】补虚益精，养肺滋肾。

宜：身体虚弱，营养不良，气血不足，低蛋白血症者宜食；精力不足，虚劳咳嗽，产后无乳及神经衰弱者宜食；肝硬化腹水，脚气病浮肿，体虚水肿者宜食；高血压病，冠心病，动脉硬化，高脂血症，脂肪肝，糖尿病患者亦宜。

忌：脾虚便泻和痰湿或外感初起咳嗽者忌食。

【**按语**】蛤士蟆母蛙的输卵管名"蛤士蟆油"，俗称"田鸡油"，大部分为蛋白质，脂肪仅含4%左右，糖类约为10%，还含少量磷和灰分等，又含维生素A、维生素B、维生素C及多种激素，民间把它作为强壮剂。其性平，味甘咸，功在补肾益精，养阴润肺。尤其适合病后产后虚弱之人，以及肺痨病咳嗽吐血，盗汗不止，神经衰弱者食用。

荷香田鸡

【配方】田鸡500克，鲜荷叶1张，香菇10朵，料酒2茶匙，姜片、葱段、香油、生粉、盐、味精、料酒、生油各适量，胡椒粉少许，水草1条。

【制作】1.将香菇用水浸泡软，洗净泥沙，略捏干水分。2.鲜荷叶用滚水烫软，漂冷水洗净，抹干水分，修齐成椭圆锯齿形。3.取长碟1个，横放水草，将荷叶摊开放在水草面上。4.将田鸡洗净，控水，斩块，加入盐、味精、料酒、胡椒粉、生粉拌匀，再加香油、草菇、姜片、生油捞匀，平放在荷叶中，包裹成长方形，用水草扎住，入笼用中火蒸10分钟至熟取出，撒上葱段，淋入香油，去掉水草即可（如无荷叶、水草，则用碟清蒸亦可）。

【功效】补虚益精，养肺滋肾。

【适宜】身体虚弱，气血不足，低蛋白血症者宜食。

鸡腿菇炒田鸡

【配方】鸡腿菇200克，田鸡600克（宰净250克），蒜、姜、葱、红椒少许，绍酒、香油、盐、鸡粉、生粉、植物油各适量。

【制作】1.将鸡腿菇切开边，飞水待用。2.田鸡斩头、去皮，洗净斩件，用香油、盐、鸡粉、生粉略腌待用。3.蒜头剁蓉；姜切指甲片；葱切葱榄；红椒切件。4.烧锅落油，先将腌好田鸡走油捞起，锅底留油落入蒜蓉、姜片、葱榄爆香，落田鸡、鸡腿菇、料酒翻炒，勾芡，落尾油，即可上碟。

【贴士】鸡腿菇飞水要熟透，田鸡走油要注意不要过熟，否则田鸡肉质变老，没有鲜味。

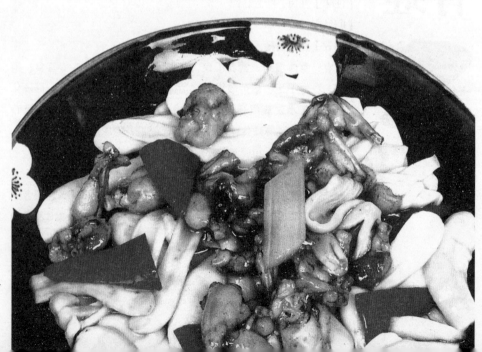

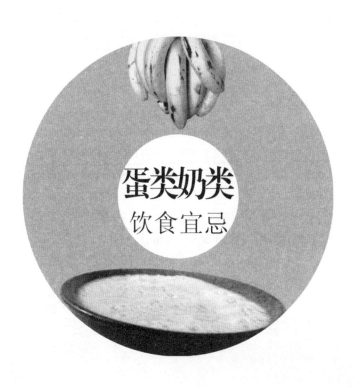

蛋类奶类

饮食宜忌

鸡蛋

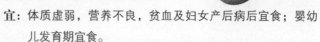

【别名】鸡子、鸡卵。

【性味】性平，味甘。

【归经】归心、脾、胃、肺经。

【功效】滋阴，润燥，养血，安胎。

    宜：体质虚弱，营养不良，贫血及妇女产后病后宜食；婴幼儿发育期宜食。

    忌：高热、腹泻、肝炎、肾炎、胆囊炎、胆石症患者忌食。

【按语】据前人经验，鸡蛋忌与甲鱼一同食用。

鸡蛋甜酒糟糖水

【配方】甜酒300克，鸡蛋4只，冰片糖150克，清水800克，老姜一小块。

【制作】1.老姜去皮用刀略拍；鸡蛋原只用清水煮15分钟至熟透，取出去壳待用。2.将甜酒糟、老姜、冰片糖放入砂锅内，加入清水，煮滚至糖完全溶化，再加入去壳熟鸡蛋略煮即可。

【功效】传统客家糖水，驱寒、暖胃、活血、催乳。

【适宜】妇女产后气血虚弱、乳汁不足者可食用。

【贴士】酒糟多少含有酒精成分，延长煮制时间让酒精多挥发，可降低糖水的酒精含量。

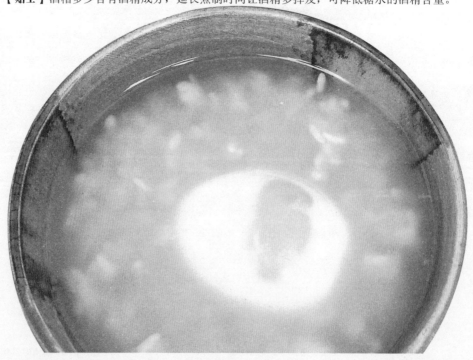

杞子蒸水蛋

【配方】鸡蛋2只，枸杞子5克，葱半条，凉开水（2蛋壳满），精盐、鸡粉、生抽各适量。

【制作】1.杞子浸透洗净；葱切粒。2.鸡蛋去壳盛入碗内打散，加入精盐、鸡粉、生抽、凉开水、杞子、葱粒拌匀，转入深碟内，隔水蒸熟即成。

【功效】滋阴润肺，补肝明目。

【适宜】肺热燥咳、肝肾两亏、病后虚弱者宜食。

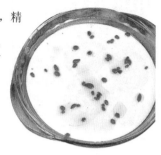

玫瑰煎鸡蛋

【配方】玫瑰花3朵，鸡蛋3个，色拉油30克，葱3克，盐3克。

【制作】1.玫瑰花分开，撕成瓣状，洗净切丝；葱切花。2.鸡蛋打破搅匀与玫瑰花丝、葱花、盐混匀，将鸡蛋煎至两面金黄即可。

【功效】理气活血，疏肝解郁，润肤。

【适宜】肝气郁结之胁痛或乳房胀痛者可食用。

蛋黄泥

【配方】各种蛋类如鸡蛋、鸭蛋、鹌鹑蛋均可。

【制作】1.将蛋煮老（蛋在冷水中煮开后再煮10分钟）。2.将蛋黄取出放在碗中。3.用冷开水、菜汤、米汤或牛奶少许，调化成浆即可（浆不可太稠，以防噎到婴儿）。

【功效】滋养补虚。

【适宜】体质虚弱，病后体虚，营养不良，贫血者宜食。

【贴士】慢慢喂食，勿操之过急。吃后再喂几口水，以洗净口内残留之蛋黄浆。

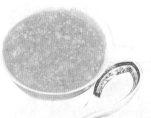

◎蛋黄泥　　　　　　　　　◎鸡蛋

白醋蒸鸡蛋

【配方】陈白醋1.5克，鸡蛋1个。

【制作】1.将鸡蛋打入碗中，将白醋放入其中。2.将放有白醋鸡蛋的碗置笼屉上，蒸熟即成。

【功效】养心安神。

【适宜】心气虚、心血不足的心悸、失眠等症者宜食。

鸭蛋

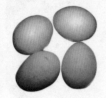

【别名】鸭卵。

【性味】性微寒，味甘咸。

【归经】归心、肺、大肠经。

【功效】滋阴，清肺。

宜：肺热咳嗽，咽喉痛，泻痢者宜食。

忌：脾阳不足，寒湿下痢，以及食后气滞痞闷者忌食；生病期间暂不宜食用；肾炎病人忌食皮蛋；癌症患者忌食；高血压病、高脂血症、动脉硬化及脂肪肝者亦忌。

【按语】鸭蛋宜用盐腌透食之。据前人经验，鸭蛋忌与甲鱼或李子同食。

萝卜干煎鸭蛋

【配方】鸭蛋4个，潮州菜脯（腌萝卜干）100克，葱少许，盐、植物油、湿生粉各适量。

【制作】1.将鸭蛋加入少许盐和湿生粉打匀；葱切成葱花；萝卜切粒，飞水待用。2.烧锅落油，加入鸭蛋、萝卜粒、葱花，用慢火将鸭蛋定型煎圆一面，然后翻转再煎至两面金黄色，上碟即可。

【贴士】打蛋时加入少许湿粉，会使鸭蛋容易黏结，翻转时鸭蛋不易散碎。调味应注意萝卜干自身的咸味，盐不可多放。

咸蛋黄炒小瓜

【配方】咸鸭蛋3个，云南小瓜400克，鸡粉、生抽、植物油各适量。

【制作】1.打开咸蛋，取出咸蛋黄，用烘炉将蛋黄烤熟，然后压碎成末，加入少许鸡粉拌匀。2.将云南小瓜洗净，切粗日字条状，飞水，滤干待用。3.烧锅落少许油，加入小瓜，再落咸蛋黄翻炒至咸蛋黄均匀附着在小瓜上，即可。

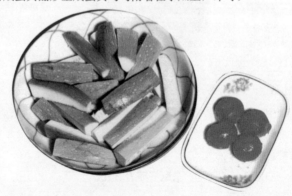

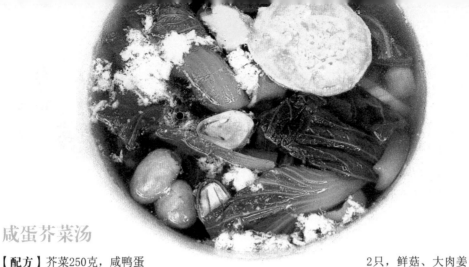

咸蛋芥菜汤

【配方】芥菜250克，咸鸭蛋2只，鲜菇、大肉姜少许，鸡粉、糖、胡椒粉、麻油、绍酒、植物油各适量。

【制作】1.芥菜洗净切段；鲜菇"飞水"后切片；姜切指甲片；咸鸭蛋打开，取出蛋黄用刀压扁，蛋白打匀待用。2.烧锅落油、溅酒，加清水烧滚，放入芥菜、姜片、咸蛋黄，猛火将菜煮熟，用鸡粉、糖、胡椒粉、麻油调味，最后加入咸蛋白即可。健脾利水、解毒止血，又能滋阴、养血。

【功效】乳糜尿、虚肿、肾结核以及肿瘤等病者康复期宜食。

【贴士】芥菜汤加入咸蛋白，咸味已足够，不可再放盐。

皮蛋

【别名】变蛋、松花蛋、彩蛋。

【性味】性寒，味辛涩甘咸。

【归经】归胃经。

【功效】清凉、明目、平肝。

忌：清代著名食医王孟英认为"味虽香美，皆非病人所宜"。因其含铅量较多，儿童更不可多食。

【按语】蛋壳已有裂纹的不可食用。

青椒皮蛋

【配方】青椒1根，皮蛋2只，盐、味精、植物油香油、醋、酱油各适量。

【制作】1.将皮蛋洗净上笼蒸约10分钟取出。2.青椒洗净去蒂，放入油锅内炸至起皱捞出。3.将皮蛋去壳切成月牙形装盘；青椒切细放于皮蛋上。4.拿容器将盐、味精、香油、醋、酱油拌均匀淋于青椒、皮蛋上即可。

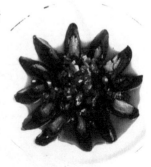

【贴士】皮蛋一定要先蒸，要不里面会稀。味汁另调，不能与皮蛋、青椒一起搅拌。

鹌鹑蛋

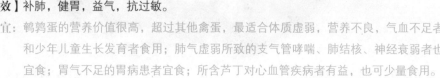

【别名】鹑鸟蛋等。

【性味】性平，味甘。

【归经】归肺、胃经。

【功效】补肺，健胃，益气，抗过敏。

　宜：鹌鹑蛋的营养价值很高，超过其他禽蛋，最适合体质虚弱，营养不良，气血不足者和少年儿童生长发育者食用；肺气虚弱所致的支气管哮喘、肺结核、神经衰弱者也宜食；胃气不足的胃病患者宜食；所含芦丁对心血管疾病者有益，也可少量食用。

　忌：鹌鹑蛋性平补虚，诸无所忌。

西米鹌鹑蛋糖水

【配方】西米100克，鹌鹑蛋10只，白糖150克，清水1000克。

【制作】1.鹌鹑蛋原只用清水煮5分钟左右至熟，取出去壳。2.西米加入开水煮5分钟后拉离火位，浸10分钟左右捞起待用。3.将清水放入砂锅内煮开，加入处理过的西米，煮开后慢火煮15～20分钟左右至西米熟透，再放入鹌鹑蛋和白糖，煮至糖完全溶化即可。

【功效】补肺益气。

【适宜】支气管炎属肺气虚者可食用。

【贴士】煮西米，以煮至西米没有白心基本透明即为熟透。为免糖水色泽过于单调，可加入几粒杞子作点缀。

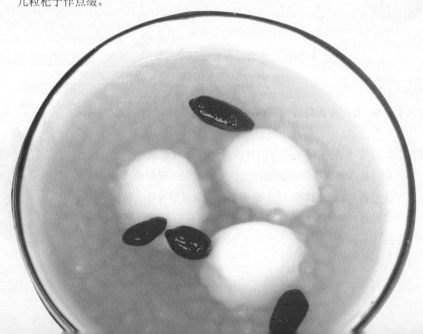

鹅蛋

【别名】鹅卵等。

【性味】性温，味甘。

【归经】归脾、胃经。

【功效】补中益气。

宜：体质衰弱，营养不良，气血两虚者宜食。

忌：癌症、淋巴结核、红斑狼疮、各种皮肤病等痼疾患者皆不可食；鹅蛋含脂肪及胆固醇特别高，故高脂血症，尤其是高胆固醇血症者不可食用。

【按语】鹅蛋同鹅肉一样，均属发物，忌吃鹅肉的患者，同样不能吃鹅蛋。

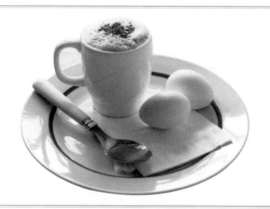

鸽蛋

【别名】鸽卵等。

【性味】性平，味甘咸。

【归经】归肾、肝经。

【功效】补肾气，益气血。

宜：鸽蛋补肾，最适合肾气虚的中老年人食用；鸽蛋补气血，体质衰弱，气血不足，营养不良者食之颇宜；婴幼儿及青少年也宜食；麻疹流行地区的儿童宜食，因鸽蛋有预防麻疹作用；出水痘的儿童也宜食，清代食医王孟英认为："鸽，卵能稀痘，食品珍之。"

忌：血脂偏高，尤其是高胆固醇血症及动脉粥样硬化者，不可多食常食。

【应用】在麻疹流行时期，每日服2个，可连服3~5天。

麻雀蛋

【别名】雀卵等。

【性味】性温，味甘咸。

【归经】归肾经。

【功效】补肾阳，益精血，调冲任。

宜：麻雀蛋功在补肾壮阳，暖命门之火，故最适合男子阳虚，命门火衰，阳痿，性功能减退，男子精寒不育者食用。命门火衰，阳虚怕冷，肾气不足者，最适合用麻雀蛋配伍杜仲、菟丝子、枸杞子煨食。麻雀蛋又能利经脉，调冲任，所以也适合女性冲任不足所致的月经闭止（血枯）、带下病及崩漏者食用。

忌：麻雀蛋能温肾壮阳，故阴虚火旺者，包括结核病、红斑狼疮、性功能亢进等皆不宜食。

牛奶

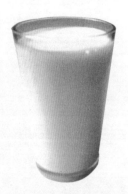

【别名】牛乳。

【性味】性平，味甘。

【归经】归心、肺、胃经。

【功效】补虚损，益肺胃，生津润肠。

宜：体质羸弱，气血不足，营养不良，以及病后体虚者宜食；噎膈者、食道癌患者宜食；老年人便秘者宜食；儿童生长发育期宜食；糖尿病患者宜食；干燥综合征患者宜食；高血压病，冠心病，动脉硬化，高脂血症患者宜食。

忌：脾胃虚寒，腹胀便溏者忌食；痰湿积饮者忌食。牛奶忌与酸性（如山楂、橘子、梅等）一同食用，因牛奶内酪蛋白较多，遇到酸性后常结成较大的凝块而影响吸收消化，还会引起腹胀、恶心、呕吐。服用四环素期间忌食牛奶，因牛奶中含有钙，四环素遇钙离子就会发生络合反应，生成金属络合物，影响四环素在体内的吸收，从而降低四环素的抗菌效力。

【按语】用于气血不足之头晕眼花、神疲乏力，或噎膈反胃，消渴口干、大便干结。可单用本品常服，或同粳米、大枣煮粥食。

鲜奶炖鸡蛋

【配方】鲜牛奶250克,鸡蛋2只,白糖100克。

【制作】1.将牛奶、白糖一起放入锅里,用慢火把糖充分溶解后即离火,冷却备用。2.将鸡蛋打入碗内,搅匀,加牛奶放在蒸锅上蒸熟即成。

【贴士】鲜牛奶炖鸡蛋,是在冰花炖蛋的基础上演变而成的,制作时以鲜奶代替清水,炖熟吃起来奶香和蛋香混成一气,质地匀滑,香甜可口,营养丰富。

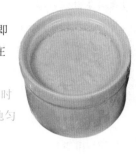

脆炸鲜奶

【配方】鲜奶1斤(不要掺水),生粉2两,糖1两,鸡蛋清6个,面粉1.5斤,盐适量,发酵粉1汤匙(兑脆炸浆用的),油2斤。

【制作】1.把牛奶、糖、生粉、蛋清同倒在大汤碗中,搅拌均匀,待用。2.将搅拌后的牛奶倒入锅中,煮沸后转为文火,慢慢翻炒至呈糊状后铲起放在盘内摊平晾凉,然后放冰箱上格,待冷却变硬后取出切块。3.面粉加油、水、盐、发酵粉,放在盆内拌匀,调成炸牛奶用的脆浆。4.锅里放油,烧至六成热时将切好的冰奶糕放入面浆中滚上脆浆,逐只放入油锅,炸至金黄色就可上碟。

【贴士】炸冰奶糕时油一定要多放,并注意油温不可过热。

雪耳鲜奶

【配方】雪耳30克,鲜奶2杯,糖2汤匙,蛋1只。

【制作】1.雪耳用冷水浸软,切去底部硬块,再用清水洗净。2.将雪耳放入煲内,加清水盖过面,煮滚,改小火煮3小时至软,待冷后沥干水分。3.将鲜奶煮滚,放入煮软熟的雪耳、糖及蛋搅匀,待全部滚沸后即可。

【功效】清肝润肺,滋阴养颜。

【适宜】阴虚体质的调理及妇 女内分泌失调引
起的面部黄褐斑 者宜食。

【贴士】不可加入
过多糖。

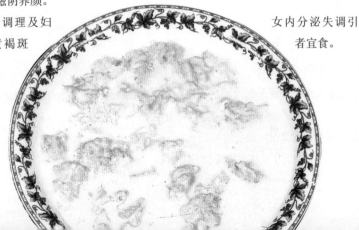

71

葡萄苹果养颜奶

【配方】红葡萄10粒，苹果1个，牛奶1杯，冰块适量。

【制作】1.红葡萄洗净，剥皮，去籽；苹果洗净，去核削皮，切成小块。2.将苹果、葡萄、牛奶与冰块一起放入搅拌器打匀，即可饮用。

【功效】生津止咳，润燥养肺。

【适宜】夏秋季节，口干燥，胃纳差者。

牛奶炖鸡

【配方】光鸡半只，牛奶4杯，红枣4粒，姜2片。

【制作】1.鸡洗净，去皮、肥膏和内脏，沥干水后放入开水略煮约5分钟，取出切成大件；红枣洗净，去核；姜去皮洗净，切片。2.将鸡件、红枣及姜放入炖盅内，注入牛奶，盖上盅盖，隔水炖约2小时，即成。

【适宜】脾胃虚弱或营养不良者，气血不足之头晕面色苍白者。

姜撞奶

【配方】水牛奶500克，白糖200克，生姜约250克。

【制作】1.生姜洗净，磨烂成蓉状，用白纱布把姜汁榨出，盛于碗内备用。2.水牛奶加入白糖，用慢火煮沸，待奶温降至80°C时即将热奶倒入盛有姜汁的碗里，并随手用汤匙把姜汁和热奶和匀。过2分钟左右，碗内的姜奶逐渐凝固，即可食用。

【功效】温胃祛寒。

【适宜】脾胃虚寒，胃脘冷痛不适者。

【贴士】生姜最好选择较老姜头的，但又不宜过老，否则纤维多，而淀粉含量又不多。

牛奶鹌鹑蛋糖水

【配方】鲜牛奶200克，鹌鹑蛋2个，白糖适量。

【制作】将牛奶放入锅内，加少许水，用文火煮沸；鹌鹑蛋打开，加入牛奶中，用文火煮至刚熟，加入白糖适量，即可食用。

【功效】补气养血，养心安神。

【适宜】妇女更年期综合征属于气血不足、心脾气虚，症见头晕眼花、面色苍白、气短懒言者。

酸奶

【别名】酸牛奶。

【性味】性平，味酸甘。

【归经】归心、肺、胃经。

【功效】生津止渴，补虚开胃，润肠通便，降血脂。

宜：身体虚弱，气血不足，营养不良，肠燥便秘者宜食；高胆固醇血症，动脉硬化，冠心病，脂肪肝患者宜食；癌症患者，尤其是消化道癌症病人宜食；老、弱、病、妇及幼儿四季宜食。萎缩性胃炎、胃酸缺乏者宜食。此外，皮肤干燥者也宜食。可作为美容保健品，妇女若长期适量饮用酸奶，可使皮肤滋润、细腻、富有光泽。

忌：胃酸过多者不宜多喝。

酸奶焖猪肉

【配方】猪肉500克，猪蹄3只（约500克），番茄250克，葱头、青椒各125克，酸牛奶400克，食油75克，黄油30克，精盐5克，甜红椒粉15克。

【制作】1.将猪肉洗净切块，猪蹄每只剁成4块，抹上盐腌片刻；把葱头洗净切丁；番茄、青椒洗净切块，备用。2.把锅烧热后倒入食油，待油温五成热时，放入猪肉块、猪蹄煎至上色后，捞出放入焖锅，加适量水用文火焖煮。3.再把锅烧热后放入黄油，待熔化时放入葱头丁炒透，加甜红椒粉略炒后放入焖肉锅内，待焖至九成熟时放入青椒、番茄、酸牛奶拌匀，用小火焖熟，即可食用。

酸奶水果沙拉

【配方】苹果、香蕉、甜桃（不要水蜜桃，要果肉比较结实的品种）各300克，布朗李2个，柠檬1个，西瓜1000克，卡夫纯味酸奶1瓶（227克），盐少许，糖50克。

【制作】1.柠檬一半切成半圆薄片，一半切碎，和盐、糖拌匀腌制30分钟。2.将苹果、香蕉、甜桃、布朗李、西瓜切成2厘米见方的丁。3.将酸奶与柠檬酱、水果丁拌匀即可。

羊奶

【别名】羊乳。

【性味】性温，味甘。

【归经】归心、肺、肾经。

【功效】益气补虚，养血润燥，润肺止咳。

宜：营养不良，虚劳羸弱，消渴反胃，肺痨咳嗽咯血，以及患有慢性肾炎者宜食。

忌：羊奶滋补，性味平和，诸无所忌。

【按语】用于虚损瘦弱，或胃阴不足，口干消渴，呕秽、反胃，可单用，或同山药粉煮食。

白术羊奶煮粥

【配方】白术粉20克，羊奶250克，大米100克，白糖15克。

【制作】1.将羊奶烧沸，待用；白术研粉。2.将大米淘洗干净，置锅内，加水适量，加入白术粉，用武火烧沸，再用文火煮成粥，加入白糖、羊奶搅匀即成。

【功效】养胃，生津。

【适宜】胃癌术后康复或肺结核患者康复期宜食。

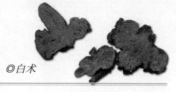

◎白术

马奶

【别名】马乳。

【性味】性凉，味甘。

【归经】归肺、胃经。

【功效】补血，润燥，清热，止渴。

宜：体质羸弱，气血不足，营养不良者宜食；血虚烦热，虚劳骨蒸，口干消渴（包括糖尿病）者宜食；坏血病、脚气病患者宜食。

忌：脾胃虚寒，腹泻便秘者勿食为妥。

【按语】马奶性偏凉，羊奶性偏温，牛奶性偏平。相对而言，马奶偏于清补，羊奶偏于温补，牛奶是平补之奶。从营养角度而言，马奶中蛋白质和脂肪等营养成分皆不及羊奶和牛奶。马奶忌与鱼类配伍食用。

麦冬天冬马奶饮

【配方】麦冬15克，天冬15克，马奶200毫升。

【制作】1.把天冬洗净，切薄片；麦冬洗净，去心，一起放入炖盅内，加清水50毫升，用武火烧沸，文火煎煮约30分钟，除去药渣，留药液。2.马奶用中火煮沸，同二冬药液合并，搅匀即成。

【功效】滋阴补血，生津止渴。

【适宜】糖尿病患者宜食。

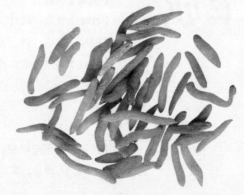

◎麦冬

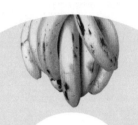

水产品

饮食宜忌

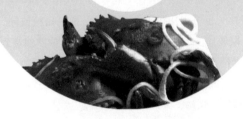

鲢鱼

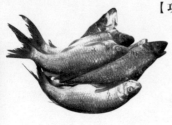

【别名】白脚鲢、鲌鱼等。

【性味】性温，味甘。

【归经】归脾、肺经。

【功效】健脾，利水，温中，益气，通乳，化湿。

宜：肾炎，肝炎，水肿，小便不利者宜食；脾胃气虚，营养不良者宜食。

忌：据前人经验，痈疽疔疮，无名肿毒，瘙痒性皮肤病，目赤肿痛者忌食。红斑狼疮者慎食。

水煮鲢鱼

【配方】鲢鱼800克，豆粉2大匙，盐少许，葱50克，干红辣椒10个，花椒30粒左右，老姜1块，大蒜3头，豆瓣2大匙，老抽2大匙，白糖1匙，油酥辣椒2大匙，盐、汤、花椒粉、味精各适量。

【制作】1.将鱼剖肚，洗净肚里的所有附着物，切小块用豆粉、盐拌匀码味。2.将老姜切片、大蒜切片（也可以压破），豆瓣、老抽、白糖放同一个碗里。3.将干辣椒切段，与花椒放同一个碗里；葱切段。4.锅内放熟油烧到八分热，加入姜片、蒜片、豆瓣、老抽、白糖，用小火慢炒，炒至呈亮色后加入汤或水（水以淹过鱼块为宜）。5.烧沸后改中火熬几分钟，然后倒入鱼块，煮7～8分钟至熟。6.锅内加入油酥辣椒、花椒粉、味精、葱，拌匀起锅即成。

红焖鲢鱼

【配方】鲢鱼1尾(约重750克)，熟猪油1000克(约耗100克)，葱段、姜片、酱油、精盐、味精、醋、水淀粉、香油各适量。

【制作】1.将鲢鱼刮去鳞，除掉鳃，剖腹取出内脏及杂物，剁去嘴尖、鱼鳍及尾鳍，斩下头，一劈为四，鱼身斜刀片成厚约1.5厘米的大片，连同鱼头用水洗净，沥干，加酱油腌渍。2.锅洗净，倒入熟猪油，用中火烧至七八成热时，将腌渍好的鱼块及鱼头逐块放入，炸至金黄色时捞出，控净油分。3.锅内留底油少许，用葱段、姜片爆锅，烹入醋，加酱油、清水、精盐、味精，倒入炸好的鱼块，用旺火烧沸，改用小火焖约10分钟至熟，淋入水淀粉，滴入香油即成。

丝瓜鲢鱼汤

【配方】鲢鱼300克，丝瓜200克，料酒、食盐、葱段、姜片、熟猪油、白糖、胡椒粉各适量。

【制作】1.丝瓜去皮，洗净，切成条。2.鲢鱼去鳞，去鳃，去内脏，洗净，斩成几段，放锅中。3.锅内放入料酒、食盐、葱段、姜片、白糖、熟猪油及适量清水，煮至鱼将熟，加入丝瓜条，再煮至鱼和丝瓜皆熟，拣去葱、姜，用胡椒粉调味即可。

【功效】补中益气，生血丰乳。

【适宜】女子气血两虚而致乳房不丰或产后乳汁不足者宜食。

鲫鱼

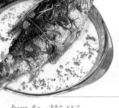
◎鲫鱼蒸蛋

【别名】鲋鱼、福寿鱼。

【性味】性平，味甘。

【归经】归脾、胃、大肠经。

【功效】健脾，益气，利水，通乳。

宜：慢性肾炎水肿，肝硬化腹水，营养不良性浮肿者宜食；孕妇产后乳汁缺少者宜食；脾胃虚弱，饮食不香者宜食；小儿麻疹初期，或麻疹透发不快者宜食；痔疮出血，慢性久痢者宜食。

忌：鲫鱼补虚，诸无所忌。但感冒发热期间不宜多吃。

【按语】据前人经验，鲫鱼不宜和大蒜、砂糖、芥菜、猪肝、鸡肉、野鸡肉、鹿肉以及中药麦冬、厚朴一同食用。

鲫鱼蒸蛋

【配方】鲫鱼1条（约250克），鸡蛋4只，金华火腿蓉半汤匙，葱2条，生抽3/4汤匙，胡椒粉少许，酒、油各适量。

【制作】1.鲫鱼去鳞剖净，用清水洗净后用少许酒略腌。2.鸡蛋打散，加入蛋量一半的水拌匀；葱切丝备用。3.将鲫鱼放入深碟中，倒入蛋液，隔水蒸熟。4.将火腿蓉洒上蛋面，葱丝放在鱼面上。5.烧滚一汤匙油，淋上葱面，加入生抽、胡椒粉调味，即可供食。

【功效】健脾益气。

【适宜】脾胃虚弱，胃纳欠佳者可食用。

鲫鱼羹

【配方】缩砂仁10克，陈皮10克，大鲫鱼500克，大蒜2头，胡椒10克，葱、食盐、酱油、泡辣椒、菜油各适量。

【制作】1.将鲫鱼去鳞、鳃和内脏，洗净；在鲫鱼腹内装入陈皮、缩砂仁、大蒜、胡椒、泡辣椒、葱、食盐、酱油备用。2.锅内放入菜油烧开，将鲫鱼放入锅内煎熟，再加入水适量，炖煮成羹即可。

【功效】醒脾暖胃。

【适宜】脾胃虚寒之慢性腹泻、慢性痢疾等症者宜食。

酸菜鲫鱼汤

【配方】酸菜100克，鲫鱼1条（约400克），豆腐1块，葱、大肉姜、鲜菇少许，盐、鸡粉、麻油、胡椒粉、绍酒、糖、植物油各适量。

【制作】1.将鲫鱼去鳞、开肚、去肠洗净，在鱼身上切花纹，擦上少许盐花略腌；酸菜洗净切丝；大肉姜切指甲片；豆腐切小块待用。2.烧锅落油将鲫鱼煎至两面金黄色，滤去余油，溅酒加入滚水猛火烧煮，将鲜菇、姜片、豆腐倒入锅中煮至汤色奶白。3.原锅倒入瓦煲内，加入酸菜煲15分钟左右，用盐、鸡粉、糖、麻油、胡椒粉调味即可。

【功效】补脾健胃。

【适宜】食欲不振、消化不良、脾虚腹泻等症者宜食。

鲫鱼猪蹄通乳汤

【来源】《药膳汤菜》

【配方】鲫鱼500克，通草20克，猪前蹄1只，料酒、精盐、味精、葱段、姜片、胡椒粉各适量。

【制作】1.猪蹄修整干净，放沸水锅中焯一下，去掉血水，洗净待用；通草洗净；鲫鱼宰杀洗净。2.锅中放适量清水，放进猪蹄煮一段时间，加入鲫鱼、料酒、盐、胡椒粉、葱段、姜片、通草，煮至猪肉、鱼肉熟烂，捞出姜、葱，用味精调味后即成。

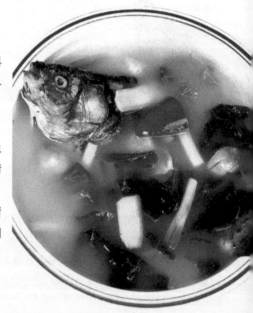

【功效】补中益气、通乳。

【适宜】产后乳汁不下或乳汁不足者宜食。

山药蒸鲫鱼

【来源】《膳食保健》

【配方】鲫鱼1条（约350克），山药100克，葱、姜少许，盐、味精、黄酒适量。

【制作】1.鲫鱼去鳞及肠杂，洗净，用黄酒、盐浸15分钟。2.山药去皮、切片，铺于碗底，把鲫鱼置上，加葱、姜、盐、味精、少许水，蒸30分钟。

【功效】补虚益肾。

【适宜】适用于肾虚体弱，肾炎，遗尿，遗精，尿频，带下等患者宜食。

香菇鲫鱼汤

【配方】鲫鱼2条（约重400克），熟笋片50克，熟火腿片25克，水发香菇25克，料酒、精盐、味精、葱段、姜片、熟鸡油、熟猪油各适量。

【制作】1.将鲫鱼刮洗干净，在鱼两侧斜剞十字刀纹。2.炒锅置旺火上烧热，加入熟猪油，烧至四成热时，将鱼放入，两面略煎后，加料酒、葱、姜、适量清水烧沸，撇去浮沫。3.将锅移至文火上煮到汤色乳白，再移至旺火上，加盐、味精、火腿片、笋片、香菇片烧沸，拣去葱、姜，盛入大汤碗内。将火腿片、香菇片放在鱼身上，淋上熟鸡油即成。

【功效】补益气血，通乳。

【适宜】产后乳汁不下或乳汁较少，体质虚弱，气血不足等病患者宜食。

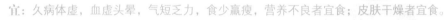

带鱼

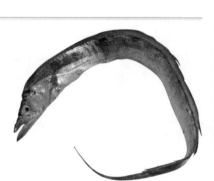

【别名】海刀鱼、裙带鱼。

【性味】性温，味甘。

【归经】归胃经。

【功效】暖胃，泽肤，补气，养血，健美。

宜：久病体虚，血虚头晕，气短乏力，食少羸瘦，营养不良者宜食；皮肤干燥者宜食。

忌：带鱼属动风发物，疥疮、湿疹等皮肤病或皮肤过敏者忌食；癌症患者及红斑狼疮患者忌食；痈疖疔毒和淋巴结核、支气管哮喘者亦忌之。

酸菜带鱼煲

【配方】酸菜丝200克，冰鲜带鱼400克，青椒丝、红椒丝、姜片、炸蒜子、香芹段、冬菇件少许，鸡粉、生抽、鱼露、蚝油、糖、植物油、麻油、食盐各适量。

【制作】1.冰鲜带鱼去肚洗净切方件，洒一点盐腌5分钟后待用。2.烧锅下油将带鱼件炸至金黄色；酸菜丝焯水后加蚝油、生抽略炒待用。3.烧砂锅下油，加入青椒丝、红椒丝、姜片、炸蒜子、香芹段、冬菇件炒香，再加入带鱼件、酸菜丝、少量清水炆煮3分钟左右。4.用鸡粉、生抽、鱼露、蚝油、糖调味，生粉勾芡，淋上麻油即可。

【功效】消食开胃。

【适宜】病后体虚，胃纳不佳者可食。

【贴士】可因各人不同口味，在烹调过程中加入适量辣椒酱，令菜式更加入味。

糖醋带鱼

【配方】带鱼400克，醋100克，白糖175克，酱油10克，精盐3克，清汤300克，姜末、葱末、蒜末各少许，湿淀粉150克，花生油适量。

【制作】1.带鱼去内脏，洗净，切成6厘米长的段，将精盐撒入鱼身内稍腌，并在鱼的全身均匀地涂上一层湿淀粉糊。2.炒锅倒油，旺火烧至七成热，把鱼放入油锅内，炸至鱼全部呈金黄色时取出放入盘内。3.炒锅留油少许，烧至六成热，放入葱、姜、蒜末、醋、酱油，加少许汤，放糖，入味后淋花生油，炒匀即成。

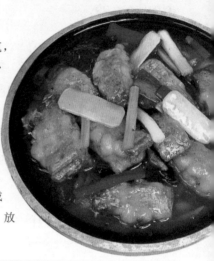

青鱼

【性味】性平，味甘。

【归经】归肝、胃、脾经。

【功效】补气，健脾，养胃，化湿，祛风，利水。

宜：各类水肿，肝炎，肾炎，以及脚气脚弱者宜食；脾胃虚弱，气血不足，营养不良者宜食；高脂血症，高胆固醇血症，动脉硬化者宜食。

忌：青鱼甘平补虚，诸无所忌。但是，用青鱼做成的糟鱼醉鲞，癌症病人，红斑狼疮，淋巴结核，支气管哮喘，痈疖疔疮和皮肤湿疹疥疮瘙痒者忌食之。

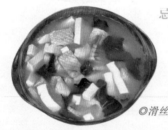

◎滑丝青鱼汤

滑丝青鱼汤

【配方】青鱼约500克，豆腐300克，木耳10克，葱2根，姜5克，精盐、料酒、味精、麻油、清汤、水淀粉适量。

【制作】1.将青鱼斩块，放入碗中，加精盐、料酒拌腌5～10分钟。2.豆腐下沸水锅煮熟捞出切成长条；葱切段；姜切末；木耳洗净。3.锅中加清汤烧开，将姜末、料酒、精盐和腌好的鱼块下锅烧开，加木耳、豆腐、葱，用小火烧6～8分钟，淋上水淀粉，浇上麻油即可。

【功效】补气健脾，养胃利水。

【适宜】脾胃虚弱，气血不足或肾病水肿者可食。

酸甜菊花青鱼

【配方】带皮青鱼肉1段（重约350克），精盐6克，白糖150克，番茄酱100克，香醋7.5克，葱末10克，蒜末10克，干淀粉80克，猪肉汤75克，水淀粉40克，芝麻油10克，熟猪油1500克（约耗200克）。

【制作】1.将鱼皮朝下，用刀斜片至鱼皮，每片4刀切断鱼皮，共切成10块，再将鱼块直割到鱼皮（刀距约0.7厘米，不能破皮），抹上干淀粉，抖去余粉，成菊花鱼生坯。
2.将醋、白糖、精盐、番茄酱、猪肉汤、水淀粉一起放入碗中，搅和成调味料。
3.将锅置旺火上烧热，舀入熟猪油，烧至七成热时，将菊花鱼生坯抖散，皮朝下放入油锅内，炸至黄色时，捞出装盘。4.另取炒锅置旺火上烧热，舀入熟猪油25克，投入葱、蒜末炒香后，倒入调味汁搅匀，再淋入熟猪油15克及芝麻油拌和，浇在菊花鱼上即成。

葱油青鱼

【配方】青鱼净肉150克，蛋清1/2个，糖3克，色拉油3克，绍酒、盐、味精、淡色酱油、葱丝、姜丝、白胡椒粉、淀粉各适量。

【制作】1.将鱼肉斜切成大薄片，漂净、沥干水分，放入盛器内加绍酒、蛋清、盐、味精、淀粉拌和上浆；葱、姜切成细丝待用。2.锅中放清水、葱、姜、绍酒烧沸片刻，捞出葱、姜，投入鱼片烫至熟即刻捞出，装入盘中。3.用淡色酱油、糖、味精加热调制成汁，浇在鱼片上，散上葱、姜丝、少许白胡椒粉，另将色拉油烧热浇上即可。

黄鱼

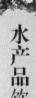

【别名】石首鱼、黄花鱼、江鱼。
【性味】性平，味甘。
【归经】归胃、肾经。
【功效】健脾，益气，开胃。
  宜：头晕，失眠，贫血，以及久病胃虚食减者宜食。
  忌：急慢性皮肤病患者忌食；支气管哮喘，癌症，淋巴结核，红斑狼疮，肾炎，痈疖疔毒，血栓闭塞性脉管炎患者忌食。

雪菜焖烧黄鱼

【配方】大黄鱼1条（约650克），雪菜100克，熟笋片50克，葱结3个，姜片3片，绍酒1汤匙，熟猪油、盐、味精各适量。

【制作】1.将黄鱼剖净，剁去胸鳍、背鳍，鱼身两面划柳叶花刀；将雪菜切成细粒。2.烧热锅，下熟猪油，至七成热时投入姜片、葱结。3.黄鱼用滚水略烫后，推入锅中两面略煎，下绍酒、适量滚水，加盖焖烧约5分钟，见鱼眼珠呈白色，鱼肩略脱，卤汁呈乳白色时，拣去葱、姜，放进笋片、雪菜，加盐、味精调味即可。

【功效】健脾开胃。

【适宜】久病脾胃虚弱，食欲不佳者可食用。

熏烧大黄鱼

【配方】新鲜黄鱼1条约750克，酒1/2汤匙，葱1条、姜2片、白米、茶叶（红茶或龙井）、黄砂糖各1/2杯，生菜叶2张，油、盐各适量。

【制作】1.将黄鱼用盐、酒及拍碎的葱姜混拌擦抹全身，腌约20分钟。2.在锅内将油烧至六成热之后，放入黄鱼用小火慢慢炸熟（即泡熟），约2分钟后，捞出沥干油分。3.姜片炝锅，锅内放入茶叶、白米与黄糖，用小火烧，待各料冒烟时，即架放一块铁丝网在锅中（需刷少许油在网上）。4.将鱼平放在网上，并盖严锅盖，用小火熏烧，大约15分钟，见鱼身已变成茶黄色时即好，将鱼小心移到碟上（碟底铺生菜叶2张，盘边饰蔬菜）即可。

酸甜黄鱼

【配方】新鲜黄鱼1条（750克左右），青豆20克，胡萝卜20克，鲜笋20克，淀粉、白糖、醋、酱油、料酒、葱、花生油各适量。

【制作】1.将黄鱼去鳞，去内脏，去鳃，用清水洗干净，在鱼身两面划上一字花纹，抹上酱油、料酒，腌30分钟。2.将胡萝卜、鲜笋洗净，切成小丁，与青豆一起放入沸水中烫一下，捞出沥干水；葱洗净，切末。3.炒锅上火，放入花生油，待油烧至八成热时，将腌好的黄鱼沥干，放入油锅中，炸至金黄色捞出，控净油，放在盘内。4.另取净锅置火上，倒入花生油，烧熟后放入葱末炝锅，然后倒入开水，加入白糖、醋、胡萝卜丁、笋丁、青豆，用水淀粉勾芡，待芡汁微沸时，离火，把汁浇在鱼身上，即可食用。

蒜瓣烧黄鱼

【配方】黄鱼1条（约500克），大蒜瓣12瓣，葱2根，姜2片，青蒜丝少许，料酒1大匙，酱油3大匙，糖1大匙，醋1大匙，盐1/4茶匙，胡椒粉少许，清水 1/2杯，油、水淀粉适量。

【制作】1.黄鱼洗净，撕除头皮和背鳍，由鳃部掏净内脏，再冲净，然后用纸巾拭干水分。2.锅内放4大匙油，爆香葱、姜至焦黄时捞起，放入剥净外皮的蒜瓣，炸至外皮微黄时捞出。3.将鱼放入锅内两面略煎，再加入料酒、酱油、糖、醋、盐、胡椒粉烧开，蒜瓣回锅，改小火烧10分钟使其入味，中途要翻动鱼身，待汤汁稍收干时淋水淀粉勾芡，撒下青蒜丝即可盛出食用。

鲛鱼

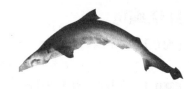

【别名】鲨鱼、鲛鲨、沙鱼。

【性味】性平，味甘咸。

【归经】归脾、肺经。

【功效】滋阴，补血。

宜：气血不足，营养不良，体质虚弱者宜食；各种癌症患者宜食，常人也宜食。

忌：鲛鱼性平补虚，诸无所忌。

鳊鱼

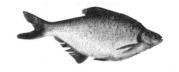

【别名】长春鳊、草鳊、边鱼、鲂鱼。

【性味】性温，味甘。

【功效】补虚，益脾，养血，祛风，健胃。

宜：贫血，体虚，营养不良，不思饮食者宜食。

忌：据前人经验，慢性疾病患者忌食。

榄角蒸鳊鱼

【配方】鳊鱼1条，榄角50克，姜、葱少许，生抽、鸡粉、麻油、胡椒粉、糖、蚝油、植物油各适量。

【制作】1.将鳊鱼宰好，在鱼身上切井字纹；葱切葱花；姜剁成姜末；榄角切碎。2.用榄角碎、姜末及鸡粉、糖、蚝油、麻油调味，放在鳊鱼上，入蒸笼蒸7～8分钟至仅熟，取出加上葱花，溅熟油，最后加入少许生抽、胡椒粉即可。

【贴士】因鳊鱼骨多，所以蒸鱼前在鱼身多切几刀可将鱼的细骨切断。

姜汁焖鳊鱼

【配方】鳊鱼1尾（约重750克），生姜、葱花、精盐、酱油、醋、糖、植物油适量。

【制作】1.鳊鱼去鳞和内脏，洗净，在鱼两边用刀斜划2个X，腹背两面用盐擦一下，放盘内，用重物压上，腌渍约4小时；姜洗净切末。2.将鱼滤去盐水，放在热油锅里面煎至两面金黄色。3.锅内放少许熟油，油热放入大量生姜末、葱花略焖炒，加入酱油、清水少许，盖上盖焖至卤汁将干，放些糖和醋。将鱼翻个身，等卤汁稍收干即成。

【功效】益脾健胃，补虚养血。

【适宜】体虚、贫血者宜食。

红烧鳊鱼

【配方】鳊鱼1条，笋片25克，葱段少许，黄酒15克，红酱油20克，食盐1.5克，味精1.5克，白糖10克，植物油250克，猪油40克，白汤400克，湿淀粉适量。

【制作】1. 鱼体上先抹上少许酱油、黄酒略腌。2. 将洗净的炒锅置旺火上烧至较热，用油滑锅后放入植物油，烧至八成热，推入鳊鱼，晃动炒锅，两面煎至金黄色及皱皮时，把油滗入油器中（留油15克）。3. 锅内加黄酒，加盖略焖，放入酱油、白糖，滚至鱼上色入味，再加入白汤、味精、笋片烧滚，改小火加盖焖熟（鱼塌肩），再回旺火，待滚浓卤汁后用漏勺把鱼轻轻捞出，装在盘中。4. 原锅内淋放少许湿淀粉，拌匀成薄芡，加入沸热猪油25克（事先烧好，保温待用），用手勺多次推拌到芡内包牢，再加入沸猪油15克，推拌到卤内起油泡时放入葱段，出锅浇在整条鱼上面即可。

鲈鱼

【别名】四鳃鱼、花鲈、鲈板。

【性味】性平，味甘。

【归经】归脾、肝、肾经。

【功效】健脾，补气，益肾，安胎。

　宜：贫血头晕，妇女妊娠水肿，胎动不安者宜食。

　忌：据前人经验，皮肤病疮肿患者忌食。

【按语】鲈鱼忌与奶酪同食。

橙汁鲈鱼

【配方】鲈鱼1条，鸡蛋1只，芫荽叶少许，浓缩橙汁、糖、盐、鸡粉、生粉、植物油各适量。

【制作】1. 将鲈鱼宰好，起出2条鱼肉，切成双飞片，把鱼头、鱼尾留起。2. 用盐、鸡粉把鱼头、鱼尾、鱼片略腌，加入鸡蛋、生粉拌匀，再拍匀干粉，用中油温将鱼炸脆，排放鱼形碟上。3. 浓缩橙汁加少许清水、糖、盐调匀，用湿生粉勾薄芡，均匀淋在炸好的鱼上，再放上芫荽叶即可。

【贴士】调橙汁时，加入少许盐，可将橙汁酸味减少（切勿加入鸡粉或味精等调味品，否则会令橙汁变味）。

◎橙汁鲈鱼

清蒸鲈鱼

【配方】鲈鱼1条约600克，蛤仔5粒，猪肉6片，火腿3片，大白菜、盐、味精适量。

【制作】1. 鲈鱼去鳞，剖净，用刀划双面各2刀；大白菜洗净切可；猪肉、火腿均切片；蛤仔洗净备用。2. 大白菜摆放碗内，再放入鲈鱼，然后将蛤仔排放碗边，猪肉及火腿摆在鱼背上。3. 碗内放入盐、味精及适量清水，放锅中隔水蒸7～8分钟即可。

【功效】健脾补气。

【适宜】体虚或贫血而瘦弱者宜食。

芫荽豆腐鲈鱼汤

【配方】鲈鱼1条，豆腐1块，芫荽2棵，大肉姜、鲜菇、葱少许、盐、鸡粉、胡椒粉、麻油、绍酒、植物油各适量。

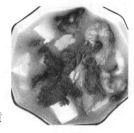

【制作】1.将鲈鱼宰好，去鱼肠、鱼鳃洗净，横切成厚金钱片；豆腐切小方块；芫荽洗净摘叶留头；姜切姜片；葱切葱榄；鲜菇洗净用清水煮透，捞起切片待用。2.用少许盐将鲈鱼擦匀，烧锅落油放入鲈鱼，用慢火煎至鱼身呈金黄色。3.原锅滤去余油，溅绍酒加入清水，猛火烧滚，倒入豆腐、姜片、菇片、葱榄、芫荽梗，用中火将鱼汤滚至奶白，加入盐、鸡粉、胡椒粉、麻油调味，最后放入芫荽叶即可。

【功效】补脾胃、益肝肾。

【适宜】肝肾阴虚所致的口干咽燥、腰膝酸软、神疲乏力等症者宜食。

锅烧鲈鱼

【配方】鲈鱼1条，鸡蛋黄1个，油、香油、料酒、盐、酱油、白糖、葱末、姜末、蒜末、淀粉各适量。

【制作】1.将鲈鱼宰好，划花刀；将蛋黄加盐、淀粉拌匀抹在鱼上。2.将鱼煎至金黄色倒出。3.油锅中放入葱末、姜末、蒜末炸香，再加清汤、料酒、酱油、白糖烧沸，把鱼放入，烧约2分钟，用淀粉调稀勾芡，淋入香油起锅即成。

鲶鱼

【别名】鮧鱼、鲇鱼。

【性味】性温，味甘。

【归经】归胃经。

【功效】补中气，滋阴，开胃，催乳，利小便。

宜：体弱虚损，营养不良，乳汁不足，小便不利，水气浮肿者宜食。

【按语】据前人经验，鲶鱼忌与鹿肉、牛肝、野猪肉、荆芥一同食用。

蒜香鲶鱼

【配方】鲶鱼500克，蒜头1碗，蒜末2小匙，姜末1匙，葱花1匙，辣豆瓣酱2大匙，盐2小匙，糖1匙，味精1小匙，酱油2匙，醋3匙，高汤2碗，太白粉1大匙，油6匙。

【制作】1.将鲶鱼洗净，在背上割4～5刀。2.备好蒜头，油入锅烧热，先将蒜头、蒜末炒香，再加入姜末、辣豆瓣酱、盐、糖、味精、酱油炒匀后，放入鲶鱼、高汤同煮。3.汤滚起后改用小火焖煮10～15分钟。鱼身要翻面，见熟透夹出，在锅中放入葱花、辣油拌炒数下，再用太白粉勾芡，起锅前加点醋，淋浇在鱼身上即可。

鲶鱼海鲜汤

【配方】鲶鱼500克，小杂鱼500克，芹菜125克，青椒125克，蛋黄25克，葱头25克，香菜50克，香叶2片，胡椒10粒，白葡萄酒50克，精盐6克，醋精少许。

【制作】1.将小杂鱼洗净，切为两瓣；葱头洗净，每个切为4瓣；芹菜、香菜洗净切段；青椒切片；鲶鱼洗净切为10块，备用。2.将小杂鱼、鲶鱼块、葱头、芹菜、香菜、胡椒放入锅中，加入适量清水用文火一起煮30分钟，放入青椒煮至微沸即可。3.将蛋黄、醋、酒放在一起拌匀成蛋黄汁。食用时先把蛋黄汁倒入汤盘内，盛汤后搅几下即可食用。

刀鱼

【别名】鲚鱼、凤尾鱼。

【性味】性温，味甘。

【归经】归脾、胃经。

【功效】补气虚，健脾胃。

宜：体弱气虚，营养不良者宜食；儿童宜食。

忌：湿热内盛，或患有疥疮瘙痒者忌食；病人忌食。

蒸五香刀鱼

【配方】刀鱼300克，花生油500克（实耗100克），盐3克，酱油50克，大料1克，五香粉5克，花椒面4克，桂皮1克，料酒25克，葱50克，姜25克。

【制作】1.将鱼鳞、鱼头去掉，开膛取出内脏，用清水洗净，切成块，放盆中，下酱油、盐、花椒面，腌渍片刻，使鱼肉入味。2.锅架火上，放油，烧至七八成热，将腌好的鱼块分散放入速炸，一见炸到鱼皮变黄发挺时迅速捞出，控油后，放入大鱼盘。3.盘内加入料酒、酱油、葱、姜、五香粉、大料、桂皮、味精和肉汤（淹没鱼块），上笼屉用旺火蒸至鱼块酥烂，取出，晾凉食用。

清蒸刀鱼

【配方】刀鱼2条（共重400克左右），熟火腿片5克，笋片25克，水发冬菇4只，生猪板油丁50克，绍酒20克，精盐5克，酱油、葱结、姜片各1克，鸡汤50克。

【制作】1.将刀鱼刮去鱼鳞，用两支竹筷从鱼鳃处插入鱼肚里，卷出内脏和鳃，用清水洗干净。2.将鱼放入八成热的水锅里烫一下捞出，用刀轻轻刮去鱼身上黏液（不要刮破鱼皮），再用清水洗净，用刀在鱼身的2/3处切下鱼尾待用。3.将刀鱼整齐地摆放在汤盆里，鱼上先放笋片铺平，火腿片放在笋片上，再放上冬菇、猪板油丁、葱结、姜片，加盐、酱油、绍酒，隔水蒸7～8分钟即可。

清炸刀鱼

【配方】刀鱼1000克，精白面粉50克，绍酒20克，精盐5克，花生油200克，花椒盐5克。

【制作】1.将刀鱼从口中取出内脏，去净鳃，冲洗干净，加绍酒、精盐腌渍入味。2.炒锅内放入花生油，用中火烧至六成热时，将刀鱼均匀地沾上一层精白面粉，放入油锅中炸至微黄色捞出。3.待油温升高至九成热时，再放入刀鱼复炸，呈金黄色时捞出装盘，外带花椒盐上桌即成。

白鱼

【别名】白扁鱼。

【性味】性平，味甘。

【归经】归脾、胃、肝经。

【功效】开胃，健脾，消食，利水。

宜：营养不良，肾炎水肿，病后体虚，消化不良者宜食。

忌：支气管哮喘者，癌症患者，红斑狼疮者，荨麻疹，淋巴结核以及疮疖患者忌食。

【按语】据前人经验，白鱼不宜和大枣同食。

红烧白鱼

【配方】白鱼500克，植物油10克，酱油及白糖各适量。

【制作】1.白鱼洗净，去内脏，用少许盐腌一下，备用。2.油放锅中，烧至七成热时，下鱼两面稍煎呈黄色，加酱油和白糖烹10分钟，待鱼熟即可出锅。

【功效】健脾开胃。

【适宜】体弱脾虚者宜食。

银鱼

【别名】银条鱼、面条鱼。

【性味】性平，味甘。

【归经】归脾、胃经。

【功效】补虚，养胃，健脾，益气。

宜：体质虚弱，营养不足，消化不良者宜食。

忌：银鱼味美，性味平和，诸无所忌。

芙蓉银鱼

【配方】银鱼200克，鸡蛋清5只，熟火腿15克，青菜丝、水发香菇丝各少许，料酒15克，香油、上汤、盐、味精、熟猪油、生粉各适量。

【制作】1.将银鱼摘去头抽去肠后洗净滤干水，放入滚水锅中氽熟，洗净滤干水待用。2.将鸡蛋清加入适量盐、料酒、味精、水、生粉打成薄粥形，将氽熟的银鱼放入拌匀。3.烧热锅，下熟猪油，烧至四成热时，将蛋糊徐徐倒入油锅中，边倒边用铁勺轻轻搅动，待其上浮溜熟后，倒入漏勺，滤去油。4.原锅置火上，将香菇、火腿、青菜丝倒入，加上汤和适量的酒、盐、味精煮滚，再把溜好的蛋白银鱼倒入烧滚，用生粉水勾芡，淋上香油即可。

【功效】补虚养胃。

【适宜】体质虚弱、消化不良者宜食。

银鱼青豆松

【配方】银鱼干50克，青豆、瘦肉各200克，红萝卜粒2汤匙，酒2汤匙，姜粒1/2汤匙，生粉、生抽各1/2汤匙，盐、糖各3/4汤匙，油2汤匙，麻油、胡椒粉各少许，清水2汤匙。

【制作】1.银鱼洗净，用清水浸20分钟，沥干水分，放入油中炸脆。2.青豆洗净切粒。3.瘦肉切幼粒，加入生粉、生抽、盐、糖、麻油、胡椒粉拌匀。4.烧热锅，下油1汤匙，爆香姜粒，放入青豆、红萝卜炒熟，加入瘦肉，溅酒，下芡汁料兜匀上碟，再放上银鱼即成。

银鱼炒鸡蛋

【配方】银鱼60克，鸡蛋2只，葱2条，姜1片，姜汁酒1/2汤匙，精盐、鸡粉、油各适量。

【制作】1.银鱼洗净，晾干水分，用姜汁酒拌匀。2.鸡蛋去壳盛入碗内，加入精盐、鸡粉，打散备用。3.葱切段，姜切丝。4.烧锅下油，爆香姜丝、葱段，加入银鱼炒透；再加入蛋浆，顺一个方向快速炒动，炒熟上碟。

【功效】滋阴养血，健胃益肺。

【适宜】阴虚内热或肺结核病人康复期可食用。

◎银鱼花生

银鱼花生

【配方】银鱼200克，熟花生200克，辣椒1只，葱1条，油适量。

【制作】1.将熟花生去皮；辣椒切环片；葱切粒。2.烧热锅，加适量油，倒入银鱼炸酥即捞起。3.锅内留适量余油，炒香葱、辣椒，倒入花生和银鱼拌炒后盛碟即可。

鲩鱼

【别名】草鱼、混子。

【性味】性温，味甘。

【归经】归脾、胃经。

【功效】暖胃，补虚。

宜：体虚胃弱及营养不良者宜食。

忌：据前人经验，痈疖疔疮患者忌食。

水产品饮食宜忌

红焖鲩鱼

【配方】鲩鱼1条，瘦肉50克，湿冬菇、蒜蓉、姜丝、葱丝、绍酒、生粉、胡椒粉、老抽、生抽、麻油、食盐各适量。

【制作】1.先将鲩鱼洗净斩块，拌入精盐、生粉；瘦肉切成丝备用。2.起锅下油，放入鱼块，炸透取出，待用。3.将姜丝、蒜蓉爆香，注入绍酒，加入老抽、生抽、瘦肉丝、冬菇丝、精盐、适量清水，武火烧锅。4.用湿生粉打芡，拌入胡椒粉、鱼块、麻油，捞起上碟，撒上葱丝即可。

【功效】养胃补虚。

【适宜】体虚胃弱，气血不足者宜食。

【贴士】这款菜含有丰富的蛋白质和脂肪、钙、铁、维生素E和锌。

冬菜蒸鲩鱼

【配方】鲩鱼半条，冬菜100克，姜、葱少许，生抽、鸡粉、糖、胡椒粉、植物油、麻油各适量。

【制作】1.将鲩鱼宰好洗净，沥干水分；冬菜洗净，浸泡一会，用鸡粉、糖、麻油调味待用；姜、葱切丝。2.将鲩鱼放于碟中，在鱼上先擦上胡椒粉，再放上冬菜、姜丝，上蒸笼蒸10分钟至熟，取出，放葱丝、姜丝，落生抽，淋滚油即可。

【贴士】蒸鱼要掌握好时间火候，不宜过长。

番茄煮鲩鱼

【配方】鲩鱼肉500克，番茄500克，姜1片（拍烂），葱2条（切碎），茄汁3汤匙，盐、油、糖、生粉、胡椒粉适量。

【制作】1.鲩鱼肉用适量胡椒粉、盐腌30分钟，沾上少许生粉煎至两面金黄色上碟。2.番茄切件去核，下油爆番茄，加入适量清水煮烩，下茄汁及盐、糖再煮片刻，用生粉水埋芡，下葱炒匀，铲起放在鱼上。

【贴士】煎鲩鱼的火不要过猛，以免焦糊。番茄不要煮得过烩，适当加些糖以降低酸度，味道会更好。

鲩鱼冬瓜汤

【配方】冬瓜500克，鲩鱼250克(选用尾部较好的)，素油、食盐、葱、姜、味精各适量。

【制作】1.将冬瓜去皮后切成片备用。2.鲩鱼去鳃、鳞及内脏后洗净，放入素油内煎至金黄色，再与冬瓜一起放入清水中，加入葱、姜，煲至鱼肉熟烂。3.再加入食盐、味精各少许，调味服食。

【功效】清热解暑。

【适宜】适宜暑天食用。

鲤鱼

【别名】赤鲤、黄鲤、白鲤。

【性味】性平，味甘。

【归经】归脾、肾经。

【功效】滋补，健胃，利水，催乳。

宜：肾炎水肿，黄疸肝炎，肝硬化腹水，心脏性水肿，营养不良性水肿，脚气浮肿者宜食；妇女妊娠水肿，胎动不安，产后乳汁缺少者宜食；咳喘者宜食。

忌：根据民间经验，鲤鱼为发物，鲤鱼两侧各有一条如同细线的筋，剖洗时应抽出去掉。恶性肿瘤，淋巴结核，红斑狼疮，支气管哮喘，小儿疳腮，血栓闭塞性脉管炎，痈疽疔疮，荨麻疹，皮肤湿疹等疾病患者均忌。

【按语】据前人经验，鲤鱼忌与绿豆、狗肉一起食用。

鲤鱼红豆汤

【配方】鲤鱼1条（约重500克），红豆100克，猪脹100克，陈皮、姜、盐、味精少许。

【制作】1.将鲤鱼去鳞和内脏，并在头颈之间部位挑去白筋，猛火烧锅下油，放入鲤鱼，稍煎香铲起待用。2.将红豆、姜、陈皮下锅，约煲1小时，然后放入鲤鱼和猪脹一起再煲20分钟，加入盐、味精等调味料，捞起鲤鱼、红豆、猪脹等材料，吃菜喝汤，鲜美可口。

【功效】健脾去湿。

【适宜】慢性肾炎水肿或妇女产后乳汁不足者饮用。

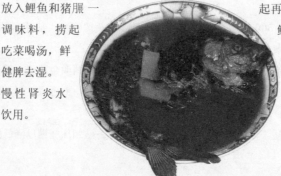

糖醋鲤鱼

【配方】鲤鱼1条，油、酱油、精盐、味精、料酒、醋、白糖、湿淀粉各适量。

【制作】1.在鱼背上切两条3厘米的口，将精盐、料酒撒入其中稍腌。2.将酱油、精盐、味精、料酒、醋、白糖兑成芡汁。3.在刀口处撒上湿淀粉后在七成热的油中炸至外皮变硬，改微火浸炸3分钟，再用火炸至金黄色捞出摆盘，用手将鱼捏松。4.将葱姜蒜放入锅中炸出香味后倒入兑好的芡汁，起泡时用炸鱼的沸油冲入汁中，略炒后迅速浇到鱼上即可。

五香鲤鱼

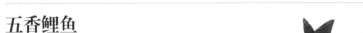

◎八角

【配方】取鲤鱼中段500克，细盐、酱油、料酒、白糖、生姜、葱白、八角、桂皮、五香粉、花生油各适量。

【制作】1.将鲤鱼中段洗净，沥干水分，放砧板上，用刀批成约1厘米厚的鱼块摆放于盘内，放入盐、料酒、酱油拌匀，腌渍30分钟。2.锅置火上，放入花生油，油烧至六成热时将鱼块逐个放入锅中，炸至棕黄色起壳时，用漏勺捞出鱼块，锅离火，去剩余花生油。3.再起热油锅，放入葱段、生姜片、八角、桂皮，略煎出香味时即倒入已炸好的鱼块，加水漫过鱼面，再加酱油、白糖、料酒，旺火煮沸后改文火煮，使鱼入味，再用旺火收干卤汁，撒上五香粉，整齐地摆在盘内即成。

【功效】补中益气，利水通乳。

【适宜】贫血、肾炎水肿或妇女产后乳汁不足者宜食。

花粉赤豆鲤鱼汤

【配方】天花粉30克，赤小豆50克，鲤鱼1条（约500克），生姜2片，精盐少许。

【制作】1.将赤小豆洗净，用温开水浸泡；鲤鱼宰杀，去鳞、鳃及内脏。2.汤锅加水后，置火上烧沸，加入赤小豆、天花粉，中火煮30分钟，再放入鲤鱼、生姜，改用小火煮40分钟，待赤小豆、鲤鱼熟烂，加精盐调味即可。

【功效】利尿消肿，生津清热，健脾，降血糖。

【适宜】肾炎水肿或糖尿病者可食用。

【按语】赤小豆和鲤鱼都有利水消肿的作用，可治疗心性、肾性水肿、肝硬化腹水等水肿症状，与有降血糖作用的天花粉煲汤，适合糖尿病合并肾病、水肿患者食用。

鲳鱼

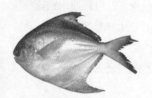

【别名】白鲳、叉片鱼、银鲳。

【性味】性平，味甘。

【归经】归胃、肾经。

【功效】补血，健胃，益气。

宜：体质虚弱，脾胃气虚，营养不良者宜食。

忌：瘙痒性皮肤病患者忌食。据前人经验，鲳鱼属海鲜"发物"，有病之人忌食之。

一品鲳鱼

【配方】鲳鱼1条（约600克），上汤、酱油、绍酒各1汤匙，糖、香醋各1汤匙，咖喱粉、胡椒粉各少许，香油、生粉、蒜蓉各适量。

【制作】1.将鲳鱼去内脏洗净，鱼身两侧头尾各划一个十字刀，中间横划一刀，用酱油、绍酒略腌，再沾上生粉。2.烧热锅，下油，至八成热时，将全条鲳鱼下锅炸至金黄色时倒进漏勺滤去油。3.锅内留适量油，下蒜蓉煸香，再加入上汤、酱油、糖、咖喱粉、胡椒粉、香油、醋、绍酒，煮滚后倒进鲳鱼，煨至汁黏将干时起锅装在碟中即可。

椒盐鲳鱼

【配方】鲳鱼1条（约500克），油、酒、盐、姜片、葱末等适量。

【制作】1.鲳鱼洗净、擦干水，两面切刀纹，抹盐、酒，并在肚内填入姜片，在冰箱放1小时左右至入味。2.将鱼放入热油锅，煎至两面焦黄，盛起，撒上葱末，浇上热油即可。

【适宜】体质虚弱，脾胃气虚者可食用。

◎椒盐鲳鱼

鲻鱼

【别名】马鱼、白眼、梭鱼。

【性味】性平，味甘咸。

【归经】归胃、脾经。

【功效】补虚弱，健脾胃。

宜：体质虚弱，营养不良，脾胃气虚，饮食不香者宜食。

忌：鲻鱼性平，诸无所忌。

清蒸鲻鱼

【配方】鲻鱼1条，姜片10克，熟火腿15克，精盐5克，熟春笋15克，绍酒5克，水发香菇15克，冰糖10克，熟猪油15克，葱25克。

【制作】1.将熟火腿、熟春笋切成片；葱切成段。2.将鲻鱼去鳞，剖洗干净，斩去头尾，取用鱼的中段，在背脊肉上剞成网纹。3.将火腿片、香菇、春笋片、葱段均摆在鱼上面，加入绍酒、冰糖和精盐，上笼用旺火蒸约10分钟取出，拣去姜片、葱段，淋上熟猪油即成。

焖煮鲻鱼

【配方】鲻鱼1条（约500克），蘑菇15克，猪肉50克，罐头竹笋15克，花生油60克，料酒15克，酱油20克，味精3克，鸡汤300毫升，精盐3克，大葱25克，生姜5克，大蒜3克，辣椒油0.5克。

【制作】1.将鱼去鳃和内脏，洗净，在鱼身两侧剞斜刀。2.猪肉去筋膜，洗净，与竹笋和蘑菇切丝；大葱去皮，洗净，切3厘米长的段；生姜、大蒜去皮，洗净，均切片。3.把鱼身两侧抹上酱油，腌渍入味。4.炒锅烧热放入花生油，烧至八九成热时，放入腌渍入味的鲻鱼，炸至两面呈金黄色，捞出，控油。5.锅内留油，烧至五成热，放入猪肉丝翻炒几下，加入竹笋丝、蘑菇丝、料酒、酱油、味精、鸡汤、盐、葱段、生姜片、大蒜片略滚；放入炸过的鱼，旺火烧开，改小火焖至汤浓稠时拣去葱、姜、蒜，淋上几滴辣椒油即可。

酱汁鲻鱼

【配方】鲻鱼1条（约500克），料酒15克，豆油175克，酱油10克，大酱15克，盐适量，白糖25克，味精2.5克，淀粉15克，鸡汤250毫升，葱10克，姜5克，大蒜7克，大料（八角）5克，芝麻油5克。

【制作】1.将鲻鱼洗净，去鳞、鳃、内脏，冲洗干净，在鱼身两侧每隔1.5厘米剞斜刀；大蒜去皮，葱去皮，生姜去皮，均洗净，切片。2.再将鱼身抹上酱油，腌渍片刻，入味。3.平底锅烧热，倒入豆油，待五成热时，放入腌渍入味的鲻鱼煎炸，煎成两面呈金黄色时铲出，控油。4.炒锅烧热，倒入熟豆油，烧热，放入葱、姜、蒜烹锅，投入大酱翻炒，炒出酱香味时放鱼，烹入料酒、酱油、盐、糖、味精、大料和鸡汤，旺火烧开后改小火煨炖，待汤汁余下很少时，拣去葱、姜、蒜和大料，调好味，把鱼盛入鱼盘中。5.再将汁加热，加淀粉勾芡，将芡汁和芝麻油浇在鲻鱼上即可。

鳙鱼

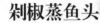

【别名】黑鲢、花鲢、包头鱼。

【性味】性温，味甘。

【归经】归胃经。

【功效】补虚弱，暖脾胃。

宜：体质虚弱，脾胃虚寒，营养不良者宜食。

忌：瘙痒性皮肤病患者忌食。

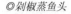

◎剁椒蒸鱼头

剁椒蒸鱼头

【配方】胖头鱼（花鲢）头1个，剁辣椒酱、盐、鸡粉、胡椒粉、猪油各适量，葱丝、姜丝少许。

【制作】1.将鱼头清洗干净，用刀劈成两瓣；将鸡粉加少量水兑成汤。2.鱼头抹上猪油、剁辣椒酱、盐、胡椒粉，掺入汤，撒上葱丝、姜丝，用旺火蒸15分钟即可。

【贴士】剁辣椒酱的好坏与此菜味道有直接关系。要选用正宗的"湖南剁辣椒酱"。

鳙鱼头煲

【配方】大鲜鳙鱼头750克，熟猪油75克，绍酒50克，猪肉100克，精盐7克，净冬笋50克，味精1.5克，水发冬菇50克，鸡汤500克，豆腐4块，姜15克，胡椒粉1克，鸡油15克，葱15克。

【制作】1.将鱼头去掉鳞、鳃，洗净后用绍酒、精盐腌约30分钟，取出洗净滤干。2.将猪肉、冬笋切成薄片；冬菇去蒂，切小块；葱白切段，余下葱和姜拍破；豆腐切4厘米长、2厘米宽的条，盛入盘中。3.炒锅置中火，放入猪油，烧至六成热，将鱼头下锅煎至两面金黄，再下葱、姜、冬笋片、猪肉片、冬菇、鸡汤、精盐烧开，撇去泡沫，倒入砂锅内煮10分钟。4.锅内放入葱段、味精、鸡油，置小火炉上，下入豆腐即成。

鲮鱼

【别名】雪鲮、土鲮鱼、鲮鱼。

【性味】性平，味甘。

【归经】归胃、膀胱经。

【功效】益气血，健筋骨，通小便。

宜：体质虚弱，气血不足，营养不良者宜食；膀胱热结，小便不利，肝硬化腹水，营养不良性水肿者宜食。

忌：鲮鱼性平，诸无所忌。

豆豉鲮鱼炒油麦菜

【配方】豆豉鲮鱼1罐，油麦菜600克，蒜头少许，蚝油、生抽、鸡粉、麻油、湿生粉、植物油各适量。

【制作】1.将油麦菜洗净，由中间切断；蒜头略拍一下待用。2.烧锅落油，将蒜头爆香，加入豆豉鲮鱼、油麦菜翻炒，用蚝油、生抽、鸡粉、麻油调味，用湿生粉勾芡即可。

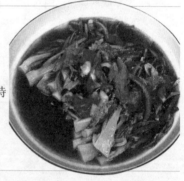

豉油金菇蒸鲮鱼

【配方】鲜金针菇100克，鲮鱼1条（约600克），豆豉、蒜头、辣椒少许，蚝油、麻油、胡椒粉、鸡粉、老抽、葱、植物油各适量。

【制作】1.将鲮鱼剖好，在鱼身上切井字花待用；将金针菇切头，用开水烫过沥干水分；豆豉略剁几刀；蒜头剁成蒜蓉；辣椒切椒粒；葱切成葱花。2.将胡椒粉撒上鱼身，放上金针菇，再将碎豆豉加蒜蓉、椒粒，用蚝油、鸡粉、麻油调味，老抽调色，然后均匀撒在鱼身和金针菇上，放入蒸笼内蒸8分钟至熟，撒上葱花，溅热油即可。

【特点】浓郁中带淡鲜，别具风味。

粉葛鲮鱼汤

【配方】 粉葛200克，鲮鱼1条（约450克），大肉姜、陈皮少许，盐、鸡粉、胡椒粉、麻油、绍酒、植物油各适量。

【制作】 1.粉葛去皮洗净切日字件；鲮鱼宰好去鱼肠、鱼鳃洗净；陈皮洗净浸软；大肉姜略拍待用。2.用少许盐将鲮鱼两边擦匀，烧锅落油，将鲮鱼煎至两面金黄色。3.原锅滤去余油，溅绍酒加入清水猛火烧滚，放入粉葛、姜、陈皮，将鱼汤烧滚。4.原锅倒入瓦汤煲内，猛火烧滚后改用慢火煲1小时左右，用盐、鸡粉、胡椒粉、麻油调味即可。

【功效】 粉葛能解肌退热，生津止渴，透疹；鲮鱼能利水消肿，补中益气，活血祛瘀。两者合用，共奏补中益气、生津止渴之功。

【适宜】 外感发热康复期或春夏湿热天气所致胸闷、胃口差者可食用。

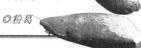

◎粉葛

鳟鱼

【别名】 赤眼鱼。

【性味】 性温，味甘。

【归经】 归胃经。

【功效】 补虚，暖胃，健脾。

宜： 体质衰弱，气血不足，脾胃虚寒，营养不良者宜食。

忌： 据前人经验，瘙痒性皮肤疾患者忌食。

鳟鱼蔬菜汤

【配方】 鳟鱼600克，西芹、甘笋各100克，葱2条，金针菇1束，蒜头1瓣，柠檬1片（挤汁），牛油1汤匙，上汤3杯，盐3/4汤匙，胡椒粉少许。

【制作】 1.鳟鱼切大件，洗净抹干，加盐、胡椒粉拌匀。2.西芹去筋，甘笋去皮，分别切5厘米长条；葱切段；金针菇切去根部，洗净；蒜头去衣，拍扁。3.煮热牛油，下蒜炒至香，去掉蒜头，排入鳟鱼块，煎至两面焦黄色，取出。4.原锅放入西芹、甘笋、葱段炒匀，注入上汤，下鳟鱼，煮至滚，挤下柠檬汁，上盖焗煮约7分钟，下盐、胡椒粉调味，加入金针菇再煮3分钟即成。

95

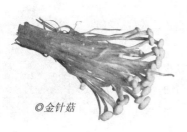

◎金针菇

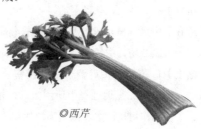

◎西芹

菠萝茄汁鳟鱼块

【配方】鳟鱼肉400克，菠萝数片，番薯粉适量，盐1/2汤匙，酒1汤匙，番茄酱4汤匙，糖1汤匙，油适量。

【制作】1.鱼肉切小块，用盐、酒腌半小时，再沾裹番薯粉入油以中火炸黄捞出。2.余油留底，放入菠萝片略炒，用盐、酒、番茄酱、糖调味，倒入鱼块拌匀即可。

鳝鱼

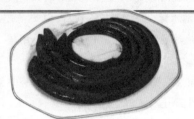

【别名】黄鳝、长鱼。

【性味】性温，味甘。

【归经】归肝、肾经。

【功效】补虚损，强筋骨，祛风湿。

宜：身体虚弱，气血不足，营养不良者宜食；气虚之脱肛，子宫脱垂，妇女劳伤，内痔出血者宜食；风湿痹痛，四肢酸疼无力者宜食；糖尿病患者宜食；高脂血症、冠心病、动脉硬化者宜食。

忌：黄鳝动风，瘙痒性皮肤病患者忌食；有痼疾宿病者，如支气管哮喘、淋巴结核、癌症、红斑狼疮等患者应谨慎食用。

支竹黄鳝煲

【配方】干支竹100克，宰好黄鳝200克，炸蒜子、冬菇件、姜片、青椒件、红椒件、葱段、香芹少许，鸡粉、蚝油、生抽、老抽、上汤、食糖、植物油、麻油、绍酒、生粉各适量。

【制作】1.干支竹用清水浸泡3小时后取出切段，宰好黄鳝洗净切段备用。2.烧锅加水放入黄鳝段焯一下捞起，将水倒掉，重新烧锅下油将黄鳝段过一下油捞起待用。3.烧砂锅落油，加入炸蒜子、冬菇件、姜片、香芹、青椒件、红椒件、葱段，溅绍酒爆香，再加入黄鳝、支竹同炒。4.锅内加入适量上汤，用鸡粉、蚝油、生抽、食糖调味，老抽调色，用生粉勾芡略煮，最后加入几滴麻油增加香味即可。

【功效】补血益气，祛风湿通络。

【适宜】中风偏瘫，风湿痹病，四肢酸痛无力者可食用，或气血不足之劳伤，中气不足之脱肛均可食用。

【贴士】1.黄鳝购买后请鱼档师傅宰杀干净，将减少很多制作麻烦。2.烹调过程中所用上汤即用骨头慢火煮的骨汤，家庭制作可用清水加浓缩汤汁代替。

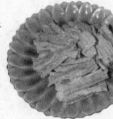

◎支竹

豉椒炒鳝片

【配方】黄鳝600克，青红圆椒各100克，姜、葱、蒜头、
豆豉少许，盐、鸡粉、老抽、麻油、胡椒粉、绍
酒、湿生粉各适量。

【制作】1.黄鳝劏好，去中骨，切成鳝片，洗净。2.青红
圆椒洗净，切成圆椒角；姜切指甲片；葱切
段；蒜头剁蓉。3.将黄鳝片飞水至七成熟，再
起锅落油，将姜片、葱段、蒜头、豆豉爆香，
加入圆椒角爆炒，再加入黄鳝片拌炒，溅酒，用
盐、胡椒粉、鸡粉调味，老抽调色，淋入麻油用湿
生粉勾芡即可。

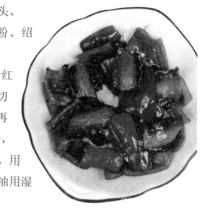

干煸鳝鱼丝

【配方】鳝鱼肉250克，芹菜100克，姜丝15克，郫县豆瓣酱25克，花椒粉、川盐各1克，酱
油、香油各10克，油150克。

【制作】1.将鳝鱼切成细丝，芹菜切成段。2.锅中加油烧热，将鳝丝下锅炒散，加盐、姜丝
继续煸炒，将熟时加豆瓣酱炒散炒香，再加酱油、香油、芹菜拌炒至熟，撒上花椒
粉即可。

麻辣鳝片

【配方】鳝鱼300克，大蒜片2汤匙，酱油2汤匙，辣豆瓣酱1/2汤匙，青、红辣椒各2只，花椒粒
1汤匙，葱段2汤匙，姜片15小片，酒1/2汤匙，糖1汤匙，生粉2汤匙，醋1汤匙。

【制作】1.鳝鱼劏好后，剔除大骨并切除头及尾尖（只取用鳝背部分），全部切成1.5寸长段，
用酱油及生粉拌匀。2.青红椒分别去籽切成四方块，备用。3.用酒、酱油、糖、生
粉、醋制成调味料。4.烧热油锅，放入鳝鱼炸20秒钟，再加入青椒一起泡5秒钟，
全部捞出滤干。5.用3汤匙油爆香花椒粒、葱段、姜片、蒜片、红辣椒段及辣豆瓣
酱，然后落鳝鱼，随即将综合调味料倒下，用大火快炒拌合均匀即可。

鳜鱼

【别名】鲈鱼。

【性味】性平，味甘。

【归经】归脾、胃经。

【功效】补气血，益脾胃。

宜：体质衰弱，虚劳羸瘦，脾胃气虚，饮食不香，营养不良者宜食。

忌：鳜鱼性平补虚，诸无所忌。

清蒸油淋鳜鱼

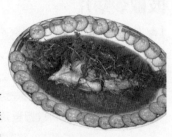

【配方】鳜鱼1条（约600克），葱2根，姜1小段，生抽2
汤匙，老抽、糖各1汤匙，水小半碗，油、麻油、
胡椒粉各少许。

【制作】1.鳜鱼刲好洗净抹干水分，内外均抹上盐腌10分
钟；葱、姜均切丝。2.用生抽、老抽、糖、水、麻
油及胡椒粉做成调料。3.鳜鱼放入碟中蒸8分钟熟
后取出，沥干汁液。4.热锅下油烧热，放入葱姜丝爆香，倒入芡汁煮沸后，淋在鳜
鱼上即可。

醋烧鳜鱼羹

【配方】鳜鱼1条（约600克），海参、熟火腿、冬笋各100克，鸡蛋清1个，香菜少许，香
醋、料酒、盐、白胡椒粉、水淀粉、鸡精、葱、食用油各适量。

【制作】1.将鳜鱼去骨去刺取肉切成条，放入器皿中加入盐、淀粉、少许蛋清上浆入味；将
鱼头、鱼骨放入蒸锅中煮熟，汤留用。2.将冬笋、海参、火腿切成丝，分别倒入开
水中焯一下捞出沥干水分；葱、香菜洗净切成丝。3.坐锅点火，放油，油至5成热
时放入鱼丝，至鱼身白时捞出沥干油装入盘中；再将鱼汤放入锅中，开锅后加入海
参丝、冬笋丝、火腿丝、鱼条、料酒、鸡精、白胡椒粉、淀粉、盐、葱末、香菜
末，出锅后点入醋即可。

黄骨鱼

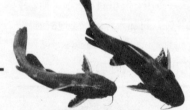

【别名】黄颡鱼、黄刺鱼、昂刺。

【性味】性平，味甘。

【归经】归脾、胃经。

【功效】利小便，消水肿，发痘疹，醒酒。

宜：肝硬化腹水、肾炎水肿、脚气水肿以及营养不良性水
肿者宜食；小儿痘疹初期宜食。

忌：据前人经验，因黄骨鱼为发物食品，故有痼疾宿病
者，如支气管哮喘、淋巴结核、癌肿、红斑狼疮以
及顽固瘙痒性皮肤病患者忌食或谨慎食用。

【按语】黄骨鱼忌与中药荆芥同食。

豆豉蒸黄骨鱼

【配方】黄骨鱼5～6条，豆豉若干，姜、酱油、香油各适量。

【制作】1.黄骨鱼宰好洗净，沥干水；姜洗净切丝。2.黄骨鱼摆放于盘中，撒上豆豉、姜
丝、酱油，待蒸锅水沸，即放上蒸约10分钟，淋上香油即成。

芫荽黄骨鱼豆腐汤

【配方】黄骨鱼5～6条，豆腐1～2块，芫荽2棵，姜、盐、胡椒粉、麻油各适量。

【制作】1.黄骨鱼剖好洗净；豆腐切小块；芫荽拣洗净；姜洗净切片。2.锅中烧沸适量清水，放入黄骨鱼、豆腐、姜，武火烧沸后，再用文火煮约30分钟，放入芫荽，加盐、胡椒粉、麻油调味即可。

【功效】利小便，消水肿。

【适宜】肾炎水肿者宜食。

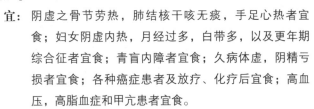

◎芫荽

鲍鱼

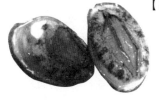

【别名】鳆鱼、石决明肉、明目鱼。

【性味】性平，味甘咸。

【归经】归肝、肾经。

【功效】滋阴，清热，益精，明目。

宜：阴虚之骨节劳热，肺结核干咳无痰，手足心热者宜食；妇女阴虚内热，月经过多，白带多，以及更年期综合征者宜食；青盲内障者宜食；久病体虚，阴精亏损者宜食；各种癌症患者及放疗、化疗后宜食；高血压，高脂血症和甲亢患者宜食。

忌：年老胃弱者或产后病后忌食其肉，宜饮其汤，因鲍鱼肉难消化。

黑枣鲍鱼

【配方】鲍鱼4个，黑枣12个，当归3片，黄芪20片，盐、水各适量。

【制作】1.将鲍鱼洗净。2.在煲内放5碗水，放入鲍鱼和黑枣、当归、黄芪，煮滚后用小火焖煮30分钟，下盐调味，取出鲍鱼切块。3.把鲍鱼放入深碟，加入黑枣，倒入汤汁即可。

鲍鱼节瓜盅

【配方】鲍鱼2个，鲜虾仁、鲜菇、鸡肉少许，节瓜1个，姜丝、精盐、生油适量。

【制作】1.将已浸透之鲍鱼切成小粒；鸡肉、鲜虾仁、鲜菇切粒状。2.把节瓜切成两截，轻挖瓜瓤，把鲍鱼粒、鸡肉、鲜虾仁、鲜菇放入已挖空之节瓜段内，隔水炖40分钟，原盅上菜。

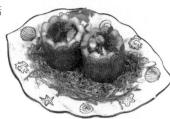

【适宜】高血压、高脂血症者可食用。

竹笋鲍鱼汤

【配方】鲍鱼50克，竹笋15克，豌豆苗50克，料酒、精盐、味精、胡椒粉、高汤各适量。

【制作】1.将竹笋放盆内，用温水泡软，轻轻搓洗几次，洗净泥沙，切成长条，放入沸水锅内稍烫，捞入凉水中；鲍鱼切成薄片，入沸水锅中烫一下，然后取出；豌豆苗洗净。2.在锅内放入高汤，烧开，将竹笋和鲍鱼片入汤盅中，用文火煮至鲍鱼片熟软，加入豌豆苗煮熟。3.撇去汤中浮沫，加入精盐、味精、料酒、胡椒粉调味即可。

【功效】平肝降压。

【适宜】高血压、高血脂和甲亢者宜食。

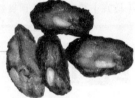

 ◎蚝油

蚝油大鲍片

【配方】鲍鱼3个，莴笋头15棵，蹄膀1只，白糖少许，黄酒适量，酱油少许，蚝油2匙。

【制作】1.鲍鱼1只装1碗，每碗加水浸两三天，涨发后取出鲍鱼，洗净皮面灰沙，撕去头上沙块。2.把每碗水内的污汁撇清，仍将鲍鱼照原样放入碗内，上笼蒸熟，取出切片，合放在一个碗内。3.把蹄膀拆骨洗净，加酒、糖、酱油，用温火炖出嫩黄色的汁，肉不要，将汁同蚝油一起浇在鲍鱼片上。4.将莴笋头蒸熟，镶在鲍鱼旁边。

鳗鱼

【别名】白鳝、鳗鲡。

【性味】性平，味甘。

【归经】归肝、胃经。

【功效】补虚，养血，抗痨。

宜：体虚衰弱，贫血，尤其是肺结核，淋巴结核，肺痨潮热，小儿疳痨患者宜食；痔疮痔漏者宜食；脚气病人宜食；腰酸痛者宜食；夜盲症患者宜食；小儿疳眼（角膜软化症）者宜食；神经衰弱者宜食；维生素A缺乏者宜食。

忌：风寒感冒发烧期间忌食；病后脾肾虚弱、痰多、泄泻者忌食；孕妇及高脂血症和肥胖者亦当忌食。有痼疾宿病者，如支气管哮喘、皮肤瘙痒症、癌症、红斑狼疮等，应谨慎食用。妇女怀孕期间忌食。

【按语】鳗鱼忌与白果同食。

南乳蒜香白鳝球

【配方】白鳝1条（约500克），南乳两块，蒜蓉20克，绍酒2.5克，味精1克，麻油10克，鸡蛋1个，生粉100克，胡椒粉0.5克，生油适量。

【制作】1.先将白鳝宰杀，去掉黏液，洗净用干净布抹干，起肉，再将鱼肉用花刀法片后改成鳝球状待用。2.将南乳、酒、味精、胡椒粉、麻油一起搅匀后，把鳝球放入，腌制约5分钟，再拌入蛋白、生粉待用。3.将锅烧热，先放入少许生油，把蒜蓉放入炒至成蒜蓉油，盛起待用。4.将油锅洗净烧热，倒入生油，候油温热至180℃～200℃时，把鳝球放入油锅炸至熟透，盛在盘间，再把蒜蓉油淋上即成。

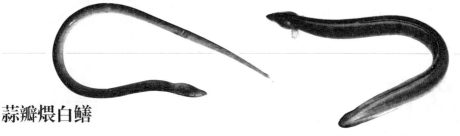

蒜瓣煨白鳝

【配方】活白鳝1000克，胡椒粉1克，肥膘肉250克，蒜瓣100克，冰糖25克，酱油50克，绍酒25克，葱白15克，精盐1克，姜片少许，芝麻油5克，醋50克，熟猪油50克。

【制作】1.将白鳝去掉头，鱼身用七成热的水烫一下，用筷子从切口处插入绞出肠肚后洗净，剪掉须边，再清洗一次，放在砧板上切成筒状，洗净盛入盘中待用。2.将肥膘肉切成长条。3.取大瓦钵1只，用竹箅子垫底，将肥膘肉条平放在竹箅子上，依次放入大蒜瓣、葱结、姜片、白鳝、酱油、绍酒、醋、精盐、冰糖、熟猪油，再加冷水500克，上面用瓷盘盖好，置旺火烧开，移到小火上煨30分钟离火。4.将白鳝盛入盘中，整齐排好，去掉葱、姜和肥膘肉条，将瓦钵内的原汁烧开成浓汁，撒上胡椒粉，淋入芝麻油，浇在白鳝上即成。

泡椒蒸河鳗

【配方】河鳗1条（约500克），酱油1大匙，上汤1杯，泡红椒5只，糖1小匙，大蒜粒20粒，辣豆瓣酱1/2大匙，酒1大匙，生粉、油、盐、香油各适量。

【制作】1.将水烧滚后加入1杯冷水，将处理好之鳗鱼下锅烫5秒钟，见外层变白即取出，用棕刷子或丝瓜布搓刷，将白色粉状之鱼鳞洗净，切成2寸长段状，沾上生粉，用热油炸30秒钟后捞出。2.取一只中型蒸碗或小盆，先铺下泡椒，然后将鳗鱼段排列在碗底，内部塞放炸软了的大蒜头。3.起油锅(用炸过大蒜之油)，炒香辣豆瓣酱，用上汤及糖、盐、酒、酱油等调味，煮滚便倒进碗内鳗鱼中，上笼蒸约30分钟，取出扣覆在碟中。4.将蒸过的碗中汤汁倒在炒锅内，淋下少许生粉水勾芡，并淋少许香油在鳗鱼上即可。

归杞炖河鳗

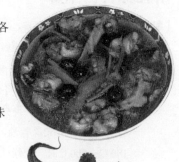

【配方】河鳗1条（约750克），当归、黄芪、枸杞子、红枣各
20克，清水5碗，米酒50克，盐、味精各适量。

【制作】1.将河鳗去内脏洗净，切厚件，备用。2.将河
鳗放入炖锅内，加5碗清水及当归、黄芪、枸杞
子、红枣、米酒，用文火炖煮约1小时，用盐、味
精调味即成。

【功效】养血益气，通乳汁。

【适宜】妇女产后血虚、贫血、乳汁不足者可食。

章鱼

【别名】小八梢鱼、真蛸、望潮。

【性味】性寒，味甘咸。

【归经】归脾经。

【功效】养血，益气。

宜：体质虚弱，气血不足，营养不良者宜食；产妇乳汁不足
者宜食。

忌：因章鱼属动风海味食品，故慢性顽固湿疹等皮肤瘙痒病
患者忌食。

大枣章鱼粥

【配方】章鱼70克，糯米1杯，大枣50克，水8杯，盐、糖各适量。

【制作】1.把章鱼洗净，放入陶器锅里加8杯水煮熟。2.再放入泡好的糯米和有刀纹的大
枣。3.最初用强火熬，开锅时将火调弱再熬30分左右，并以盐调味。4.盛在碗里
时，不盛章鱼和大枣，只盛粥并撒上白糖。

【功效】补益气血。

【适宜】气血虚弱，产后血虚者宜食。

姜汁炒章鱼

【配方】鲜章鱼250克，生姜汁20克，花生油50克，盐、味精各适量。

【制作】1.章鱼宰洗收拾干净，切块。2.锅置火上，下花生油，油烧热后倒入章鱼块翻炒，
待章鱼炒至快熟时下盐、味精及生姜汁，再炒片刻即可起锅。

泥鳅

【别名】 鳛、鳅鱼。

【性味】 性平，味甘。

【归经】 归脾、肺经。

【功效】 补中虚，暖脾胃，祛湿，疗痔，壮阳，止虚汗。

宜：身体虚弱，脾胃虚寒，营养不良者宜食；小儿体虚盗汗者宜食，有助生长发育；老年人及心血管疾病者宜食；癌症患者及放疗、化疗后宜食；急慢性肝炎及黄疸患者宜食，尤其是急性黄疸型肝炎更适宜，可促进黄疸和转氨酶下降；阳痿者，痔疮患者，皮肤疥癣瘙痒者宜食。

忌：泥鳅味甘、性平而补虚，诸无所忌。

水瓜泥鳅汤

【配方】 泥鳅150克，水瓜100克，生姜10克，鸡腿菇10克，花生油30克，盐15克，味精10克，胡椒粉少许，清汤200克，鸡精粉5克，绍酒5克。

【制作】 1.泥鳅买回养1天，吐净泥沙；水瓜去皮切片；姜切丝；鸡腿菇切片。2.泥鳅用开水烫死，倒出，用清水冲洗干净，沥干水分待用。3.烧锅下油，放姜丝炝锅，下泥鳅，溅绍酒，加入清汤略煮，再加入水瓜、鸡腿菇，调入盐、味精、鸡精粉同煮至熟，撒入胡椒粉即成。

【功效】 益脾健胃，补虚壮体。

【适宜】 身体虚弱，病后体虚者或小儿营养不良者。

玉米须煲泥鳅

【配方】 泥鳅300克，鸡胸脯肉150克，猪小排骨100克，玉米须15克，葱1根，盐少许，生姜数片，麻油数滴。

【制作】 1.将泥鳅剪开腹部，洗净，用沸水氽过后，捞起，沥干。2.猪小排骨斩块，装入砂锅，上置泥鳅。3.锅内放入姜、葱，加入适量沸水；玉米须用纱布扎紧，也置入砂锅内。4.用文火煲至五六成熟时，放入鸡胸脯肉丝，继续煲至熟烂为度。5.食用时除去姜、葱、玉米须，加入盐、麻油调味。

【功效】 补中健脾，养肝肾。

【适宜】 肝病、肾病的康复期最宜食用。

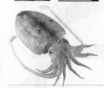

墨鱼

【别名】乌贼鱼。

【性味】性平，味咸。

【归经】归肝、肾经。

【功效】养血，滋阴。

宜：阴虚体质，贫血，妇女血虚经闭，带下，崩漏者宜食。

忌：墨鱼肉属动风发物，故有病者酌情忌食。

青瓜拌墨鱼

【配方】黄瓜250克，急冻小墨鱼500克，红油2滴，海鲜酱2汤匙，磨豉酱1汤匙，姜粒1茶匙，白芝麻1汤匙，酱油1茶匙，糖1/2茶匙，浙醋1/2汤匙，酒适量，胡椒粉少许，清水1/4杯，麻油1汤匙，油适量。

【制作】1.将黄瓜洗净，切成薄片，凉开水浸后，滤干水分，放入碟中。2.小墨鱼解冻洗净再放入热水中出水，捞起滤干；芝麻白锅略炒。3.用酱油、糖、浙醋、胡椒粉、清水、麻油调成味汁。4.将红油、海鲜酱、磨豉酱、调味汁同拌匀。5.下油1汤匙，爆香姜粒，下酒1汤匙，放入调味汁炒匀。6.将小墨鱼回锅煮至汁料收干，淋入麻油，撒入芝麻拌匀，放在黄瓜片上即成。

爆炒墨鱼卷

【配方】净墨鱼肉400克，蒜末5克，姜末、葱末各3克，精盐5克，味精3克，绍酒15克，胡椒粉1克，清汤75克，湿淀粉15克，熟猪油或色拉油1000克(约耗100克)。

【制作】1.将墨鱼肉剞麦穗花刀；把精盐、味精、绍酒、清汤、湿淀粉放入小碗调成芡汁。

2.取炒锅2只，同时置火上，1只加水1000毫升左右烧沸，1只下入熟猪油烧热。

3.先将墨鱼投入沸水锅中余一下，立即捞出，沥去水，然后投入七成热的油锅中炸至八成熟沥出。4.锅中留底油25克左右，下入蒜、姜、葱末煸香，倒进墨鱼，烹入调好的芡汁，颠翻炒锅，使卤汁紧包墨鱼卷，浇上亮油即成。

烧汁酸菜墨鱼仔煲

【配方】鲜墨鱼仔350克，酸菜100克，青椒丝、红椒丝、香芹段、姜片、炸蒜子、冬菇丝少许，日本烧汁、蚝油、辣椒酱、红糖、植物油、麻油、生粉各适量。

【制作】1.鲜墨鱼仔去墨袋洗净，烧水放入墨鱼仔略煮，捞起待用。

2.酸菜洗净切粗丝待用。3.烧砂锅落油，加入青椒丝、红椒丝、香芹段、姜片、炸蒜子、冬菇丝略炒，溅绍酒炒香，放入酸菜、墨鱼仔及少量上汤煮3分钟左右，用日本烧汁、蚝油、辣椒酱、红糖调味，生粉勾芡，加几滴麻油即可。

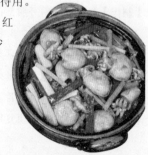

【贴士】日本烧汁可用烧味店的叉烧汁或烧排骨汁代用。

鱿鱼

【别名】枪乌贼、柔鱼。

【特性】鱿鱼的性味、归经、功效及饮食宜忌均与墨鱼相近，可参照。

蒜苗芹菜炒鱿鱼

【配方】芹菜(切段)200克，干鱿鱼1/2只，青蒜苗(切斜片)2支，葱(切末)1支，辣椒末1/2大匙，蒜末1大匙，油1大匙，麻油1/2大匙，酱油1大匙，米酒2大匙，糖1/3大匙，盐1小匙。

【制作】1.将芹菜、青蒜苗、葱洗净切好备用。2.先将鱿鱼浸泡在水中约2小时，取出洗净切成条宽0.5公分段。3.热锅倒入油、麻油，爆香葱末、辣椒末、蒜末，再放入鱿鱼、酱油、米酒拌炒至水收干时加入青蒜翻炒出香味。4.最后放入芹菜、青蒜苗、葱、盐、糖，翻炒至熟后，即可熄火盛起放入盘中。

西芹炒鲜鱿鱼

【配方】西芹300克，鲜鱿鱼200克，红椒、蒜头少许，蚝油、盐、鸡粉、糖、麻油、植物油各适量。

【制作】1.将西芹洗净，切件；红椒切角；蒜头剁蓉。2.鲜鱿鱼洗净，去掉外层衣，将鱿鱼切成鱿花，飞水待用。3.烧锅落油，先将蒜蓉、红椒及鱿鱼花爆香，溅绍酒，再落西芹翻炒，用蚝油、盐、鸡粉、麻油调味，生粉勾芡即可。

【贴士】切鱿鱼花如觉得较为专业，有难度，将鱿鱼横切成鲜鱿圈会感觉容易得多。

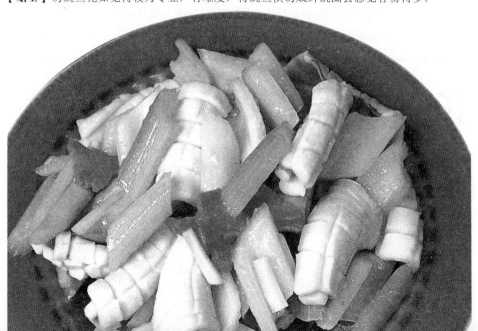

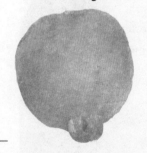

西兰花炒土鱿

【配方】西兰花300克，干鱿鱼150克，姜、葱、蒜头、红椒、韭黄少许，鸡粉、麻油、绍酒、生抽、糖、胡椒粉、油、蚝油各适量。

【制作】1.将西兰花洗净，切小块。2.姜切成指甲片；葱切成葱榄；蒜头剁成蒜蓉、红椒切椒角、韭黄洗净切段；干鱿鱼用清水浸泡2～3小时，洗净，纵横切成鱿鱼花。3.分别将西兰花、鱿鱼花飞水，西兰花调味略炒排齐在圆碟上。4.烧锅落油，将姜片、葱、蒜头、韭黄、红椒角爆香，加入鱿鱼花，溅酒，用鸡粉、生抽、蚝油、麻油、胡椒粉、糖调味，湿生粉勾芡，放于西兰花上即可。

美极鱿鱼筒

【配方】鲜鱿鱼2只（约400克），葱、芫荽少许，美极豉油、糖、鸡粉、干粉、植物油各适量。

【制作】1.将鲜鱿鱼去除内脏，撕去外衣，洗净。2.烧水将鱿鱼筒略煮，取出沥干水分，用鸡粉、美极豉油略腌，再将整个鱿鱼筒和鱿鱼须拍上干粉待用。3.葱洗净，切葱花；芫荽去头、梗，留下芫荽叶。4.烧锅落油，将上好干粉的鱿鱼筒用中高油温炸熟至金黄色，然后用熟食砧板切成鱿鱼圈上碟。5.用美极豉油、糖、鸡粉加少许清水调味，勾薄芡均匀淋在鱿鱼上，加上葱花、芫荽叶即可。

鱼鳔

【别名】鱼胶、鱼肚、白鳔、花胶。

【性味】性平，味甘。

【归经】归肾经。

【功效】补肾益精，滋养筋脉。

宜：肾虚之滑精遗精、带下者宜食；产后血晕者宜食；食道癌，胃癌患者宜食；脑震荡后遗症患者宜食；肾亏腰膝酸痛者宜食；痔疮患者宜食。

忌：鱼鳔味厚滋腻，胃呆痰多，舌苔厚腻者忌食；感冒未愈者忌食。

芝麻酱鱼鳔

【配方】油发鱼鳔300克（湿），冬笋100克，肉片100克，水发冬菇50克，芝麻酱25克，料酒10克，味精5克，精盐7克，生油500克（实耗50克），湿淀粉30克，上汤350克，葱、姜各10克，熟猪油适量。

【制作】1.将发好的鱼鳔洗净，切成块，下开水锅加料酒焯一下捞出。2.用刀将冬笋剔成笋角；冬菇去蒂，洗净泥沙；肉片放在碗内，加料酒、盐、味精、湿淀粉拌匀上浆。3.烧热炒锅，放入生油，待油烧至六成热时，将肉片投入锅内溜熟捞出。4.锅内留少许油，先投入葱姜炒香后，将鱼鳔、笋角、冬菇下锅煸炒，烹入料酒，加上汤、味精、盐焖7分钟左右，放入肉片。5.用湿淀粉勾芡，淋入熟猪油，然后将芝麻酱用水调稀后徐徐倒入拌匀，待烧滚后起锅装入盘中即成。

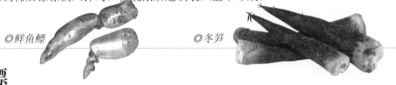

◎鲜鱼鳔　　　　　　　◎冬笋

蒸酿鱼鳔

【配方】干鳗鱼鳔100克，虾肉200克，瘦猪肉100克，肥猪肉25克，花生油500克（实耗75克），方鱼末、味精、酱油、胡椒粉、麻油、味精、生粉各少许。

【制作】1.把干鳗鱼鳔用花生油炸发后捞起，用清水浸泡晾干，用刀切成长方块待用。2.把虾肉、瘦肉、肥肉打成胶，掺入方鱼末、精盐、味精、酱油、胡椒粉、麻油拌匀，然后酿入鱼鳔中间再摆放进餐盘里，入蒸笼蒸7分钟。3.把原汁下锅，勾薄芡淋上即成。

鱼胶冬菇鸡脚汤

【配方】鱼胶150克，冬菇8个，鸡脚8只，姜2片，盐适量。

【制作】1.烧开水，放入鸡脚煮5分钟，取出洗净。2.将鱼胶用水浸软，切块；冬菇浸软去蒂。3.煲滚适量清水，放入鸡脚、鱼胶及冬菇，用猛火煲开，改小火煲4小时，下盐调味即可。

【功效】补肾益精，滋养筋脉。

【适宜】年老体弱或筋骨疼痛、关节屈伸不利等症者宜食。

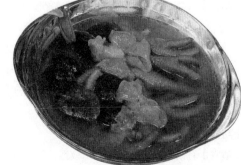

海参

【别名】海鼠、刺参。

【性味】性温，味咸。

【归经】归心、肾经。

【功效】补肾，滋阴，养血，益精。

　宜：虚劳羸弱，气血不足，营养不良，病后、产后体虚者宜食；肾阳不中，阳痿遗精，小便频数者宜食；高血压病，高脂血症，冠心病，动脉硬化者宜食；癌症病人及放疗、化疗、手术后宜食；肝炎，肾炎，糖尿病患者宜食；血友病患者及易于出血者宜食；年老体弱者宜食。

　忌：急性肠炎，菌痢患者忌食；感冒，咳痰，气喘及大便溏薄者忌食。

海参虾仁羹

【配方】虾仁200克，海参1个，里脊肉200克，笋150克，香菇4朵，生粉、糖、香油、盐、酒各适量，上汤4碗。

【制作】1.海参涨发后去内脏，切成适当大小；虾仁加酒和盐腌10分钟，加生粉拌匀。2.肉切片，加生粉、盐拌匀；笋切片；香菇泡软，切适当大小。3.烧滚上汤，放入香菇、笋与海参煮2～3分钟。4.倒入肉片，接着再放虾仁，加盐、糖调味后，用生粉水勾芡，再淋入香油即可。

【功效】补肾益精，滋阴养血，壮阳。

【适宜】身体虚弱，气血不足，或产后体虚，或肾阳虚、性功能减退者宜食。

海参肉饼

【配方】水发海参150克，碎猪肉300克，冬菇2朵，姜1块，葱1条，生抽1茶匙，盐1/2茶匙，糖、胡椒粉各1/4茶匙，鸡蛋1只，清水1汤匙。

【制作】1.将海参洗净，用姜、葱水煮约5分钟，捞出沥干水分，待冷后将海参切幼粒，去除姜、葱。2.将海参放入碎猪肉内，再加入生抽、盐、糖、胡椒粉拌匀。3.冬菇浸软，去蒂切粒，放入猪肉、海参拌匀。4.将海参、猪肉、冬菇倒在碟内铺平，放锅中用大火隔水蒸约30分钟即可。

【功效】补肾、滋阴、润燥。

【适宜】肾阴不足之阳痿、早泄或性功能减退者可常食用。

海参粥

【配方】 海参30克，粳米100克。

【制作】 1.将海参泡发，剖开腹部，挖去内肠，刮洗干净，切碎，加水煮烂。2.粳米淘洗干净，与海参一并放在砂锅内。3.锅内加入清水，先用武火煮沸，再用文火煎熬20～30分钟，以米熟烂为度。

【功效】 补肾益气，填精养血。

【适宜】 肾气虚弱，精血亏损，阳痿，早泄，遗精，尿频，面色无华，头晕耳鸣，腰膝酸软，疲倦乏力者宜食。

◎海参

党参杞子烧海参

【配方】 水发海参300克，党参10克，枸杞子10克，玉兰片50克，葱少许，酱油、植物油、淀粉、料酒、白糖、清汤各适量。

【制作】 1.将党参洗净，切片，加水煎煮，提取党参浓缩汁10毫升。2.枸杞子洗净，置小碗内，上笼蒸熟。3.将海参切块、玉兰片切薄片，均用沸水烫过。4.炒锅加油，烧热后加葱烹锅，投入海参，加入适量酱油、料酒、白糖和清汤。5.汤沸后改用文火煨煮，待汤汁适宜时，加入党参浓缩汁和玉兰片，调好口味，再加入熟枸杞子，用淀粉勾芡。当菜食用。

【功效】 补肾健脾，益精养血。

【适宜】 脾肾亏损，精血不足，阳痿，遗精，小便频数，腰膝酸软，体倦乏力，头晕眼花等症者宜食。

豆瓣家常海参

【配方】 水发海参500克，猪瘦肉100克，熟猪油120克，郫县豆瓣50克，蒜苗25克，鲜菜心250克，上汤250克，酱油、料酒各1茶匙，香油、盐、味精、生粉适量。

【制作】 1.将水发海参切片；猪瘦肉剁细；豆瓣剁细；蒜苗切成细花；菜心洗净滤干水备用。2.烧热锅，放入一部分上汤、料酒及海参片煨一次，烧滚时捞出海参，锅内的汤不用，再放入上汤，下海参，再煨一次，捞入碗内(汤留用)。3.烧热锅，下熟猪油烧至四成热时倒入剁细的猪肉，煸散后下酱油、料酒，煸出香味后装碟；再放入熟猪油，将鲜菜心煸炒片刻，加少许盐，装碟。4.将熟猪油放入锅内，烧至五成热下豆瓣，煸出红色，放入上汤烧开，除去豆瓣渣，将海参、煸炒过的肉一同倒入锅内，加酱油、味精、料酒、蒜苗花烧至亮油，用生粉水收汁，淋入香油，倒在鲜菜心面上即可。

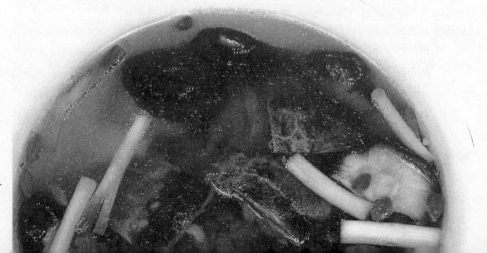

鳖

【别名】甲鱼、团鱼、王八、元鱼、水鱼。

【性味】性平，味甘。

【归经】归肝经。

【功效】滋阴，补虚，凉血，软坚，抗癌。

宜：体质衰弱，肝肾阴虚，骨蒸劳热，营养不良者宜食；肺结核及肺外结核低烧不退者宜食；慢性肝炎，肝硬化腹水，肝脾肿大，糖尿病，以及肾炎水肿者宜食；各种类型的癌症患者及放疗、化疗后宜食；干燥综合征患者宜食；高脂血症，动脉硬化，冠心病，高血压患者宜食；低蛋白血症患者宜食；脚气病患者宜食。

忌：甲鱼滋腻，久食败胃伤中，导致消化不良，故食欲不振，消化功能减退，孕妇或产后虚寒，脾胃虚弱腹泻者忌食；慢性肠炎，慢性痢疾，慢性腹泻便溏者忌食。

【按语】据前人经验，鳖肉忌与桃子、苋菜、马齿苋、白芥子、鸡蛋、猪肉、兔肉、鸭子、薄荷一同食用。

党参红枣水鱼汤

【配方】水鱼1只（约600克），红枣、枸杞子、淮山、党参、大肉姜、葱、冬菇少许，盐、鸡粉、胡椒粉、麻油、绍酒、植物油各适量。

【制作】1.将水鱼宰杀，洗净斩件；红枣、枸杞子、淮山、党参洗净；姜切片；葱切小段；冬菇用温水浸软，切菇件待用。2.将水鱼"飞水"捞起待用。3.烧锅落油，放入姜葱，溅绍酒，倒入水鱼略s爆炒，加入清水、红枣、枸杞子、淮山及党参，猛火煮滚后改用慢火煮至水鱼熟烂，用盐、鸡粉、胡椒粉、麻油调味即可。

【功效】水鱼有滋阴凉血、补虚疗损的功效；红枣、枸杞子、淮山、党参益气养血。合用共奏健脾养血、滋肾益阴之功。

【适宜】身体虚弱者宜食。

【贴士】因为水鱼的腥味主要来自水鱼油，宰杀后将水鱼油剔除，可除去腥味。

山药桂圆甲鱼汤

【配方】山药片30克，桂圆肉20克，甲鱼1只（约500克）。

【制作】甲鱼宰杀，去肠杂，洗净，与山药、桂圆肉加水同煮，先用武火烧沸，后转用文火炖至肉烂。

【功效】滋阴退热，软坚散结。

【适宜】阴虚低热，癥瘕痞块，慢性肝炎，肝硬化，肝脾肿大及病后阴虚等症者宜食。

当归黄芪水鱼汤

【配方】水鱼（鳖）1只（约750克），当归、黄芪、枸杞子、红枣各20克，米酒250克，清水适量。

【制作】1.将水鱼去头、起壳、去内脏后切成块状。2.将切好的水鱼放入锅内，加清水煮至沸腾，加入当归、黄芪、枸杞子、红枣和米酒，用文火煮约1小时即成。

【功效】益气养血，滋阴补虚。

【适宜】身体虚弱，气血不足者可食用。

◎黄芪

虫草红枣甲鱼汤

【配方】活甲鱼1只（1000克左右），冬虫夏草10克，红枣20克，鸡清汤1000克，葱段、姜片、蒜瓣、精盐、料酒各适量。

【制作】1.将甲鱼宰杀，剖开甲壳，去除内脏和头、爪，剔除黄油，取下裙边留用。2.将甲鱼切成4大块，放入锅中煮沸后捞出，洗净；虫草洗净；红枣用开水浸泡。3.将甲鱼块放入汤碗中，放入虫草和红枣，加入适量料酒、精盐、葱段、姜片、蒜瓣和鸡清汤，上笼蒸2小时后取出，拣去葱、姜即可食用。

【功效】补肾滋阴，益气固精。

【适宜】肾阴亏虚，阳痿，早泄，遗精，腰膝酸软，四肢乏力和痔疮者宜食。

龟

【别名】乌龟、水龟。

【性味】性平，味甘。

【归经】归肝、肾经。

【功效】养阴补血，益肾填精。

宜：气血不足，营养不良，劳瘵骨蒸，肺结核久嗽咯血者宜食；妇女产后体虚不复，脱肛或子宫脱垂，煮食龟肉，可促进恢复；癌症患者及放疗化疗后，出现气阴两伤，低烧潮热，心烦失眠，掌心热，口干咽干，舌红苔少者宜食；多尿者，或虚弱小儿遗尿者宜食；糖尿病人及久疟不愈者宜食。

【按语】唐·孙思邈："六甲日，十二月，俱不可食，损人神。不可合猪肉、菰米、瓜、苋食，害人。"

红烧龟肉

【配方】龟1只(250～500克)，菜油60克，黄酒20克，生姜、葱、花椒、冰糖、酱油、清水各适量。

【制作】1.将龟放入盆中，加热水(约40℃)，使其排尽尿，然后剁去其头、足，剖开，去龟壳、内脏，洗净，将龟肉切块。2.锅中加菜油，烧热后，放入龟肉块，反复翻炒，再加生姜、葱、花椒、冰糖，烹以酱油、黄酒，加适量清水，用文火煨炖至龟肉烂为止。

【功效】滋阴补血。

【适宜】阴虚或血虚所出现的低热、咯血、便血等症者宜食。

虫草炖龟肉

【配方】龟1只(重约500克)，冬虫夏草3克，猪瘦肉50克，鸡汤500毫升，葱、姜、料酒、精盐、味精、植物油各适量。

【制作】1.将龟宰杀，揭去硬壳，剁去头及爪尖，清水洗净，剁成块，开水汆后捞出；瘦猪肉切丝，开水汆出。2.油锅烧热，放葱、姜煸香，倒入龟肉，翻炒片刻，入开水，沸后再煮2～3分钟，捞出龟肉，放蒸碗内。3.将冬虫夏草、猪瘦肉同放碗内，倒入鸡汤、料酒、精盐，放笼屉内蒸至龟肉熟烂，用味精调味即可食用。

【功效】补益肾阳，抗衰延寿。龟肉能补益肾阴、强壮生殖机能，有抗衰老作用。常服能祛病健身、延年益寿。

【适宜】肝纤维化、肝硬化或肿瘤化疗后调理最宜食用。

牡蛎

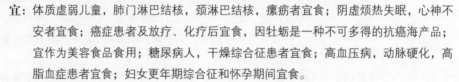

【别名】蛎黄、蚝仔、生蚝。

【性味】性微寒，味甘咸。

【归经】心经，肺经。

【功效】滋阴，养血，补五脏，活血，充肌。

宜：体质虚弱儿童，肺门淋巴结核，颈淋巴结核，瘰疬者宜食；阴虚烦热失眠，心神不安者宜食；癌症患者及放疗、化疗后宜食，因牡蛎是一种不可多得的抗癌海产品；宜作为美容食品食用；糖尿病人，干燥综合征患者宜食；高血压病，动脉硬化，高脂血症患者宜食；妇女更年期综合征和怀孕期间宜食。

忌：急慢性皮肤病患者忌食；脾胃虚寒，慢性腹泻便溏者不宜多吃。

蚝仔粥

【配方】白米100克，芋头150克，红萝卜100克，竹笋100克，猪肉150克，虾仁150克，红枣20枚，蚝仔200克，芹菜10克，葱10克，清水8杯，生油3大匙，黑胡椒、盐、味精少许。

【制作】1.将芋头、红萝卜、竹笋各去皮洗净；把白米、猪肉、虾仁、红枣、蚝仔、芹菜、葱洗净；猪肉、芋头、红萝卜、竹笋各切丁块；葱、芹菜切碎备用。2.将生油热锅后，加入葱花、猪肉爆香；把芋头、红萝卜、竹笋、白米、芹菜一起下锅，轻炒数下。3.加8杯清水于锅中，待米煮熟透后，把虾仁、蚝仔放入锅内，加入盐、味精、黑胡椒调味即成。

【功效】滋阴养血，养血安神。

【适宜】阴虚体质或阴虚内热失眠、心神不宁者可食。

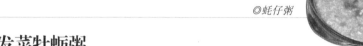

◎蚝仔粥

发菜牡蛎粥

【配方】牡蛎肉50克，发菜（龙须菜）25克，瘦猪肉50克，大米适量。

【制作】1.将牡蛎肉、发菜水发洗净；猪肉洗净剁成泥，制成丸；大米淘净。2.砂锅内加水烧沸，入大米、牡蛎肉、发菜共煮至米开花，放肉丸煮熟，加调料调味。

【功效】清热软坚，强身美容，延年益寿。

【适宜】瘿瘤癌肿、慢性咳喘、羸瘦体弱、心血管疾病、动脉硬化、老年习惯性便秘者宜食。

蚝仔炒金菇

【配方】金针菇300克，蚝仔300克，姜片、葱段少许，绍酒、生油、精盐、麻油、蛋清、生粉、红辣椒丝适量。

【制作】1.金针菇洗净再以滚水略烫捞起沥干。2.蚝仔洗净，放入有姜、葱段的滚水中略烫，捞起沥干水分。3.武火起锅，加热生油，油热入葱段与姜爆香，即入金针菇、蚝仔，溅绍酒，加生抽、精盐、麻油调味，撒上红椒丝，打芡，包尾油即可上碟。

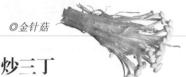

◎金针菇

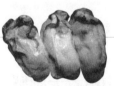

◎蚝仔

蚝蛋炒三丁

【配方】鲜蚝肉500克，水发香菇15朵，鸭蛋6只，猪肥肉50克，净荸荠25克，葱丁50克，绍酒1汤匙，生粉、香油、油、盐、味精各适量。

【制作】1.将鸭蛋磕在大碗里，打散后加生粉拌成蛋粉浆。2.蚝肉拣洗干净，放入滚水中灼至五成熟捞起，滤干水，晾冷后和入蛋粉浆中拌成蚝蛋粉浆；猪肥肉、香菇、荸荠均切小丁。3.烧热锅，下油烧至八成热时，将肥肉、香菇、荸荠、葱丁下锅略炒，加入盐、味精炒匀。4.再倒入蚝蛋粉浆拌炒5分钟，最后加绍酒、香油略炒片刻即可。上菜时，碟边可饰配香菜、番茄片佐食。

蟹

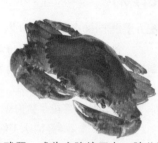

【别名】螃蟹。

【性味】性寒,味咸。

【归经】归肝、胃经。

【功效】清热,散瘀血,通经络,续绝伤。

宜:跌打损伤,筋断骨碎,瘀血肿痛者宜食;产妇胎盘残留,或临产阵缩无力、胎儿迟迟不下者宜食,尤以蟹爪为好。

忌:脾胃虚寒,大便溏薄,腹痛隐隐者忌食;风寒感冒未愈者,或宿患风疾,包括顽固性皮肤瘙痒患者忌食;月经过多、痛经、怀孕妇女忌食螃蟹,尤忌食蟹爪;痛风患者忌食。

【按语】在煮食螃蟹时,宜加入一些紫苏叶、鲜生姜,以解蟹毒,减其寒性。切忌食生蟹及未煮熟的蟹。蟹忌同柿子、兔肉、荆芥一起食用。

芙蓉蒸膏蟹

【配方】膏蟹1只(400克),鸡蛋2只,上汤500克,精盐3克,味精1克,胡椒粉0.5克,上汤适量。

【制作】1.将膏蟹洗净,去鳃去肠,剖开取出蟹膏待用。2.将鸡蛋打入碗中,加入精盐、味精、胡椒粉、上汤搅匀。3.将膏蟹与蛋液一齐蒸7分钟,然后将蟹膏放在上面再蒸2分钟即成。

黑枣红蟹

◎黑枣红蟹

【配方】红蟹2只(约750克),黑枣8粒,枸杞子50克,当归10克,清水5碗,米酒250克,盐、味精各适量。

【制作】1.红蟹洗净,起壳去鳃,切块备用。2.切好的红蟹放入锅内,加入黑枣、枸杞子、当归、清水及米酒炖煮,熟后加入盐、味精调味即成。

山楂煮大闸蟹

【配方】蟹(200~250克),姜200克,玫瑰醋400克,香醋100克,白糖150克,鲜山楂100克,鲜柠檬汁25克,紫苏、料酒、啤酒适量。

【制作】1.将姜切片,白糖炒成黄酒色,与玫瑰醋、香醋、鲜山楂、鲜柠檬汁调匀备用。

2.大闸蟹用绳子捆扎结实,放进开水煮,加入姜、料酒还有紫苏,烹制时间应视上市月份、雌雄、分量大小而定(一般来讲200~250克蟹需要煮13~15分钟)。3.待蟹一出锅,去绳,用啤酒淋蟹身,起到去腥、增色、提香的效果。

粉丝焗蟹煲

【配方】粉丝100克，花蟹3只（约500克），姜片、葱段、蒜蓉、红椒丝少许，鸡粉、美极抽、绍酒、植物油、食糖、生粉、上汤各适量。

【制作】1.粉丝加温水浸15分钟左右取出，放入开水锅内滚一下捞起，切长段。2.用刀将花蟹盖身分离洗净，蟹身切开斩件，蟹钳用刀拍一下待用。3.烧砂锅落油，放入粉丝略炒，原锅拉离火位。4.烧锅落油放入花蟹炸熟捞起，锅底留油加入蒜蓉、姜片、葱段，溅绍酒爆香，加入少量上汤，用鸡粉、食糖、美极抽调味，生粉勾薄芡。5.原锅倒入已放粉丝的砂锅内，上炉，沿煲边溅绍酒，加上红椒丝加盖用慢火煲5分钟左右即可。

枸杞子五加皮蟹

【配方】肉蟹2只，枸杞子、五加皮酒各2汤匙，果皮1片，姜粒1汤匙，肉桂粉少许，油、盐、辣椒粒各适量。

【制作】1.肉蟹洗净斩件，沾上少许生粉，用热油炸约2分钟，捞起沥干油。2.枸杞子用滚水冲洗，再用冷水洗净沥干，加入五加皮酒、盐和肉桂粉拌匀；果皮浸软去白筋。3.烧热锅，下油适量，油热后炒香姜粒、果皮及辣椒粒，将蟹放入略炒，放入拌好的枸杞子快手炒匀即可。

【功效】活血去瘀，强身健体。

【适宜】跌打损伤，瘀血肿痛可食用。

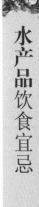

姜葱炒花蟹

【配方】花蟹600克（约4只），姜、葱、蒜少许，盐、鸡粉、高汤、生粉、麻油、胡椒粉、料酒、植物油各适量。

【制作】1.将花蟹宰好，洗净，沥干水分待用；姜切大姜片；葱切长葱段；蒜头剁蓉。2.烧锅落油，花蟹拍上少许干粉后用中高油温炸香捞起。3.锅底留油，放入姜片、葱段、蒜蓉爆香，加入花蟹，溅酒及少许高汤，落盐、鸡粉、麻油、胡椒粉调味，湿生粉勾芡即可。

油焗蟹

【配方】鲜活膏蟹2只（约重750克），姜丝、葱、绍酒、蒜蓉、浙醋、精盐、生油适量。

【制作】1.将鲜活螃蟹去草洗净，用竹签从蟹的肩膊部位插进，直达心脏地带，然后稍微摇动几下，蟹就会猝然死去。这样做是为了油焗时蟹钳不致脱落。将全蟹以绍酒、生油、精盐全身涂抹，稍腌片刻。2.生油置铁锅中煮沸，放蟹于沸油中，加盖，熄火焗15分钟。原蟹上席。以姜丝、蒜、浙醋蘸食。

【贴士】粤人嗜蟹，清蒸、豉汁的螃蟹烹饪方法已很普遍。食家认为，以油焗熟螃蟹才算正宗。广州名厨借鉴港人的油焗方法，在佐料上改用淮盐、喼汁，使其清香嫩滑。

———— ◎油焗蟹

虾

【别名】河虾、草虾、虾米、开洋。

【性味】性温，味甘咸。

【归经】归肝、肾经。

【功效】补肾，壮阳，通乳，属强壮补精食品。

宜：肾虚阳痿，男性不育症，腰脚痿弱无力者宜食；妇女产后乳汁缺少者宜食；小儿正在出麻疹、水痘之时宜食；中老年人缺钙所致的小腿抽筋者宜食。

忌：对虾过敏者忌食，更忌生食；高脂血症，动脉硬化，急性炎症和面部痤疮患者切忌多食；根据民间经验，虾为动风发物，有皮肤疥癣患者忌食。

◎龙虾

【按语】据前人经验，虾忌与獐肉、鹿肉一同食用。

鲜虾仁炒滑蛋

【配方】大虾250克，鸡蛋5个，葱少许，食盐、鸡粉、花生油各适量。

【制作】1.大虾拆去虾壳，用少许生粉、鸡粉、花生油略腌。2.葱切成葱花。3.鸡蛋加少许食盐打匀，待用。4.烧锅落油，将腌好的虾仁走嫩油至熟捞起。5.锅底留油，倒入打匀的鸡蛋，再加入虾仁、葱花翻炒至鸡蛋仅熟，即可上碟。

【功效】补肾壮阳。

【适宜】肾虚阳痿，性功能减退者可食。

【贴士】大虾先用盐水浸泡10分钟左右再拆虾壳将较为容易。

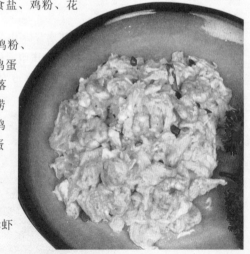

美极河虾仔

【配方】河虾仔400克，芋头、花生、葱少许，糖、麻油、料酒、美极豉油、植物油各适量。

【制作】1.将河虾仔洗净，用剪刀剪去虾枪、须、脚，沥干水分。2.将芋头刨皮，切成芋头丝，用中油温炸脆，捞起，撒上盐花；花生用中油温炸脆，撒上盐花；葱切葱花。3.先在碟上放上炸芋头丝和花生，再烧锅落油，用高油温将河虾仔炸香。4.锅底留油，加入葱花、河虾仔拌炒，溅酒，用美极豉油、糖、麻油调味，再炒香，放在芋丝、炸花生上即可。

【贴士】河虾仔要将虾枪、须、脚剪去，这样口感和卖相才会理想。

姜葱炒基围虾

【配方】基围虾500克，精盐1克，味精2克，胡椒粉1克，姜片20克，长葱节50克，高汤50克，水豆粉适量，色拉油1000克。

【制作】1.将基围虾用刀破背去沙肠，洗净。2.用碗将精盐、味精、胡椒粉、高汤、水豆粉兑成味汁。3.炒锅置旺火上，放入色拉油烧至四成热，放入基围虾炸熟后盛起。4.锅洗净，放入少许色拉油、姜片、长葱节，用中火炒出香味，倒入基围虾翻炒，烹入味汁炒至亮油，起锅装盘即成。

虾米扒瓜脯

【配方】虾米50克，粉丝50克，节瓜300克，盐、油、姜片、葱度、胡椒粉、生粉适量。

【制作】1.虾米用清水浸后洗净备用；粉丝用清水洗净浸后晾干备用；节瓜去皮洗净切成两边。2.烧滚水落瓜脯放盐、油滚熟，捞起上碟。3.虾米放入清水锅内滚10分钟，再放粉丝同煮，下姜片、葱度，用盐、胡椒粉调味，以湿生粉埋芡，一起放在瓜甫上便成。

南卤醉虾

【配方】鲜活虾500克（每只长3～5厘米为佳），葱白100克，腐乳汁50克，酱油10克，味精0.5克，香油1克，曲酒适量。

【制作】1.鲜活虾用清水洗净泥沙，剪去虾枪、须、脚，放于盘内，淋上曲酒；葱白切成约3.5厘米的段，均匀地摆在虾的上面，扣上碗即成醉虾。2.将腐乳汁、酱油、味精、香油调匀，即成南卤。3.随醉虾同上桌，将醉虾蘸卤汁就葱白同食。

干贝

【别名】 马甲柱、角带子、栟江珧、江珧柱。

【性味】 性平，味甘咸。

【归经】 归肾、脾经。

【功效】 滋阴，补肾，调中。

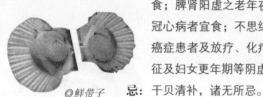

宜： 脾胃虚弱，气血不足，营养不良，或久病体虚，五脏亏损者宜食；脾肾阳虚之老年夜尿频多者宜食；高脂血症，动脉硬化，冠心病者宜食；不思纳谷，食欲不振，消化不良者宜食；各种癌症患者及放疗、化疗后宜食；糖尿病，红斑狼疮，干燥综合征及妇女更年期等阴虚体质者宜食。

◎鲜带子

忌： 干贝清补，诸无所忌。

干贝鳕鱼冻

【配方】 鳕鱼100克，干贝10克，肉皮10克做成皮冻，味精、盐、葱、姜、料酒各适量。

【制作】 1.鳕鱼切丁；干贝加黄酒涨发后拍成丝。2.锅置灶上放入水烧沸，加入葱、姜、鳕鱼烧熟，沥干水分后放在容器内。3.锅内加入皮冻，加味精、盐，再放入干贝丝拌匀，晾晒后静放在冰箱内结冻后切片装盆即可。

西芹百合炒带子

【配方】 西芹200克，鲜百合100克，鲜带子4只，蒜头、红椒少许，盐、鸡粉、生粉、绍酒、麻油、胡椒粉、植物油各适量。

【制作】 1.将西芹洗净，切西芹角，飞水；鲜百合去蒂，剥开，飞水。2.将鲜带子开边，取出白色带子肉，再将每只带子横切成4片，洗净，滤干水分，用鸡粉、麻油、胡椒粉、生粉略腌。3.将红椒切椒角；蒜头剁蓉。4.先将带子走嫩油捞起；锅底留油，爆香蒜蓉、红椒，下西芹、百合、带子拌炒，溅绍酒，用鸡粉、盐、麻油调味，用生粉勾芡即可。

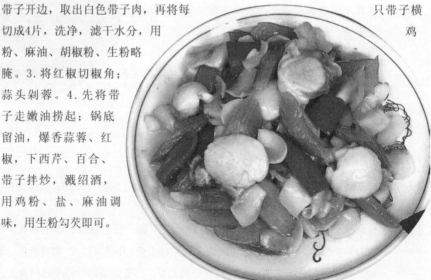

香芒肉带子

【配方】芒果3个，鲜带子100克，红萝卜25克，姜片、姜汁、绍酒、麻油、胡椒粉、糖、盐、油、生粉适量。

【制作】1.芒果洗净，去皮去核，起肉切成带子般大小，放入热水里浸片刻；芒果皮则保留待用（起肉时尽量保留果皮的完整）。2.将带子洗净，用姜汁、酒、麻油、胡椒粉、糖、盐、油、生粉拌匀，腌约15分钟，飞水后沥干，拉油。3.烧锅下姜片和红萝卜花爆香，放入芒果与带子炒过，勾薄芡，取起放在芒果皮盏上即成。

干贝瘦肉汤

【配方】干贝50克，猪瘦肉200克，盐适量。

【制作】干贝泡发好；猪瘦肉洗净、切块，同入锅内，加水煲汤，调入食盐。佐餐食。

【功效】滋阴补肾。

【适宜】肾阴虚之心烦口渴，失眠多梦，夜尿多等症者宜食。

白果酱带子

【配方】鲜带子300克，白果250克，荷兰豆200克，姜丝、蒜蓉、汾酒、柱侯酱、生油、白糖适量。

【制作】1.鲜带子剖开切件，先用盐洗去滑潺，用水冲洗，干布拭干，拖油捞起，备用。

【适宜】2.白果去皮壳，加白糖煲水约2小时，滤干水分。3.武火烧红铁锅，放入生油，加柱侯酱、蒜蓉爆香，把已拖油之鲜带子放入急炒，溅水加盖，约8分钟加入糖浸白果，片刻上碟。

干贝扣萝卜

【配方】干贝12克，绍酒15克，白萝卜500克，湿淀粉10克，火腿10克，鸡汤300克，冰糖1.5克，小葱末5克，熟猪油、精盐、湿淀粉各适量。

【制作】1.将干贝洗去浮灰，置碗内，加入绍酒和水，上笼蒸烂取出搓散，汤滤去沉渣留用；瘦火腿切片；白萝卜去皮，削成圆柱打成齿轮形花，再切成片。2.炒锅放在旺火上，放入熟猪油，烧至四成热时，下萝卜片，炸至发软捞出沥油。3.取碗1只，碗底中间放干贝，旁边围火腿，再将萝卜片排放碗中，加入鸡汤和蒸干贝的汤以及冰糖、精盐，上笼用旺火蒸熟取出。4.将原汁滗入锅中，汤碗翻扣在盘中，锅中原汁加湿淀粉调稀勾芡，淋入熟猪油，撒上葱末，将芡浇在上面即可。

干贝冬瓜羹

【配方】冬瓜150克，水发干贝10克，盐1克，味精1克，淀粉2克，鸡油5克，汤100克，葱、姜少许，高汤适量。

【制作】1.冬瓜去皮削整齐划成方块，出水过凉。2.干贝加葱、姜、高汤上笼蒸烂，撕成丝状。3.锅上火入汤，下冬瓜、干贝，加盐、味精，待汁开后稍煨一下，勾芡，淋入鸡油即成。

蛤蜊

【别名】沙蛤、海蛤、文蛤，大头。

【性味】性寒，味咸。

【归经】归胃经。

【功效】滋阴，化痰，软坚。

宜：肺结核咳嗽咯血，阴虚盗汗者和体质虚弱，营养不良者宜食；瘿瘤瘰疬，淋巴结肿大，甲状腺肿大者宜食；癌症患者及放疗、化疗后宜食；糖尿病，红斑狼疮，干燥综合征患者宜食；黄疸者，尿路感染者宜食；醉酒之人宜食。

忌：蛤蜊性寒，脾胃虚寒，腹泻便溏者忌食；寒性胃痛腹痛者忌食；女子月经来潮期间及妇人产后忌食；受凉感冒者忌食。

凉拌蛤蜊

【配方】蛤蜊500克，酱油4大勺，葱1棵，蒜4粒，生姜1块，芝麻2大勺，香油2大勺，辣椒面1大勺，辣椒丝少量，熟鸡蛋1个。

【制作】1.把蛤蜊洗净并泡在盐水里使之吐泥，放进开水里等壳开时捞取放凉。留沾有蛤蜊肉的那一边壳，另一边壳去掉。使蛤蜊的肉向上摆在碟子上。2.在酱油里放洗净的葱、蒜、生姜和辣椒丝、辣椒面、芝麻、香油做成佐料酱，并撒在每个蛤蜊上。3.以鸡蛋黄、蛋白点缀即可。

枸杞蛤蜊蒸蛋

【配方】枸杞子50克，蛤蜊200克，蛋2个，绿豆芽少许，水适量，盐少许。

【制作】1.先将蛋打散加入2/3杯水拌匀，蒸10分钟。2.枸杞子、蛤蜊用水煮开，加入少许盐调味。3.将蒸好的蛋取出，倒上煮好的枸杞子、蛤蜊，再以绿豆芽装饰即可。

【功效】滋阴养血。

【适宜】体质虚弱，阴虚内热者宜食。

【贴士】锅盖留一小缝隙使蒸气稍稍透出，如此蒸出来的蛋才会平滑。

蛤蜊煮鲫鱼

【配方】活鲫鱼1尾(约300克)，活蛤蜊300克，熟火腿、葱结、姜片、笋片、水发香菇、绿
　　　　叶菜、绍酒、胡椒粉、精盐等各适量。

【制作】1.将净鲫鱼在背肉上划几刀，下清水锅中加绍酒、胡椒粉、精盐和葱结、姜片、笋
　　　　片烧开，再改用小火煮熟，将鱼捞出。2.将蛤蜊下清水锅中烧开，烹入绍酒，待其
　　　　外壳张开后捞出置汤盆中。3.将煮蛤蜊的汤倒入鲫鱼汤内，加入香菇、熟火腿片、
　　　　绿叶菜和胡椒粉、精盐烧开，注入蛤蜊汤盆内，放入煮好的鲫鱼，其上排放笋片、
　　　　熟火腿片和香菇即成。

蚶子

【别名】毛蚶、血蚶。

【性味】性温，味甘。

【归经】归胃经。

【功效】补血，健胃。

宜：虚寒性胃痛，消化不良者宜食；气血不足，营养不良，贫血和
体质虚弱者宜食。

忌：传染性疾病如肝炎、伤寒、痢疾患者以及发热病人忌食。

烫蚶子

【配方】蚶子750克，酱油5克，醋10克，白糖2.5克，姜末5克，胡椒粉1克，麻油15克。

【制作】1.将蚶子放入木桶中，用竹丝帚刷洗，刷至蚶子外壳变白(刷时要换水3～4次)。2.将
　　　　酱油、醋、姜末、白糖、胡椒粉共放碗中调匀成卤汁。3.锅放旺火上，加水1000克，
　　　　烧沸后，将蚶子分两次浸入开水中烫至微张即捞出。4.剥去没有肉的外壳，将带壳的
　　　　肉整齐地摆在盘中，淋入麻油，将配好的卤汁搅动几下，均匀地浇在盘中即成。

【贴士】烫蚶子时一定要掌握好火候(烫久则肉质老、无血水，烫生则蚶子壳剥不开)。

炒蚶子肉

【配方】鲜蚶肉250克，罐头竹笋15克，蘑菇15克，花生油40克，大葱15克，生姜10克，大
　　　　蒜5克，料酒15克，味精1.5克，酱油10克，精盐3克，淀粉15克，鸡汤50克，芝麻
　　　　油10克，水发木耳15克。

【制作】1.将蚶肉取出，洗净，切成厚片；竹笋和蘑菇切丝；水发木耳去蒂根，洗净，撕成
　　　　小片；葱、姜、蒜去皮，洗净，均切末。2.将蚶肉、竹笋、蘑菇、水发木耳用沸
　　　　水焯一下，捞出，控干水分，待用。3.炒锅放入花生油，烧五成热时，入葱末、姜
　　　　末、大蒜末煸炒出香味，倒入蚶子肉、竹笋、蘑菇、水发木耳，翻炒后加入料酒、
　　　　味精、酱油、盐、鸡汤翻炒几下，调好口味，放入少许水淀粉勾芡，烧开后，淋上
　　　　芝麻油，出锅，入盘即可。

田螺

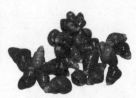

【别名】黄螺、福寿螺。

【性味】性大寒，味甘咸。

【归经】归胃、大肠、膀胱经。

【功效】清热，解暑，利尿，止渴，醒酒。

宜：黄疸，水肿，小便不通，痔疮便血，脚气，消渴，风热目赤肿痛以及醉酒者宜食；糖尿病，癌症，干燥综合征者宜食；肥胖症，高脂血症，冠心病，动脉硬化，脂肪肝者宜食。

忌：脾胃虚寒，便溏腹泻之人忌食。因田螺性大寒，故风寒感冒期间忌食，女子行经期间及妇人产后忌食，素有胃寒病者忌食。

锡纸焗田螺

【配方】急冻田螺肉500克，火腿片适量，芫荽1棵，锡纸1张，姜1片，葱2条，川椒粒1茶匙，酒1/2汤匙，生抽、熟油、豆酱、芥辣酱各适量。

【制作】1.田螺解冻后，洗净抹干水。将田螺放在锡纸上，加入姜、葱、川椒、酒，用锡纸包密。2.将锡纸包密的田螺放入锅内，用大火焗约20分钟，用手指按螺肉，觉得较实便可取出。3.把螺肉的外皮片去（可留作煲烫用），肠脏不要，螺肉切成薄片上碟，放入火腿及芫荽，可随各人喜爱蘸用生抽、熟油、豆酱、芥辣酱做成的汁吃。

田螺汤

【配方】田螺1杯，大酱5大勺，辣椒酱2大勺，韭菜250克，胡椒粉1小勺，面粉2大勺，葱段1／2大勺，捣好的蒜蓉1／2大勺。

【制作】1.把田螺泡5小时左右，吐泥后洗净捞出，用开水烫后用针把肉挑出来。2.将韭菜切段；葱切丝，备用。3.在煮田螺的汤里加水、大酱、辣椒酱、韭菜、葱丝同煮。4.最后撒上胡椒粉、葱、蒜即可。

紫苏炒田螺

【配方】田螺250克，紫苏10克，九层塔少许，红辣椒1只，蒜末1大匙，姜末1大匙，酒1大匙，酱油1大匙，糖少许，油2大匙。

【制作】1.将田螺尾端的部分用剪刀剪除，洗净后放入滚水中余烫，等水再次沸腾后取出，将水分沥干备用。2.将红辣椒切丁；紫苏及九层塔洗净后切细末备用。3.在锅里倒入2大匙的油，烧热后，放入姜末、辣椒丁、蒜末爆香，再加入酒、酱油、糖及少许水拌匀。4.将田螺放入焖煮，然后加入紫苏及九层塔一起拌炒均匀后即可上桌食用。

©紫苏

螺蛳

【**别名**】蛳螺。

【**性味**】性寒，味甘。

【**归经**】归胃、大肠、膀胱经。

【**功效**】清热，利水，明目。

宜：水肿，黄疸，痢疾，痔疮，风热目赤翳障者宜食；尿路感染者宜食；醉酒者宜食；痈疖疔疮者宜食。

忌：螺蛳性寒，故脾胃虚寒者忌食；风寒感冒者忌食；女子行经期间及妇人产后忌食；胃寒病者忌食。

焦麻螺蛳肉

【**配方**】螺蛳肉750克，红干椒末5克，鲜紫苏叶1.5克，杂骨汤25克，百合粉25克，湿淀粉20克，绍酒50克，醋10克，葱花10克，姜末10克，花椒粉0.5克，酱油25克，味精1克，精盐1.5克，芝麻油5克，熟猪油100克（实耗100克）。

【**制作**】1.将螺蛳肉洗净，表面切十字花刀，盛入碗内，用绍酒、精盐、淀粉抓匀，腌5分钟后用清水再洗两次，以除杂味。2.将葱花、姜末、切碎的紫苏叶放入小碗内，加花椒粉、芝麻油、湿淀粉、干椒末、酱油、精盐、味精、醋、杂骨汤调成汁。3.炒锅置旺火上，放入熟猪油，烧至八成热时下螺蛳肉，炸去表面的水，除去腥气，约五成熟时迅速捞起、沥油，盛入盘中，用调湿的百合粉抓匀上浆。4.当油温回升至八成热时，再将上浆的螺蛳肉下油锅，炸至表面略黄，倒入漏勺沥油。5.炒锅内留油烧至六成热，放入炸黄的螺蛳肉，倒入调好的汁翻炒几下，出锅装盘即成。

蚌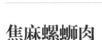

【**别名**】河歪、河蛤蜊。

【**性味**】性寒，味甘咸。

【**归经**】归肝、肾经。

【**功效**】滋阴，养肝，明目，清热。

宜：阴虚内热者宜食，诸如消渴，烦热口干，目赤者；妇女虚劳，血崩，带下，以及痔疮者宜食；甲状腺机能亢进，高血压病，高脂血症，红斑狼疮者宜食；胆囊炎，胆石症，泌尿系结石，尿路感染，癌症患者及糖尿病患者宜食；小儿水痘者宜食；炎夏季节烦热口渴时宜食。

忌：蚌肉性寒，脾胃虚寒，腹泻便溏者忌食。

蒜蓉贵妃蚌

【配方】鲜活贵妃蚌6个，蒜头10粒，生油、生粉、精盐、胡椒粉、葱粒适量。

【制作】1.剖开蚌壳，取出蚌肉，去肠脏，用生粉、盐擦过蚌肉，洗去泥潺，沥干水后将蚌肉放回蚌壳内；蒜头去衣，捣烂。2.滚油爆香蒜蓉，加入蚌肉内，撒上胡椒粉、精盐，隔水蒸6分钟至熟，加葱花，下熟油，上席即可。

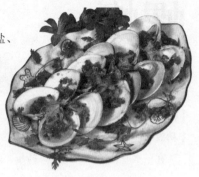

菜心炒海蚌

【配方】海蚌6只（700克），青菜心125克，水发香菇30克，胡萝卜2只，盐少许，黄酒65克，生粉少许，清汤少许，猪油500克。

【制作】1.将海蚌壳挖开，取出蚌肉，一切两片，去掉污质；将香菇切块；胡萝卜切片。2.用旺火热猪油（500克）锅，将蚌肉放入爆至八成熟，倒出，滤去油。3.将青菜心、香菇放回原油锅，加上盐、酒迅速翻炒，再加上清汤、生粉勾芡，随即放进蚌肉，起大火再炒一两分钟，起锅推在盘中即好。

茵陈红枣煮蚌肉

【配方】茵陈60克，红枣10枚，蚌肉100克，西兰花100克，姜5克，葱5克，盐5克，蒜10克，素油30克，清水200毫升。

【制作】1.锅上加入茵陈及200毫升清水，置火上加热熬取汁液，去茵陈，待用。2.红枣去核、洗净；蚌肉洗净，切薄片；西兰花洗净，撕成小花朵；姜切片；葱切段；蒜去皮切片。3.把炒锅置武火上烧热，加入素油，六成热时加入姜、葱、蒜爆香，随即下入蚌肉、西兰花炒匀，加入茵陈药液、红枣及清水，用文火煲煮30分钟加盐调味即成。

【功效】养肝利湿。

【适宜】肝胆湿热之黄疸可食。

上汤贵妃蚌

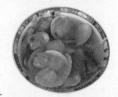

【配方】贵妃蚌12只，丝瓜、火腿各150克，老鸡1/2只，排骨约500克。

【制作】1.将鸡、排骨洗净，放滚水中略烫后取出，与火腿、水炖约2小时成上汤，去油调味。2.取出贵妃蚌肉，用刀开成薄片，取出沙肠后洗净；丝瓜刨皮切段。3.用上汤灼熟丝瓜，将贵妃蚌片放入上汤内浸1分钟即可。

蚬

【别名】河蚬、蚬子。

【性味】性寒，味甘咸。

【归经】归肺、胃经。

【功效】清热，利湿，解毒。

宜：目黄，湿毒脚气，消渴，以及疔疮痈肿者宜食。

忌：蚬肉性大凉，故脾胃虚寒者忌食；寒性气管炎患者也不宜食用；风寒感冒患者忌食；女子行经期间及妇人产后恢复期忌食。

【按语】夏秋大热季节食用尤佳。

豆腐芫荽蚬汤

【配方】豆腐1块，蚬300克，大肉姜、鲜菇、芫荽、胡椒碎少许，盐、鸡粉、麻油、绍酒、植物油各适量。

【制作】1.将蚬洗净；豆腐切小块；姜剁姜蓉；鲜菇切片，芫荽洗净摘叶留头待用。2.将蚬"飞水"至每只蚬壳打开。3.烧锅落油，加入姜蓉，溅绍酒，再加入蚬、清水略煮，放入鲜菇片、豆腐、胡椒碎、芫荽头滚10分钟，用盐、鸡粉、麻油调味，最后撒上芫荽叶即可。

【功效】清热解毒、益气和中。

【适宜】热毒内蕴所致之口苦、大便不通、皮肤干燥，渴欲饮水等症者宜食。

【贴士】用慢火煮蚬，只要蚬身新鲜，每只蚬壳都会慢慢打开。

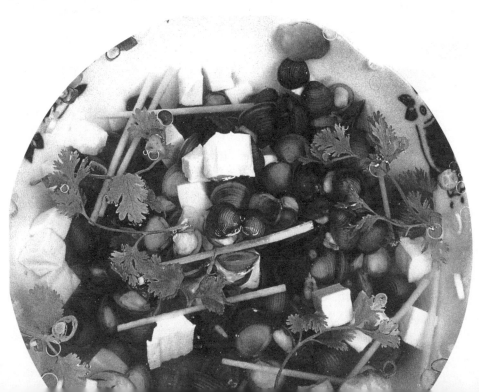

蚬肉炒四季豆

【配方】鲜蚬肉150克，四季豆150克，红萝卜10克，生姜10克，花生油30克，盐10克，味精12克，白糖3克，湿生粉适量，麻油5克，绍酒10克。

【制作】1.蚬肉洗净，抹干水分；四季豆切小段；红萝卜切丁；生姜切片。2.烧锅下油，放入生姜片、四季豆、胡萝卜、盐煸炒入味至八成熟时下蚬肉、味精、白糖、绍酒炒至入味，用湿生粉勾芡，淋入麻油即可。

凉拌蚬

【配方】蚬500克，沸热开水6杯，蒜头5瓣，辣椒1/2根，酱油膏2大匙，酱油1大匙，米酒1/3杯，糖2大匙，甘草5片。

【制作】1.将蚬泡水，等吐沙后(约需浸泡1～2小时)再洗净，放入容器内，稍等片刻，等到蚬肉跑出壳外，再将沸水倒入，浸泡3～5分钟后，将水倒掉，沥干水分备用。2.将蒜头用刀背拍打过；辣椒切斜片，与酱油膏、酱油、米酒、糖、甘草一起拌。3.将蚬倒入酱料中拌均匀，浸泡约1～2小时至入味即可食用。

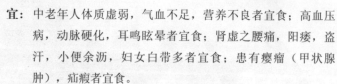
◎淡菜

淡菜

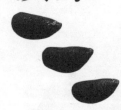

【别名】水菜、壳菜、青口。

【性味】性温，味甘。

【归经】归肝、肾经。

【功效】补肾，填精，益血。

宜：中老年人体质虚弱，气血不足，营养不良者宜食；高血压病，动脉硬化，耳鸣眩晕者宜食；肾虚之腰痛，阳痿，盗汗，小便余沥，妇女白带多者宜食；患有瘿瘤（甲状腺肿），疝瘕者宜食。

忌：淡菜补肾填精，诸无所忌。

【按语】淡菜适宜与冬瓜、萝卜等一同煨食。

淡菜煮菜心

【配方】淡菜500克，青菜心200克，料酒、精盐、葱段、姜片、胡椒粉、熟猪油各适量。

【制作】1.淡菜用热水浸泡，去杂质洗净，放碗中，滤净浸泡水后倒入碗中，上笼蒸1小时取出。2.烧热锅加入猪油，先将淡菜连汤下锅，加入清水、盐、料酒、葱、姜、胡椒粉，煮开后加入青菜心稍煮，拣出葱、姜即成。

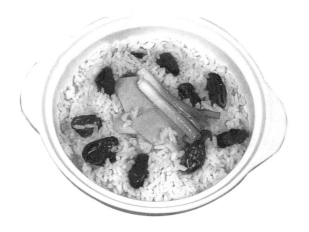

淡菜焗饭

【配方】淡菜100克，米1杯，姜2片，葱2条，清水、姜汁、生抽、油适量。

【制作】1.淡菜洗净，用冷水浸软，剪去须再用清水洗净，沥干水，加入姜汁、生抽、油拌匀备用。2.米洗净，与水放入煲内浸约15分钟，将米煮滚，放入淡菜，将饭煮熟。3.放入姜、葱，熄火焗约10分钟，加少许生抽、熟油即可。

【功效】补肝肾，益精血。

【适宜】腰膝酸软、月经不调、白带、小腹冷痛、男子阳痿、高血压、动脉硬化等症者宜食。

笋尖炒淡菜

【配方】小淡菜200克，嫩扁笋尖200克，素油200克，白糖适量，鸡汤小半碗，黄酒65克，精盐少许。

【制作】1.把扁笋尖切成1寸长条；把淡菜放入开水内泡一泡。2.用碗两只，把扁笋尖、淡菜各装一碗，碗内加开水与材料平，上笼蒸松后取出淡菜，剪去老块和中心的毛茸，再洗一次。3.起素油锅，把笋尖、淡菜分两边倒入，加原汤（即蒸淡菜的汤）、糖、酒、盐、鸡汤，分两边边滚边炒，直至汤收干，起锅装盘。一边放淡菜，一边放笋尖。

海蜇

【别名】水母。

【性味】性平，味咸。

【归经】归肝、肾经。

【功效】清热，化痰，消积，通便。

宜：中老年急慢性支气管炎，咳嗽哮喘，痰多黄稠者宜食；高血压病，头昏脑胀，烦热口渴，以及大便秘结者宜食；单纯性甲状腺肿患者宜食；醉酒后烦渴者宜食。

忌：海蜇性平，诸无所忌。

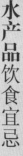

海蜇荸荠汤

【配方】海蜇100克，荸荠250克，料酒、精盐、蒜蓉、姜片、葱段、胡椒粉各适量。

【制作】1.海蜇洗净切细丝；荸荠洗净去皮切薄片。2.砂锅中注入清水适量，放入海蜇、荸荠、蒜蓉、盐、料酒、姜片、葱段，煮至海蜇、荸荠熟，拣出葱、姜，撒上胡椒粉即成。

【功效】荸荠又名马蹄、乌芋，中医认为有清热化痰、解酒消积、开胃消食之功效。以海蜇清热化痰、消积润肠之功效配用马蹄，则使清热、化痰、消积之功更显著。

【适宜】肺热、咳嗽、痰多黄稠、口干咽疼、小儿口疮、消化不良、大便干结、小便不利及糖尿病、痔疮患者宜食。

芙蓉海底松

【配方】海蜇150克，鸡蛋清6只，熟火腿片100克，紫菜30克，精盐、味精、鸡清汤各适量。

【制作】1.将海蜇撕去外衣膜洗净后，放入沸水锅中焯约2分钟，取出在清水漂洗，再放80℃的热水中浸泡20分钟，至海蜇涨大散开时取出，撕成长约5厘米的块，洗净，挤去水，放入汤碗中。2.把紫菜去杂洗净，放入沸水中焯一下，捞出挤干。3.将鸡蛋清放入碗中调匀，加入鸡清汤、盐，调匀后上笼蒸成芙蓉蛋。4.锅中加入鸡清汤烧沸后，将汤舀入海蜇碗中浸烫一下，把汤滤入锅中，加盐、味精烧沸，起锅倒入海蜇碗中，用铁勺将芙蓉蛋一片片舀入汤碗中，放入火腿片、紫菜即成。

【功效】海蜇有清热化痰、消积化食之功效。紫菜有清肺热、散瘿瘤、软坚化痰之功效。

【适宜】尤适宜于甲状腺肿大病人食用。颈部淋巴结核及咳嗽吐臭痰、高血压病人亦宜食。

【禁忌】因紫菜性味甘寒滑，故胃寒者慎食。

【贴士】紫菜是一种营养丰富的海味，含碘量最为丰富，每公斤干紫菜含碘达18毫克。另外还含有蛋白质、脂肪、胡萝卜素、核黄素等人体必需物质。此汤菜数料合用，具有化痰、消积、利咽、除瘿瘤等功效。

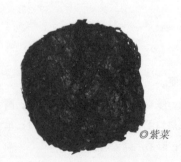

◎紫菜

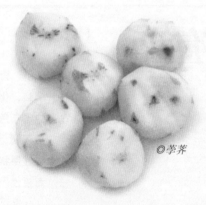

◎荸荠

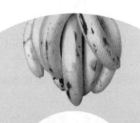

蔬菜

饮食宜忌

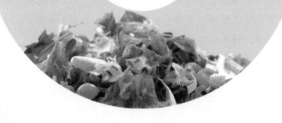

韭菜

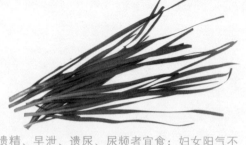

【别名】长生韭、起阳菜、扁菜、壮阳菜。

【性味】性温，味甘辛。

【归经】归肝、胃、肾经。

【功效】健胃暖中，温肾助阳，散瘀活血。

宜：寒性体质，男子阳事衰弱、阳痿、遗精、早泄、遗尿、尿频者宜食；妇女阳气不足，行经小腹冷痛，产后乳汁不通者宜食；跌打损伤，吐血，尿血，以及噎嗝反胃者宜食；大便干结，习惯性便秘，痔疮者宜食；癌症患者宜食，尤其是食道癌，贲门癌，胃癌等患者。

忌：阴虚火旺者忌食；胃虚有热，溃疡病，眼疾患者，疮毒肿痛者忌食，以免令痛痒增加，肿痛转剧。

【按语】韭菜适宜春季食用，夏季宜少食。据前人经验，韭菜忌与蜂蜜、牛肉同食。隔夜韭菜不宜食用。

韭菜炒鸡蛋

【配方】韭菜100克，鸡蛋5只，味精、油、盐适量。

【制作】1.韭菜洗净，切1寸长段备用。2.炒锅烧热倒入植物油，油热后下鸡蛋，炒碎盛起。3.放入韭菜略炒，加水后炒至九成熟，加盐和味精，再与炒好的蛋拌炒。

【功效】补肾、温中、行血。

【适宜】肾阳虚之阳痿、性功能低下者可食。

◎韭菜炒鸡蛋

生姜韭菜饮

【配方】鲜韭菜500克，鲜生姜50克，冰片3克。

【制作】将鲜韭菜、鲜生姜捣碎同挤汁，再放入冰片溶解即可。

【功效】开窍醒神。

【适宜】中暑者宜食。

【贴士】鲜生姜温阳气，生姜汁和胃暖中，冰片能通窍醒神，三药相伍，温凉并用。

韭菜炒豆芽

【配方】绿豆芽400克，韭菜75克，虾皮5克，植物油40克，醋10克，精盐适量，味精少许。

【制作】1.将韭菜择洗干净，切成3厘米长的段备用。2.绿豆芽去根，洗净备用。3.虾皮洗净，备用。4.炒锅上火，注入植物油烧热，放入虾皮爆香，加入韭菜段、绿豆芽翻炒几下，烹入醋，加入精盐、味精，快速炒至熟即成。

虾仁炒韭菜

【配方】虾仁30克，韭菜250克，鸡蛋1个，食盐、淀粉、植物油、麻油各适量。

【制作】1.先将虾仁洗净用水发涨，约20分钟后捞出沥干水分待用。2.韭菜摘洗干净，切3厘米长段备用。3.鸡蛋打破盛入碗内，搅拌均匀加入淀粉、麻油调成蛋糊，把虾仁倒入拌匀待用。4.炒锅烧热倒入植物油，待油热后下虾仁翻炒，蛋糊凝住虾仁后放入韭菜同炒，待韭菜炒熟，放食盐、淋麻油，搅拌均匀起锅即可。

【功效】补肾阳、固肾气、通大便。

【适宜】肾阳虚之阳痿或老年人习惯性便秘患者宜食。

番茄

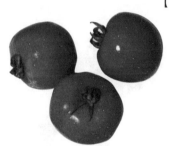

【别名】西红柿、洋柿子。

【性味】性微寒，味甘酸。

【归经】归胃经。

【功效】生津止渴，健胃消食。

宜：发热口干，暑热烦渴，食欲不振时宜食；高血压病，肾脏病，心脏病，肝炎，眼底出血者宜食；癌症患者宜食；维生素C缺乏症，烟酸缺乏症（糙皮病），糖尿病，牙龈出血者宜食；适宜作为美容保健食品常食。

忌：番茄性寒，胃寒者忌食生冷番茄。女子有痛经史者月经期间忌食。

【按语】不宜生食青番茄，因为未成熟的番茄中，毒性物质番茄碱含量较高，每100克中可高达58毫克，生食后会使人头昏、恶心、呕吐，严重时甚至可致死。

番茄炒鱼片

【配方】净草鱼肉200克，鲜番茄150克，鸡蛋清1个，清汤100克，料酒20克，精盐100克，水淀粉25克，味精2克，葱段5克，油500克。

【制作】1.将鱼肉洗净，斜刀切成长3厘米、宽2厘米的薄片，盛入容器内，用精盐1.5克、料酒10克腌渍，加鸡蛋清、水淀粉15克上浆，待用。2.将鲜番茄用沸水烫过后剥皮，去蒂、籽，切成与鱼片同样大小的瓣，待用。3.炒锅上火，放油，烧至四成热，放入浆好的鱼片，用筷子轻轻划散，至鱼肉呈白色时用漏勺捞起，沥油。4.原锅留底油，下葱段略煸，将番茄下锅，烹料酒、精盐、味精、清汤，用水淀粉勾芡，再倒入鱼片，颠锅，淋入熟油，起锅装盘即可。

番茄蛋角冬菇汤

【配方】鸡蛋4只，番茄150克，冬菇50克，猪瘦肉50克，姜、葱少许，番茄酱、盐、糖、麻油、绍酒、生粉、植物油各适量。

【制作】1.瘦肉剁成肉蓉加少许盐、湿生粉拌匀略腌，待用。2.番茄去皮切角；冬菇用温水浸软去蒂切丝；姜切指甲片；葱切葱花待用。3.鸡蛋打开加少许盐和肉蓉打匀，用油煎成小蛋角待用。4.炒锅落油，加入番茄、冬菇丝略炒，溅绍酒，加清水、番茄酱煮滚，倒入煎好的蛋角略煮，用盐、糖、麻油调味，最后撒上葱花即可。

【功效】益气健脾，开胃生津。

【适宜】脾胃虚弱症见面色无华、食欲不振者宜食。

【贴士】番茄用开水烫一下，去皮将变得极为容易。

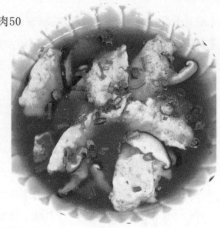

香芹

【别名】药芹、芹菜、旱芹。

【性味】性凉，味甘苦。

【归经】归胃、肝经。

【功效】清热，平肝，利水，健胃，降血压，降血脂。

宜：高血压病，高脂血症，血管硬化者宜食；糖尿病人，或肝火偏旺，经常头痛头晕，面红目赤者宜食；小便不利，尿血淋痛，水肿乳糜尿，以及小便浑浊者宜食；缺铁性贫血者宜食；妇女更年期综合征者宜食。

忌：芹菜性偏凉，脾胃虚寒者忌食。

◎青芹拌香干

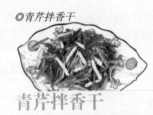

青芹拌香干

【配方】芹菜、绿豆芽、香干各150克，香油15克，醋20克，精盐3克，蒜泥5克。

【制作】1.芹菜择洗干净，大的剖开，切成3厘米长的段，放入开水锅内焯一下，用凉开水泡凉，沥水备用。2.绿豆芽掐去两头洗净，放入开水锅内焯一下捞出，用凉开水泡凉，和芹菜放在一起。3.香干洗净，切成细丝，放入芹菜、豆芽中，加入香油、醋、精盐、蒜泥，拌匀即可。

【功效】平肝降压、降脂。

【适宜】高血压、高血脂宜食。

【贴士】此菜色艳味美，脆嫩爽口，含有丰富的铁、钙、磷、维生素C、蛋白质等多种营养素。

香芹拌腐竹

【配方】西芹1根，腐竹2根，盐、味精、淡色酱油、香油各适量。

【制作】1.将腐竹用温水浸泡至软，切成菱形条，备用。2.将西芹洗净，切成均匀的菱形条，与腐竹一起放入沸水中焯一下，用凉水过凉后备用。3.将西芹和腐竹盛入盘中，加盐、味精、淡色酱油、香油拌匀即成。

四色香芹

【配方】芹菜250克，胡萝卜50克，冬笋50克，水发海带20克，精盐、米醋、白糖、麻油、味精各适量。

【制作】1.芹菜去茎、叶，洗净；胡萝卜、冬笋去皮，洗净。以上三者均切成大小相同的段，分别放入沸水中焯至断生，取出，沥干水分，加入盐、米醋、白糖、麻油和味精，腌至入味。2.海带刷洗干净，切成长条状，放入沸水中焯熟，取出。3.将1根芹菜、1根胡萝卜、1根冬笋用海带缠住，如此缠完所有的材料，即可。

芹菜炒鱼丝

【配方】嫩芹菜心150克，净青鱼肉200克，鸡蛋清20克，精盐3克，料酒15克，味精1克，油20克，姜丝5克，葱丝10克，湿淀粉25克，高汤80克，香油适量，猪油300克。

【制作】1.将芹菜心洗净，切寸段备用；青鱼肉顺长切成6厘米长的细丝，加蛋清、精盐1.5克、湿淀粉20克拌匀上浆备用。2.将锅置火上，烧热后放入猪油，烧至三成热时，放入鱼丝，用筷子轻轻滑散至熟，变色后倒入漏勺中，沥油。3.锅内留少量底油，下葱姜丝炝锅，倒入芹菜翻炒至五成熟，加精盐、味精、高汤调味，再放入鱼丝、料酒，用湿淀粉勾芡，淋入香油，颠翻炒匀，出锅即可食用。

苋菜

【别名】青香苋、赤苋、刺苋。

【性味】性凉，味甘。

【归经】归肝、大肠经。

【功效】补气，清热，明目，滑胎，利大小肠。

宜：急慢性肠炎疾病，以及大便干结，小便赤涩者宜食；苋菜清热解毒，夏季宜食；因苋菜中富含高浓度的赖氨酸，对人体成长发育帮助很大，故青少年宜食；苋菜含有丰富的铁、钙等矿物质，故贫血、骨折者宜食；苋菜清热利窍，滑胎易产，故孕妇临产时宜食，与马齿苋同食更好；产后瘀血腹痛者宜食。

忌：脾虚便溏，或胃肠有寒气，容易发生腹泻者忌食。

【按语】据前人经验，苋菜忌与甲鱼同食。

鲜笋苋菜汤

【配方】冬笋（或绿竹笋）1个，三色魔芋10片，苋菜150克，素高汤5杯，米酒1大匙，盐1/2小匙，玉米粉1大匙，清水3大匙，香油1小匙。

【制作】1.冬笋去壳、洗净，切滚刀块备用；苋菜去根部及老梗，洗净，切小段备用。

2.三色魔芋浸泡清水10分钟，捞出，放入滚水中汆一下去味，再捞出冲凉，每片切半。3.锅中倒入素高汤煮开，加入笋块、三色魔芋片、苋菜，倒入米酒、盐调味，加入拌好的湿玉米粉勾薄芡，淋入香油即可。

螺片炒苋菜

【配方】苋菜200克，田螺片100克，姜5克，葱5克，盐5克，素油30克。

【制作】1.把苋菜淘洗干净，切5厘米长的段；田螺肉洗净，切薄片；葱切段，姜切片。

2.把炒锅置武火上烧热，加入素油，烧六成热时，下入姜、葱爆香，加入螺片、苋菜、盐，炒至断生即成。

【功效】清热解毒。

【适宜】急性黄疸型肝炎患者宜食。

马齿苋

【别名】安乐菜、酸味菜、长寿菜。

【性味】性寒，味酸。

【归经】归大肠、肝、脾经。

【功效】清热，解毒，止痢。

宜：肠胃道感染者宜食；皮肤粗糙干燥，维生素A缺乏症，角膜软化症，眼干燥症，夜盲症患者宜食；小儿单纯性腹泻，小儿百日咳者宜食；钩虫病患者宜食；妇女赤白带下及孕妇临产时宜食；矽肺患者宜食。

忌：脾胃素虚，腹泻便溏者忌食；因马齿苋寒滑，食之过多有滑利之弊，故怀孕妇女早期，尤其是有习惯性流产的孕妇忌食。

马齿苋粥

【配方】马齿苋150克，粳米100克，精盐、味精各少许，清水适量。

【制作】1.将马齿苋择洗干净，入开水锅中焯一下，捞出，漂去黏液，切成碎段备用；粳米淘洗干净。2.锅置火上，放入清水、粳米，煮至半熟时，加入马齿苋，再续煮至粥成，用精盐、味精调味后即可食用。

【功效】清热止泻。

【适宜】急性腹泻或痢疾患者可食用。

马齿苋金针肝蛋汤

【**配方**】马齿苋45克，金针菜30克，熟猪肝50克，鸡蛋1个，食盐、味精适量。

【**制作**】1.将马齿苋洗净切碎；金针菜水洗后切断；猪肝切薄片，备用。2.把马齿苋、金针菜放锅中，加适量水煮15分钟，再加入猪肝稍煮，鸡蛋打散放入，待沸后调入食盐、味精即成。

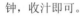

洋葱

【**别名**】洋葱头、玉葱。

【**性味**】性温，味辛。

【**归经**】归肺经、大肠、胃经。

【**功效**】降血脂，降血压，降血糖，抗癌。

宜：高血压病，高脂血症和动脉硬化等心血管疾患者宜食；糖尿病和癌症患者宜食；急慢性肠炎，痢疾患者宜食；消化不良，饮食减少和胃酸不足者宜食。

忌：瘙痒性皮肤疾病患者以及急性眼疾充血红肿者忌食。

洋葱胡萝卜烧牛肉

【**配方**】牛肉500克，洋葱、胡萝卜各1个，生抽5汤匙，酒2汤匙，糖3汤匙，油和水各适量。

【**制作**】1.牛肉切大片飞水后抹干水分，放入1汤匙生抽腌入味；洋葱和胡萝卜均去皮，切大块。2.热锅下油烧热，放入牛肉兜炒，再加入洋葱和胡萝卜炒片刻，放入4汤匙生抽及2汤匙酒炒几分钟后，再加2碗水及3汤匙糖，煮沸后去浮沫，中火焖40分钟，收汁即可。

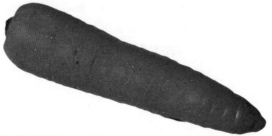

豆芽拌洋葱

【**配方**】绿豆芽200克，洋葱500克，辣椒面、椒油、花椒面、盐各适量。

【**制作**】1.将绿豆芽洗净，捞出控净水分。2.洋葱洗净切成块，与绿豆芽一块用沸水焯一下，然后用凉水泡凉，控净水分。3.加入辣椒面、椒油、花椒面、盐，拌匀即可食用。

洋葱海鲜蛋羹

【配方】洋葱、鲜鱿段、鲜虾仁、蟹柳段、草菇片、鸡蛋、盐、味精、胡椒粉、料酒、清汤
　　　　各适量。

【制作】1.鸡蛋打散，加盐、味精、胡椒粉、清汤拌匀，上屉蒸熟，取出待用；将洋葱切
　　　　碎。2.分别将洋葱碎、草菇片、鲜鱿段、鲜虾仁以及蟹柳段焯熟，捞起后放在蒸好
　　　　的蛋上。3.锅内放清汤，用盐、味精、胡椒粉、料酒调味，煮开后浇在海鲜及蛋羹
　　　　上即成。

【功效】降低胆固醇，提高性功能。

【适宜】高胆固醇，性冷淡等患者宜食。

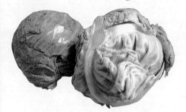

卷心菜

【别名】包菜、椰菜甘蓝、结球甘蓝。

【性味】性平，味甘。

【归经】归肾、胃经。

【功效】养胃，壮筋骨。

宜：胃及十二指肠溃疡患者宜食；糖尿病患者宜
　　食；容易骨折的老年人宜食。

忌：卷心菜性平养胃，诸无所忌。

糖醋卷心菜

【配方】卷心菜250克，植物油15克，白糖20克，醋、酱油各10克，盐3克，花椒5粒。

【制作】1.将卷心菜择洗干净，切成小块备用。2.炒锅上火，放入植物油烧热，下花椒炸出
　　　　香味，倒入卷心菜，煸炒至半熟，加酱油、白糖、醋、盐，急炒几下，盛入盘内即
　　　　成。

椰菜炒腊味

【配方】腊肠1条，腊肉半条，椰菜650克，葱2根，甘笋花少许，盐、油适量，生抽半汤
　　　　匙，糖小半茶匙。

【制作】1.腊肠斜切成片；腊肉切片备用。2.洗净椰菜，切成大块；葱切段。3.炒锅烧热倒
　　　　入植物油，油热后下腊肠、腊肉略炒，盛起待用。4.用余油将椰菜、甘笋花，加少
　　　　许盐炒匀，并加入适量清水，煮至软熟。5.加生抽、糖，然后倒入炒好的腊肉、腊
　　　　肠及葱段，略煮片刻即可上碟。

肉末煮卷心菜

【配方】猪肉末150克，卷心菜100克，葱头50克，植物油40克，酱油10克，精盐6克，水淀粉15克，葱、姜末各5克，水150克。

【制作】1.将卷心菜用开水烫一下，切碎；葱头切成碎末待用。

2.将油放入锅内，热后下肉末煸炒断生，加入葱姜末、酱油拌炒，然后加入切碎的葱头、水，煮软后再加入卷心菜稍煮片刻，加入精盐，用水淀粉勾芡即成。

【贴士】卷心菜要烫一下再切碎，不要生着下锅，否则味道不好，菜要烧烂。

茄子

【别名】矮瓜、昆仑瓜、东风菜、落苏、白茄、紫茄。

【性味】性凉，味甘。

【归经】归脾、胃、大肠经。

【功效】清热，活血，宽肠，通便。

宜：发热，便秘者宜食；高血压，眼底出血，咯血，动脉硬化，皮肤紫斑症等容易内出血者宜食；坏血病患者宜食。

忌：虚寒腹泻，皮肤疮疡，孕妇，以及目疾患者忌食。

【按语】茄科植物都含有一定的茄碱，对人有害，过老的茄子中含量更多，所以不宜多吃。

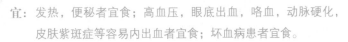

豆瓣酱焖茄子

【配方】长嫩茄子500克，淀粉8克，色拉油750克，豆瓣酱50克，白糖15克，味精5克，葱、姜、蒜各3克，上汤、盐各适量。

【制作】1.茄子去蒂洗净，切成厚片；葱切珠状；姜切末；蒜切片。2.锅内放油，烧至六七成热时下茄子炸透，倒出沥油。3.锅内留少许底油烧热，用葱、姜炝锅，放入豆瓣酱略炒，加汤、盐、糖和炸好的茄子，烧开后用小火焖烂，再放味精、蒜片，汁浓后用湿淀粉勾芡，加明油，装盘即可。

豉油皇金蒜蒸茄子

【配方】茄瓜300克，蒜头、葱少许，鸡粉、麻油、生抽、糖、胡椒粉、植物油各适量。

【制作】1.将茄瓜刨皮切成锯齿状长条，在碟中摆放整齐；蒜头剁碎，用油炸香至金黄色；葱切成葱花备用。2.将炸蒜蓉用鸡粉、麻油拌匀，均匀撒在茄瓜条上面，然后放入蒸笼蒸7～8分钟，至茄瓜焖软；再将生抽加少许清水、鸡粉、糖略煮，倒入蒸好的茄瓜里，面上撒上葱花、胡椒粉，溅熟热油即可。

【贴士】炸蒜蓉时油温不宜过高，炸蒜蓉在放上茄瓜前要先调味，这样可使茄瓜在蒸时更加入味。

糖醋茄条

【配方】嫩茄子300克，鸡蛋2个，面粉50克，湿淀粉10克，胡萝卜5克，色拉油750克，盐6克，味精4克，白糖30克，米醋10克，葱、姜、蒜各3克，香菜3克，香油5克。

【制作】1.茄子去蒂洗净去皮，切成4厘米长、1厘米宽的条，加少许盐略腌，沾面粉备用。2.鸡蛋打入碗内，加面粉，搅成全蛋糊；葱、姜、蒜切片，胡萝卜切丝，香菜切段。3.锅内放油烧至六七成热时把茄条挂全蛋糊逐条下入锅里炸成金黄色，倒出沥油后装盘。4.锅内留少许底油，烧热后用葱、姜、蒜炝锅，放入胡萝卜丝、香菜段略炒，加少许汤、盐、味精、糖、醋烧开，用湿淀粉勾薄芡，加香油，浇淋在茄条上即成。

特色炸茄子

【配方】茄子300克，鸡蛋1只，冬菇、香芹、青椒、红椒、姜少许，蚝油、盐、糖、鸡粉、老抽、油、胡椒粉、绍酒、生粉各适量。

【制作】1.将茄子洗净，连皮切成圆形厚片；冬菇用温水浸软切成菇丝；香芹切粗丝；青红椒切椒丝；姜切丝待用。2.先将茄子加盐、鸡粉调味，再加入鸡蛋、生粉拌匀，用中高油温炸至金黄色，捞起放入深碟中。3.锅底留油，将菇丝、椒丝、香芹丝、姜丝爆香，溅酒，加适量高汤，用蚝油、盐、糖、鸡粉调味，老抽调色，胡椒粉、湿生粉勾芡，淋在炸好的茄子上即可。

鱼香茄子煲

【配方】茄子500克，咸鱼25克，肉蓉适量，蒜蓉、青红椒粒、葱花、姜米少许，柱侯酱、生抽、老抽、麻油、鸡粉、辣酱、植物油、生粉各适量。

【制作】1.茄子去皮切粗条，咸鱼切粒。2.烧锅落油将茄子炸熟捞起，咸鱼粒爆香待用。3.烧锅落油，放入蒜蓉、姜米、咸鱼粒、青红椒粒炒香，再加入茄子略煮，用柱侯酱、生抽、鸡粉、辣椒酱调味，老抽调色，生粉勾芡，最后加入几滴麻油和葱花即可。

【贴士】用慢火炸茄子，煮好的茄子才软滑。

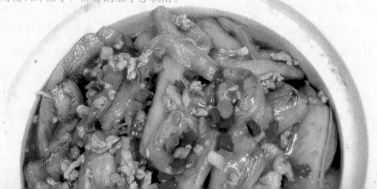

芥蓝

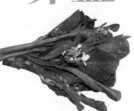

【别名】开白花的称白花芥蓝，开黄花的称黄花芥蓝。

【性味】性凉，味甘辛。

【归经】归胃经。

【功效】宽胸，止渴，化痰。

> 宜：小便淋沥，大便下血者宜食；十二指肠溃疡患者宜食；常饮酒者宜食。

> 忌：糖尿病人不宜多食；体质虚弱，气血不足者忌食。

牛肉炒芥蓝

【配方】五花牛肉300克，面粉50克，芥蓝100克，味精、黄酒、葱花、盐、植物油、麻油各适量。

【制作】1.将肉切成大片，拍松肉质，加入少许黄酒、葱花、味精和盐拌和后待用；将芥蓝切碎，牛肉与面粉拌匀备用。2.将锅烧热，油五成热时将肉片放入，炸至金黄并浮起即捞出。3.原锅油留少许，下葱花煸出香味，下肉及芥蓝，烹上黄酒、麻油，翻几下，出锅即可。

肉丁炒芥蓝

【配方】瘦肉120克，芥蓝6条，冬菇4只，青椒、红椒各1只，姜蓉、蒜蓉各1茶匙，酒1茶匙，油1汤匙，生抽1茶匙，老抽1茶匙，糖大半茶匙，胡椒粉、生粉各少许。

【制作】1.瘦肉洗净，冬菇浸软，均切丁，加入生抽、胡椒粉和生粉拌匀，炒熟待用。2.青椒、红椒均去籽切丁；芥蓝斜切约1厘米长度，用开水略烫后用冷水冲过待用。3.烧热油爆香蒜蓉、姜蓉，放入芥蓝、冬菇、瘦肉迅速炒合，溅酒，加老抽、糖，炒匀上碟。

139

香肠炒芥蓝

【配方】鲜芥蓝150克，香肠100克，生姜10克，花生油150克，盐10克，味精8克，白糖2克，湿生粉适量，麻油少许。

【制作】1.芥蓝去叶切长段；香肠煮熟切片；生姜切片备用。2.烧锅下花生油，放姜片、芥蓝、盐、香肠炒至入味。3.调入味精、白糖炒匀，用湿生粉打芡，淋入麻油翻炒几下出锅即可。

萝卜

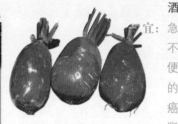

【别名】莱菔、萝白。

【性味】生者性凉，味甘辛；熟者性温，味甘。

【归经】归肺、胃经。

【功效】健胃，消食，化痰，止咳，顺气，利尿，清热，生津，解酒，抗癌。

宜：急慢性气管炎和矽肺者咳嗽多痰，或痰嗽失音时宜食；食积不消，胃满肚胀，嗳气吞酸，肠炎腹泻，急慢性痢疾，以及便秘者宜食；小儿百日咳者宜食，可用鲜生萝卜汁混同等量的梨汁一同服食；高血压病，高脂血症，动脉硬化者宜食；癌症患者宜食；饮酒过量，宿醒未解者宜食；脂溢性皮炎，脂溢性脱发者宜食；维生素C缺乏者宜食；"人参滥用综合征"者宜食；夏季炎热时口中干渴者宜食；胆石症病人宜食；泌尿系结石病人宜食。

忌：脾胃虚寒者忌食生萝卜。虚喘者亦忌食。

【按语】一般来说，吃人参、西洋参、地黄、何首乌时忌吃萝卜。若是在服用人参、西洋参后出现腹胀时，又可吃些萝卜以除胀。

萝卜烩牛肉

【配方】白萝卜350克，牛肉100克，姜2片，葱2条，生粉2茶匙，上汤1杯，油、水、糖、盐、香油、胡椒粉各适量。

【制作】1.将萝卜去皮，切成角形；牛肉切薄片，用腌料腌20分钟备用；葱洗净切段。2.烧热油，爆香姜片后放入萝卜略炒，加上汤、糖、盐、胡椒粉和麻油煮滚，加盖，用小火将萝卜约20分钟。3.牛肉片泡油沥干，放入萝卜内煮约1分钟，下葱段炒匀。最后将生粉水慢慢放入牛肉内煮稠即可。

【功效】健胃消食，利水下气。

【适宜】胃胀纳差或腹胀水肿者可食。

萝卜烧排骨

【配方】猪排骨500克，萝卜500克，酱油20克，料酒5克，盐4克，味精3克，白糖5克，葱8克，姜5克，淀粉5克，油50克。

【制作】1.萝卜切块；葱切段；姜切片待用。2.炒锅上火，放油，油热后将葱、姜和萝卜放入，煸炒至上色加入料酒、酱油、盐、味精、白糖和清水，放入排骨坯料，开锅后转用小火烧25分钟。3.待汁收浓且口味浓香时，加入水淀粉，把汁全部挂在原料表面即可。

萝卜鲫鱼汤

【配方】白萝卜100克，鲫鱼1条（约400克），大肉姜、鲜菇、芫荽少许，盐、鸡粉、胡椒粉、麻油、绍酒、植物油各适量。

【制作】1.萝卜刨皮切日字片；芫荽洗净摘叶留头；姜切片，葱切榄；鲜菇洗净用清水煮透捞起待用。2.鲫鱼宰好去鱼鳃、鱼肠洗净，鱼身切花纹，抹盐备用。3.烧锅落油放入鲫鱼用慢火煎至鱼身两面金黄。4.原锅滤去余油，溅绍酒加入清水猛火烧滚，倒入萝卜片、姜片、菇片、芫荽梗，用中火将鱼汤滚至奶白，加入盐、鸡粉、胡椒粉、麻油调味，最后放入芫荽叶即可。

【功效】补脾胃、化痰热。

【适宜】脾胃虚弱，痰热内阻所致的饮食减少、脘腹胀满、口苦苔黄腻、脉滑数等症患者宜食。

萝卜烧墨斗鱼

【配方】白萝卜、墨斗鱼、红尖椒、绿尖椒、葱、姜各少许，盐、味精、色拉油、高汤、淀粉各适量。

【制作】1.白萝卜切成菱形块；红、绿尖椒切块，用温油焯一下备用。2.墨斗鱼洗净，用沸水焯一下，捞起后待用。3.锅内放少许底油，先放葱末、姜末，再加入白萝卜，红、绿尖椒，墨斗鱼和适量高汤一起烧3分钟，撒上盐和味精后勾芡即可。

荠菜

【别名】清明菜。

【性味】性平，味甘。

【归经】归肝、肺经。

【功效】健脾，止血，利水，明目。

宜：各种内出血病人，诸如内伤出血，咯血，产后子宫出血，月经过多，便血，消化道溃疡出血，视网膜出血者宜食；乳糜尿，泌尿系结石，肾炎，水肿，高血压者宜食；胃溃疡，胃痉挛，痢疾，肠炎，腹泻，呕吐者宜食；眼病患者，如目赤肿痛，结膜炎，夜盲，青光眼，眼底出血，目生翳障者宜食；小儿麻疹者宜食。

忌：荠菜性味平和，诸无所忌。

【按语】流行性感冒在流行传染期间食用，可起到预防效果。

荠菜煮冬笋

【配方】净熟冬笋300克，荠菜100克，熟胡萝卜20克，精盐、味精、生油、水淀粉、鸡汤各适量。

【制作】1.将荠菜择洗干净，用开水余一下，捞出放进冷水里冲凉后挤出水分，切成粗末；净熟冬笋切成劈柴状，熟胡萝卜切成末待用。2.坐锅，放油烧热，投入冬笋块略炒，加入鸡汤、粗盐、味精，烧开后放入荠菜，用水淀粉勾稀芡，再开锅后放进胡萝卜末，即可装盘。

荠菜炒里脊片

【配方】猪里脊肉150克，荠菜75克，熟冬笋50克，鸡蛋清20克，水发冬菇25克，葱段5克，精盐6克，味精2克，绍酒25克，干淀粉13克，水淀粉12克，麻油10克，猪肉汤适量，熟猪油500克（实耗60克）。

【制作】1.将荠菜洗净，放开水锅中焯一下，捞起用冷水冲凉，挤干水分，切成细末。2.把猪里脊切成柳叶形薄片，再用清水漂出血水，沥干放入碗里，加入精盐2克、绍酒10克、鸡蛋清、干淀粉抓匀浆好。3.冬笋切成长方片；冬菇择洗干净，切成月牙片；将绍酒、精盐、味精、肉汤、水淀粉放入小碗里，调成芡汁待用。4.炒锅置旺火上，下熟猪油，烧至四成热时，放入肉片，用手勺划散，待肉变色后，倒入漏勺沥油。5.炒锅留少许油，放入葱段、冬笋、香菇、荠菜煸炒出香味，再放入肉片，倒入已调好的芡汁，颠翻均匀，淋上麻油装盘即成。

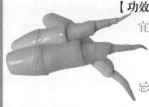

茭白

【别名】茭瓜、茭笋。

【性味】性凉，味甘。

【归经】归脾经。

【功效】利尿，除烦渴，解热毒，通乳汁。

宜：高血压者宜食，若与旱芹同食，更有降血压之功；黄疸肝炎者宜食；妇女产后乳汁缺少者宜食，若以茭白配合通草、猪蹄同食，能增加乳汁；饮酒者及酒精中毒者宜食。

忌：泌尿系结石患者不宜经常食用；脾胃虚寒，腹泻便溏者忌食。阳痿滑精者也不宜多吃。

【按语】茭白忌同蜂蜜一起食用。

麻辣茭白

【配方】茭白200克，酱油、芝麻酱、熟猪油、红辣椒、精盐、白糖、湿淀粉、芝麻油、鲜汤各适量。

【制作】1.将茭白洗净切成滚刀块备用。2.锅置中火上，加猪油250克，烧至五成热时，放入茭白，炸1分钟左右，捞出沥油。3.倒出锅中余油，再置旺火上，加茭白、红辣椒、酱油、精盐、白糖、味精、芝麻酱和鲜汤，在小火上再烧1分钟左右，用湿淀粉勾芡，淋入芝麻油即可。

葱油拌茭白

【配方】茭白250克，葱25克，老姜1小块，香油1匙，盐、味精适量。

【制作】1.茭白切丝；老姜切丝；葱切碎，待用。2.将茭白丝下沸水锅中稍焯，用漏勺捞起沥干水分，放进碗中，加姜丝、盐、味精、葱碎（只用一半），拌匀待用。3.锅中放油烧至五成热，下入另一半葱碎爆出香味。4.将锅中的葱油淋到拌好的茭白丝上，拌匀后即可上桌。

青红椒炒茭白

【配方】茭白300克，青、红椒各1个，豆豉、姜、蒜、高汤、盐、油、糖、生粉等各适量。

【制作】1.茭白去壳洗净，切成斜段；青、红椒切段；姜、蒜切片；豆豉切末备用。2.把茭白放入油锅炸一下，再放入青、红椒拌炒一下捞起。3.油锅放入姜、蒜、豆豉小火炒，再把茭白倒入大火拌炒后加入高汤、盐、糖略煮，用水淀粉勾芡即成。

【功效】解热毒，通乳汁。

胡萝卜

【别名】红萝卜、金笋、丁香萝卜。

【性味】性平，味甘。

【归经】归肺、脾经。

【功效】健脾，补血，助消化，助发育。

宜：脾胃气虚，贫血，营养不良，食欲不振者宜食；青少年儿童宜食；癌症患者宜食；高血压病，胆石症患者宜食；长期与水银接触者宜食；皮肤粗糙，头皮发痒，头皮屑过多，以及夜盲症，眼干燥症者宜食。这类情况大多由于缺乏维生素A所致，而胡萝卜中含有丰富的胡萝卜素，人体摄入后，就会转化成维生素A。

【按语】醋会破坏胡萝卜中的胡萝卜素，故胡萝卜忌与过多的酸醋同食。

红萝卜雪梨糖水

【配方】红萝卜250克，雪梨250克，冰片糖150克，老姜1小块，清水1000克。

【制作】1.红萝卜去皮，用波纹刀横切成厚片；老姜去皮用刀略拍；雪梨去皮去心洗净，每个雪梨切开4件再每件横切成厚片待用。2.将处理好的红萝卜、老姜放入砂锅内，加入清水，加盖慢火煲10分钟左右，再放入雪梨煮5分钟后加入冰片糖，略煮至糖完全溶化即可。

【功效】清热润肺，化痰止咳。

【适宜】肺热咳嗽，痰难咳出者可食用。

【贴士】红萝卜以色泽金红手感略沉为佳。

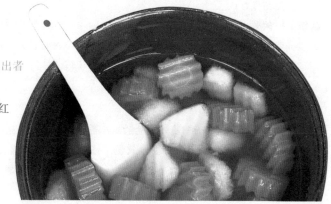

红油三丝

【配方】红萝卜、粉丝、海带、盐、红油、酱油、白糖、香油、味精各适量。

【制作】1.红萝卜、海带洗净，切丝焯水；粉丝用开水泡熟备用。2.将海带、萝卜丝、粉丝沥干水分和匀后用盐、红油、酱油、白糖、香油、味精调味装盘即可。

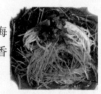

【贴士】海带一定要清洗干净，粉丝要泡熟。调味前要挤干水分。

酱爆胡萝卜丁

【配方】胡萝卜200克，料酒8克，甜面酱5克，味精1克，牛肉汤25克，食盐适量，香油5克，色拉油25克。

【制作】1.胡萝卜洗净，切成丁，放盘中待用。2.炒锅上火，注入色拉油，烧至一成热下甜面酱炸热，烹入牛肉汤、料酒，加入食盐、胡萝卜丁炒熟。然后将味精撒入锅内，淋入香油炒匀，盛入盘中即可。

蘑菇煮红萝卜

【配方】红萝卜150克，蘑菇50克，黄豆30克，西兰花30克，色拉油5克，盐5克，味精2克，白糖1克。

【制作】1.红萝卜去皮切成小块；蘑菇切件；黄豆泡透蒸熟；西兰花切成小棵备用。2.烧锅下油，放入红萝卜、蘑菇翻炒数次，注入清汤，用中火煮。3.待红萝卜块煮烂时，下入泡透的黄豆、西兰花，调入盐、味精、白糖，煮透即可食用。

【功效】降脂减肥。

【适宜】高血脂，肥胖者宜食。

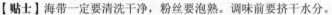

干煸胡萝卜片

【配方】胡萝卜200克，食盐适量，酱油5克，葱花5克，味精1克，姜末5克，白糖5克，色拉油25克。

【制作】1.胡萝卜洗净，切成片，放盘中待用。2.炒锅上火烧热，放入胡萝卜片煸炒几下待用。3.锅中倒入色拉油，烧至八成热，下葱花、姜末炒香，胡萝卜重新入锅，再加入白糖、食盐，烹入酱油炒熟，撒入味精，炒匀即可。

油焖胡萝卜丁

【配方】胡萝卜150克，味精1克，食盐适量，香油5克，酱油5克，色拉油25克。

【制作】1.胡萝卜洗净，切成小丁，放盘中待用。2.炒锅置火上，倒入色拉油烧至八成热，烹入酱油，下胡萝卜翻炒几下，盖上锅盖焖熟。然后将味精撒入锅内，淋入香油，出锅装盘即可。

雪里蕻

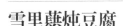

【别名】梅干菜、芥菜、雪菜。

【性味】性温，味辛。

【归经】归肺经。

【功效】宣肺，祛痰，温中，利气。

宜：急慢性气管炎寒痰内盛，咳嗽多白黏痰，胸膈满闷者
宜食；芥菜卤适宜肺痈、肺脓疡者服食。

忌：内热偏盛者忌食；癌症患者忌食；瘙痒性皮肤病患者
忌食；单纯性甲状腺肿患者忌食；疮疖，眼睛疾病，
痔疮便血者忌食。

【按语】春芥忌食。

◎梅干菜

雪里蕻炖豆腐

【配方】雪里蕻100克，豆腐150克，猪油30克，葱、姜、盐各适量。

【制作】1.将雪里蕻洗净切末；把豆腐切成1.5厘米见方的块，放入锅内烫一下，捞出用凉
水浸凉，控净水分后备用。2.将炒锅置于火上，放入猪油，待油热后，下葱丁、姜
末炝锅，随后放雪里蕻煸出香味，下入豆腐，添水以没过豆腐为宜，在旺火上烧开
后，用微火炖5分钟，待豆腐入味、汤汁不多时下盐调味即可。

雪里蕻炒肉丝

【配方】雪里蕻125克，去皮肥瘦肉150克，猪油50克，香油10克，酱油、葱、白糖、盐各适
量，汤少许。

【制作】1.将雪里蕻洗净，切除疙瘩和叶尖后切成碎块，用开水稍烫，捞出控净水待用。
2.将肉洗净切成丝。3.将炒锅置于火上，放入猪油，油热后下肉丝煸炒变色，加入
葱末、酱油，放入雪里蕻煸炒几遍，加入盐，放汤，开后放白糖，淋香油，翻炒均
匀即成。

雪里蕻拌百叶

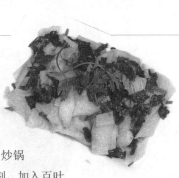

【配方】雪里蕻250克，百叶250克，姜末1大匙，
盐、味精、料酒、麻油、植物油各适
量，高汤1碗。

【制作】1.雪里蕻洗净切末；百叶切半寸宽，散开。2.炒锅
烧热下油，放入姜末爆香，加入雪里蕻快炒片刻，加入百叶
及高汤、盐、味精和料酒焖煮4分钟，用旺火收干汤汁，淋上麻油上盘即可。

辣椒

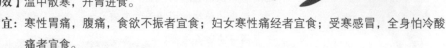

【别名】朝天椒、尖椒等。

【性味】性热，味辛。

【归经】归心、脾经。

【功效】温中散寒，开胃进食。

宜：寒性胃痛，腹痛，食欲不振者宜食；妇女寒性痛经者宜食；受寒感冒，全身怕冷酸痛者宜食。

忌：阴虚火旺体质者忌食；溃疡病，食道炎，肺结核咯血，气管炎咳嗽，高血压病，牙痛，咽喉炎，目疾患者忌食；辣椒容易诱发痔疮和疮疖等炎症，故患有痔疾和疖肿者忌食。

【按语】辣椒不宜久食多食。适宜作为调味品，烹调和佐料时少量食用。

尖椒炒腊肉

【配方】腊肉250克，红、绿尖辣椒各50克，料酒4克，酱油3克，味精2克，干辣椒2克，豆豉3克，油70克，鸡汤适量。

【制作】1.将整条腊肉去皮，切成片；红、绿尖辣椒切成段备用。2.起锅放开水将腊肉焯一下，捞出。3.另起锅放底油，投入豆豉、干辣椒、尖椒爆香，放腊肉、料酒、酱油、味精、鸡汤烧开后用微火焖10分钟，收干汁出盘。

榄菜炒尖椒圈

【配方】尖椒250克，榄菜、蒜头少许，生抽、麻油、鸡粉、植物油各适量。

【制作】1.将尖椒洗净，切成椒圈；蒜头拍碎待用。2.烧锅落油，将蒜头爆香，加入榄菜、尖椒圈略炒，用生抽、鸡粉、麻油调味即可。

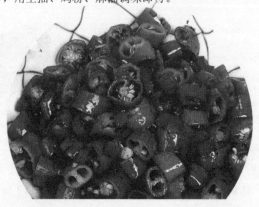

青椒

青椒，俗称菜椒，是辣椒的改良品种，含丰富的维生素C。虽也称之为"椒"，但辛辣味很低，甚至带些甘味。它不仅能增强体力，增进食欲，还可防治坏血病。胃口不开，食欲不振者宜食，辣椒所忌之病患者，则勿食或慎食。

青椒肉丝

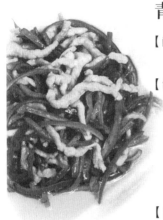

【配方】里脊肉、青椒、甜面酱、色拉油、盐、味精、鸡精、胡椒粉、料酒、水淀粉各适量。

【制作】1.青椒洗干净去头尾切成两半，去掉里面的青椒籽后切成粗细均匀的椒丝，焯水后待用。2.里脊肉切成细丝，用盐、料酒腌味后备用。3.锅置旺火上，放入色拉油烧至三成热时，放入肉丝滑散滤起待用。4.锅内留油，将甜面酱炒香，下肉丝、青椒丝炒匀，放盐、味精、胡椒粉、料酒调味，用水淀粉勾芡起锅装盘即成。

【贴士】青椒焯水不能太久；甜面酱要炒香，不能太多。

空心菜

【别名】瓮菜、蕹菜、通菜。

【性味】性寒，味甘。

【归经】归胃、大肠经。

【功效】降血压，通便秘。

宜：高血压病头痛者宜食；糖尿病人宜食；慢性习惯性便秘及痔疮者宜食；鼻出血和尿血者宜食。

忌：血压偏低者忌食；脾胃虚寒，大便稀薄，慢性腹泻者忌食；空心菜性大凉，女子月经来潮期间忌食。

147

椒丝腐乳空心菜

【配方】空心菜500克，腐乳2块，红辣椒2个，植物油、蒜蓉、精盐、味精、生粉各适量。

【制作】1.空心菜摘取嫩绿茎叶，洗净；红辣椒洗净（不喜辣者去籽），切丝。

2.烧热锅，下油，烧至七成热，爆香蒜蓉，放入空心菜、红辣椒快速炒至菜色变翠绿时，用水、生粉、精盐、味精、腐乳（捣茸）勾芡，翻炒几下即可。

虾酱牛肉炒通菜

【配方】牛肉240克，通菜480克，虾酱1茶匙，蒜头1粒，油3汤匙，生抽1茶匙，生粉1茶匙，油1/2汤匙，盐1/4茶匙，糖1/2茶匙，水2汤匙。

【制作】1.牛肉切片，加入生抽、生粉拌匀，腌15分钟，泡嫩油，取出。2.通菜原条洗净，摘段；蒜头去衣剁蓉。3.烧热油，爆香蒜蓉、虾酱，放入通菜炒至软身，牛肉回锅，加盐、糖，用生粉勾芡上碟。

落葵

【别名】木耳菜、胭脂菜、滑腹菜、御菜。

【性味】性寒，味甘酸。

【归经】归大肠经。

【功效】清热，凉血，滑肠，通便，解毒。

宜：发热，大便秘结，便血，痔疮，湿热痢疾和疮肿疔毒者宜食。

忌：脾胃虚寒，便溏腹泻者忌食；怀孕妇女及女子月经期间忌食。

薤白

【别名】小蒜、薤白头、野蒜。

【性味】性温，味苦辛。

【归经】归心、大肠经。

【功效】理气宽胸，散结定痛。

宜：冠心病，心绞痛，胸闷不舒者宜食；急慢性肠炎疾病，小儿疳痢者宜食。

忌：气虚体弱者忌食。

【按语】据前人经验，薤白不可与牛肉、韭菜同食。

薤白煎蛋

【配方】薤白100克，鸡蛋3只，盐、猪油适量。

【制作】1.将薤白洗净切细；鸡蛋磕入碗内放盐，用筷子抽打起泡。2.把平底锅烧热，放入猪油，油热后倒入鸡蛋液，撒上薤白细末，在火上煎5分钟，将一面煎成焦黄即成。

薤白粥

【配方】薤白30克，粳米60克。

【制作】薤白洗净，粳米淘洗干净，一起放锅中，加水适量煮成粥。

【功效】下气导滞，宽胸理气。

【适宜】饮食不消化，或痢疾腹泻、腹部胀满、泻而不畅，或经常胸闷作痛的冠心病患者宜食。

马兰头

【别名】田边菊、蟛蜞菊、鸡儿肠、鱼鳅串、毛蜞菜。

【性味】性凉，味辛甘。

【归经】归肺、肝经。

【功效】清热，止血，消炎。

  宜：高血压病，眼底出血，青光眼者宜食；吐血，衄
    血，齿衄，皮下出血者宜食；急性咽喉炎，扁桃
    体炎，口腔炎，牙周炎和急性眼结膜炎者宜食；
    小儿疳积，疳眼，夜盲者宜食。

  忌：女子月经来潮期间或有寒性痛经史者不宜多食。

【按语】适宜春季时摘其嫩茎叶作蔬菜食用。

如意马兰头

【配方】马兰头80克，鸡汁豆腐干80克，百叶50克，鲜鸡汤、糖、盐、麻油、味精各适量。

【制作】1.选用新鲜嫩头的马兰头洗净放入锅内烫一下（时间要短、速度要快），用刀切细，控干水分，加入鸡汁豆腐干细末、糖、盐、麻油、味精拌匀。2.薄百叶加鲜鸡汤煮熟控干后，包入拌好的马兰头卷成如意卷，即可切片装盘。

马兰豆腐卷

【配方】薄百叶2张，豆腐干2块，马兰头500克，盐、味精、麻油各适量。

【制作】1.马兰头洗净，再分别将豆腐干、薄百叶、马兰头烫熟。2.豆腐干、马兰分别切细，加盐、味精、麻油拌匀，放入薄百叶内包起，卷紧，斜刀切段后装盘即成。

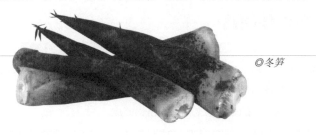

◎冬笋

马兰炒冬笋片

【配方】马兰100克，冬笋250克，葱段、黄酒、精盐、白糖、味精、湿淀粉、植物油、鲜汤、熟麻油各适量。

【制作】1.马兰择洗干净，投入刚沸的开水中焯一下，捞出后放入凉水中浸漂，除去草腥味，然后捞出，控净水分，将熟马兰理直待用。2.炒锅上火，放油烧至七成热，投入冬笋片、葱段，加精盐煸炒至透，放入马兰拌炒一下，烹入黄酒，加白糖、味精和鲜汤，沸后用湿淀粉勾薄芡，边推边淋入熟麻油即成。

茼蒿

【别名】蓬蒿菜。

【性味】性平，味甘辛。

【归经】归肺、胃经。

【功效】清热，化痰，通血脉。

宜：夏季酷暑，烦热头昏，睡眠不安者宜食；高血压病人头晕脑涨，大便干结者宜食；肺热咳嗽，痰多黄稠者宜食；贫血或骨折者宜食。

忌：大便溏薄者忌食。

双笋拌茼蒿

【配方】茼蒿500克，白芝麻少许，玉米笋50克，笋1支，盐1/2匙，酱油1匙，香油2匙，味精1匙。

【制作】1.茼蒿洗净；笋去皮，切丝；玉米笋切丝备用。2.先将茼蒿以滚水烫过。3.笋丝、玉米笋也过水待用。4.将茼蒿、笋丝、玉米笋盛入碗内，加盐、酱油、香油、味精拌匀，撒上白芝麻即可。

蚝油拌茼蒿

【配方】茼蒿、蒜瓣少许，蚝油、酱油、醋、香油、油各适量。

【制作】1.茼蒿叶洗净，入沸水中焯一下，控干水分。2.蒜瓣剁成细丁，盛入碗内。3.上锅烧热油后，趁热泼到蒜瓣上。4.接着碗内调入蚝油、少量味极鲜酱油、醋、香油，再拍几瓣蒜，调匀后倒入茼蒿叶中拌匀即成。

鱿鱼丝炒茼蒿

【配方】鱿鱼400克，嫩茼蒿400克，葱花、姜丝、盐、味精、花生油、料酒各适量。

【制作】1.将鱿鱼去头，洗净切丝，用开水焯一下捞出。2.茼蒿去叶去头，洗净切段。3.炒锅注油烧热，下葱花、姜丝炝锅，放入茼蒿煸炒至软，加入鱿鱼丝、盐、味精、料酒稍加翻炒，淋上熟油，出锅即成。

大头菜

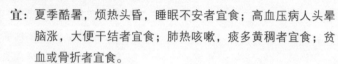

【别名】芜菁、大头芥、香大头。

【性味】性平，味苦辛甘。

【归经】归胃经。

【功效】开胃，消食，下气。

宜：食欲不振或食积不化，痞满腹胀和黄疸者宜食。

【按语】大头菜一次不宜食之过多，以免耗气。

螺片炒大头菜

【配方】净海螺肉300克，青叶大头菜200克，料酒、白糖、干椒、葱花、姜末、蒜片、水淀粉、植物油、麻油各适量。

【制作】1.螺片过油制熟，盛起待用。2.锅内下油，倒入葱、姜、蒜片、干椒炒香，倒入大头菜煸炒至八成熟时下螺片及料酒、白糖，淋少许麻油，用水淀粉勾芡，即可出锅。

大头菜羊肉粥

【配方】大头菜50克，熟羊肉50克，葱末5克，生姜末5克，精盐2克，味精2克，香油25克，糯米100克。

【制作】1.先将大头菜洗净切成碎末；熟羊肉也切成碎末。2.炒锅上火，下香油，放入大头菜、羊肉炒散，加入清水1000克和淘洗干净的糯米，先用旺火烧开，后转用文火熬煮，煮至米粒开花时再加入葱、姜、盐、味精，稍煮片刻即成。

【功效】开胃下气。

【适宜】食滞不化者可食用。

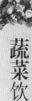

白菜

【别名】大白菜、黄芽菜、黄矮菜、津菜。

【性味】性平，味甘。

【归经】归胃、大肠经。

【功效】养胃气，利二便。

宜：脾胃气虚，大小便不利者宜食；维生素缺乏者宜食。

忌：白菜性味平和，诸无所忌。

【按语】白菜适宜秋冬季节食用；适宜各类人群食用。

珧柱粉丝津菜煲

【配方】珧柱50克，大白菜450克，粉丝、红椒丝、姜片、蒜米、虾米少许，食盐、鸡粉、蚝油、麻油、绍酒、植物油各适量。

【制作】1.珧柱洗净放入碗内加少许清水蒸烂，压烂，略炸待用。2.粉丝用温水浸15分钟左右，放入滚水锅内烫一下捞起切长段待用。3.大白菜洗净切块，烧滚水加食盐将大白菜煮熟捞起。4.烧砂锅落油，放入蒜米、姜片、虾米爆香。5.溅绍酒加入大白菜和粉丝炒匀，将蒸好的珧柱连水一起倒入煲内再加入适量上汤滚3分钟左右，用食盐、鸡粉、蚝油调味，加入红椒丝点缀，滴几滴麻油增加香味即可。

【贴士】粉丝烫热水后过一下凉水会更加爽口。

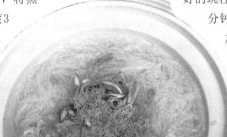

开水白菜

【配方】白菜心500克，味精1克，胡椒粉0.5克，盐4克，上汤750克。

【制作】1.将白菜心洗净，放入沸水中焯至断生（食物原料经过烹煮，刚刚达到熟的程度），保持鲜绿色，立即捞入凉开水，再捞出顺条理好，用刀修切整齐，放入汤碗内，加入味精。2.炒锅置旺火上，放入汤、盐、胡椒粉烧沸后，撇去浮沫，轻轻倒入盛菜心的碗内即成。

【特点】汤清菜绿，鲜嫩爽口。

芸薹

【别名】薹菜、油菜、寒菜。

【性味】性凉，味辛。

【归经】归肺、肝经。

【功效】散血，消肿。

　宜：孕妇产后瘀血腹痛，乳痈者宜食；痈疽，项疽，丹毒，无名肿毒者宜食。

　忌：怀孕早期的妇女忌食。据前人经验，芸薹为发物，小儿麻疹，疮疖，狐臭，目疾者忌食。近代也有学者认为糖尿病患者应忌食油菜。

肉丝炒薹菜

【配方】猪瘦肉150克，薹菜200克，盐4克，味精3克，葱5克，姜3克，白糖5克，淀粉1克，鸡蛋1个，料酒2克，油50克。

【制作】1.将鸡蛋敲破，取蛋清放碗内打匀；将猪肉切成丝，加入盐、料酒、鸡蛋清、淀粉上浆，抓匀。2.薹菜洗净，去掉外部老筋，切成长4厘米的段；葱、姜切成丝，备用。3.炒锅上火，放油烧热，下肉丝煸炒，至八成熟时，加入葱、姜丝及薹菜同炒，再放料酒、盐、味精、白糖烹炒均匀，即可装盘。

菠菜

【别名】赤根菜、菠薐。

【性味】性凉，味甘。

【归经】归胃、小肠经。

【功效】通肠胃，开胸膈，润肠燥，降血压，解酒毒，补血。

　宜：高血压患者和糖尿病人宜食；痔疮病便血，习惯性大便燥结者宜食；贫血者及坏血病者宜食；防治夜盲症者宜食；皮肤粗糙，皮肤过敏症，皮肤松弛者宜食，具有美容效果；防治流行性感冒时宜食。

　忌：大便溏薄，脾胃虚弱者忌食；肾功能虚弱者，也不宜多吃菠菜。

【按语】因为菠菜所含草酸过多，与钙结合形成草酸钙而不易被吸收，故菠菜忌与豆腐同吃。

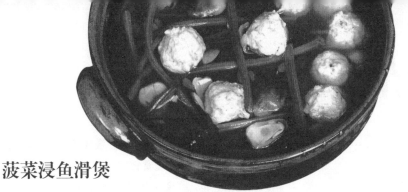

菠菜浸鱼滑煲

【配方】菠菜500克，鱼滑150克，姜丝、红椒丝、芫荽碎、鲜菇片少许，鸡粉、食盐、美极抽、绍酒、植物油、麻油、上汤各适量。

【制作】1.菠菜切去头部洗净，从中间一开二切断待用。2.鱼滑加入芫荽碎拌匀挤成鱼丸待用。3.烧砂锅落油，放入姜丝、红椒丝略炒，溅绍酒，加入上汤烧滚后放入菠菜略煮，用鸡粉、食盐、美极抽调味，再加入挤好的鱼丸，用慢火煮至菠菜熄，鱼滑熟透即可。

【贴士】将鱼丸挤入放有清水的碗内，可防止鱼丸粘连。

凉拌八宝菠菜

【配方】菠菜、胡萝卜、冬笋、香菇、火腿、海米、葱丝、姜丝、杏仁、核桃仁、口蘑少许，盐、料酒、鸡精、香油、食用油各适量。

【制作】1.将菠菜洗净切成寸段倒入开水中焯一下，捞出挤干水分放入器皿中待用。2.将香菇、冬笋、火腿、胡萝卜洗净切丝，口蘑洗净切成片，均放入开水中焯一下，捞出过凉沥干水分。3.将核桃仁、杏仁放入开水中焯一下，捞出过凉沥干水分。4.坐锅点火倒油，油热放入葱姜丝、火腿丝、海米、料酒煸炒均匀后倒入装有菠菜的器皿中，加入香菇丝、冬笋丝、胡萝卜丝、口蘑片、杏仁、核桃仁、盐、鸡精、香油拌匀即可食用。

花生米香辣菠菜

【配方】菠菜400克，花生米65克，干红辣椒节8克，孜然粉5克，精盐2克，白糖3克，味精1.5克，麻油2克，精炼花生油约20克。

【制作】1.将花生米入沸水锅中汆一下，捞出沥干，然后下入三成热的油锅中炸至酥捞出，趁热去掉皮，研碎，再调入孜然粉、精盐、白糖、味精、麻油等拌匀成花生鲜味料。2.菠菜洗净切节，投入由油盐勾兑成的沸水锅中焯一下，捞出过凉，并控干水分，装入一深盘中，然后将花生鲜味料浇盖在菠菜上。3.炒锅上火，投入花生油烧热，将干红辣椒节炸香，起锅浇在盘中的菠菜上，拌和均匀即成。

【特点】咸鲜香辣，开胃滋补，营养丰富。

香椿头

【别名】椿芽、春尖叶。

【性味】性温，味甘辛。

【归经】归胃、大肠经。

【功效】健脾开胃，增进食欲。

宜：饮食不香，不思纳谷者宜食；慢性肠炎疾病患者宜食；妇女白带频多者宜食。

忌：据民间经验，香椿头为大发之物，有慢性皮肤病，淋巴结核，恶性肿瘤者均忌食。

【按语】香椿头适宜谷雨前食用。

香椿头烘蛋

【配方】猪油25克，鸡蛋3个，新鲜香椿头50克，盐、味精、湿淀粉、植物油各适量。

【制作】1.将香椿头摘除老梗，洗净，入滚水锅烫一下，捞起，挤干水分，剁成细末，放入大汤碗内备用。2.碗内磕入鸡蛋，加入盐、味精、湿淀粉，再加入猪油，打匀。3.烧热锅，下油，待油烧热后将蛋液缓缓倒入锅内，用勺子轻轻推动至蛋将熟时，盖上锅盖，用小火烘3分钟后，将蛋翻身，再加入油适量，烘3分钟左右取出，装入盘内即成。

鸡蛋香椿煎饼

【配方】面粉500克，香椿芽250克，鸡蛋4个，葱花10克，精盐5克，味精2克，香油5克，猪油100克。

【制作】1.将香椿芽择洗干净，入开水中焯一下，然后切碎，放入一碗内；碗内磕入鸡蛋，放入精盐、味精搅匀待用。2.油锅上火烧热，下葱花炸香，倒入香椿蛋液，炒熟铲碎，淋入香油搅匀成馅。3.面粉入盆内，加适量清水和成稍软一点的面团，揉匀，分成10等份。4.将鸡蛋香椿馅分成10等份，分别包入面剂子中，按扁成厚圆饼状。5.平底锅上火，刷一层底油，放上饼坯，煎至一面呈金黄色后，再翻转煎另一面，直至煎熟，逐个煎完即成。

炸香椿鱼

【配方】嫩香椿芽250克，鸡蛋液100克，油100克，盐2克，料酒6克，面粉、花椒、盐各适量。

【制作】1.将香椿芽洗净，用开水略烫，控水后粘匀面粉。2.将鸡蛋液加盐、面粉、料酒调成鸡蛋糊。3.炒锅上火放油烧至5～6成热，将粘好面粉的香椿芽裹上蛋糊投入锅内炸熟捞出即可。食用时蘸花椒盐。

【贴士】炸香椿时要防止粘连，尽量做成小面鱼状，炸的时间不可太长，面糊一熟马上捞出。

莼菜

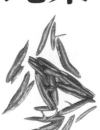

【别名】水葵、丝莼。

【性味】性寒，味甘。

【归经】归脾、胃经。

【功效】清热，解毒，利水，消肿。

宜：高血压病人宜食；皮肤感染者，包括痈疽疔疮，丹毒患者宜食；急性黄疸型肝炎患者宜食；多种癌症患者，尤其是食道癌、胃癌等消化道和肝胆系统恶性肿瘤患者宜食。

忌：脾胃虚寒，脾阳不振，大便溏薄者忌食；因莼菜性大凉，妇女月经期间和孕妇产后忌食。

【按语】据前人经验，莼菜勿与醋同食。

西湖莼菜汤

【配方】瓶装莼菜、熟笋、水发冬菇、鲜番茄、蘑菇、绿叶菜、鲜汤、蘑菇汤、芝麻油、花生油、精盐、姜末、绍酒、味精各适量。

【制作】1.莼菜开瓶后，沥去莼菜卤汁，用沸水浸泡后捞出沥干水分，备用。2.冬菇、蘑菇、熟笋切成丝；洗净鲜番茄、绿叶菜，切成相应的片，备用。3.炒锅中下油烧至五成热加入鲜汤、蘑菇汤以及冬菇、熟笋、蘑菇、莼菜、番茄，烧滚后再放入精盐、味精、姜末、绍酒，滚后投入绿叶菜略烧一下，淋上芝麻油，装入大汤碗中即成。

鱼片莼菜汤

【配方】鱼500克，莼菜500克，酒、盐、葱和味精各适量。

【制作】1.将鱼批片，加酒、盐和葱末拌匀。2.将莼菜放入沸水中氽一下捞出，沥干水分待用。3.炒锅上中火，加适量清水后再倒入鱼片，加精盐少许，再加酒、味精，随即倒入莼菜即可食用。

鱼腥草

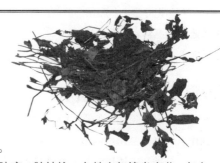

【别名】蕺菜、野花麦、臭菜、红桔朝。

【性味】性寒，味辛。

【归经】归肺、肝经。

【功效】清热解毒，清肺化痰、止咳，利尿消肿。

宜：肺部感染，包括肺脓疡、大叶性肺炎、肺痈、肺结核、急性支气管炎咳嗽、气急、吐黄脓痰或痰中带血者宜食；黄疸发热，包括急性胆囊炎者宜食；妇女子宫内膜炎，宫颈炎，附件炎，带下病腥臭以及急性乳腺炎者宜食；急性感染化脓性疾病，诸如蜂窝组织炎，中耳炎，痈肿疔疮，丹毒者宜食。

忌：鱼腥草性寒，脾胃虚寒或虚寒性病证者均忌食。

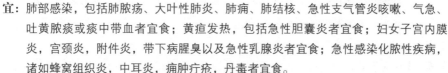

鱼腥草拌莴笋

【配方】鲜鱼腥草100克，莴笋500克，食盐2克，生姜6克，葱白10克，酱油15克，醋10克，味精0.5克，麻油15克，大蒜10克。

【制作】1.将鱼腥草择去杂质老根，淘洗干净，用沸水略焯后捞出，加1克食盐拌和腌渍待用。2.鲜莴笋摘去叶子剥去皮，冲洗之后，切成3～4厘米的节后再切成细丝，用食盐1克腌渍沥水待用。3.生姜、大蒜、葱白择洗后切成姜末、蒜米、葱花待用。4.莴笋丝放在盘内，加入鱼腥草，再放入酱油、味精、麻油、醋、姜末、葱花、蒜米拌匀入味即成。

【功效】清热，解毒，清肺化痰。

【适宜】用于肺痈胸痛、咳吐脓痰，肺热咳嗽、咳痰黄稠，本方对肺脓疡、急性支气管炎患者食用最宜。

蒜泥鱼腥草

【配方】大蒜30克，鱼腥草100克，白糖20克，醋10克，芝麻油10克，酱油5克，盐5克。

【制作】1.把大蒜去皮，捣成蒜泥；鱼腥草洗净，除去黄叶、老根。2.把鱼腥草放盘内，加入大蒜蓉、白糖、醋、芝麻油、酱油、盐，拌匀即成。

【功效】清热解毒，利尿消肿。

鱼腥草拌海蜇莴苣

【配方】鲜鱼腥草100克，莴苣(莴笋)300克，海蜇100克，盐5克，姜5克，葱5克，酱油10克，醋5克，芝麻油5克，大蒜10克。

【制作】1.把鱼腥草洗净，摘去黄叶；海蜇洗净，煮熟，切丝；姜切丝；葱切段。2.将莴苣去黄叶，刨去皮，洗净，切细丝，加入盐2克，腌渍20分钟，用手挤干水分，待用。3.把海蜇、鱼腥草、莴苣、姜、葱、盐、酱油、醋、芝麻油放盘内，拌匀即成。

【功效】清热解毒，利湿排脓。

【适宜】急性黄疸型肝炎或肺痈胸痛，咳吐脓痰者宜食。

鱼腥草海带绿豆糖水

【配方】鱼腥草30克，海带30克，绿豆150克，冰糖适量。

【制作】1.将海带用水浸泡开，洗净切段。2.将洗净的鱼腥草加水适量煎煮，水沸后煮15分钟，去渣留汤。3.将洗净的绿豆和海带一并加入煎煮，至绿豆"开花"（即开壳），再加入冰糖煎煮片刻即可。

【功效】清热解毒，软坚散结，利水通淋。

【适宜】中暑发热、急性肝炎、咽喉炎、高血压、牙肉肿痛、鼻血、痱子、疮疖等症者宜食。慢性病毒性肝炎中医辨证属肝胆湿热者宜食。

金针菜

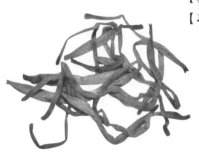

【别名】黄花菜、萱草花。

【性味】性凉，味甘。

【归经】归肝经。

【功效】补气血，强筋骨，利湿热，宽胸膈。

宜：情志不畅，心情抑郁，气闷不舒，神经衰弱，健忘失眠者宜食；气血亏损，体质虚弱，心慌气短，阳痿早泄者宜食；各种出血病人，诸如大便带血，痔疮出血，小便尿血，溃疡病少量呕血，鼻出血，肺结核咯血者宜食；妇女产后体弱缺乳，月经不调者宜食；癌症患者宜食。

【按语】因为鲜金针菜中含有一类叫秋水仙碱的物质，会变成有毒的氧化二秋水仙碱，使人中毒，故吃鲜金针菜时一定要炒熟，炒透。

素炒什锦

【配方】鲜黄花菜25克，鲜香菇6朵，黑木耳10克，胡萝卜50克，玉米笋100克，金针菇50克，竹笋50克，粉丝50克，生抽、麻油、糖、盐、味精、食油各适量。

【制作】1.鲜香菇、鲜黄花菜、黑木耳用温水泡发，香菇和黄花菜去硬蒂，黑木耳去沙根；胡萝卜去皮；竹笋切片；金针菇去根；粉丝剪成8厘米的段后以温水泡5分钟，然后捞起沥干；玉米笋洗净。2.油入锅烧热，依次放下上述材料拌炒，每加一样均需翻炒均匀。3.锅内加少许水，放生抽、麻油、糖、盐及味精调味，烧滚后即可盛盘。

金针发菇粉丝煲

【配方】金针菜100克，粉丝100克，发菜50克，香菇5朵，姜少许，芫荽1棵，盐、糖、味精各2茶匙，胡椒粉1茶匙，食用油、麻油少许。

【制作】1.金针菜泡软去蒂；香菇泡软去蒂切丝；粉丝放热水中泡软；发菜用冷水浸洗；姜切片；芫荽洗净切段。2.热锅下油烧热，放入姜片爆香后取出，放入金针菜及香菇丝兜炒，再放入盐、糖、味精、胡椒粉、麻油及适量水，煮沸后放入粉丝、发菜同煮几分钟，最后放入芫荽段即可。

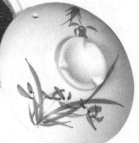

157

香菜金针肉片汤

【配方】 金针菜25克，香菜15克，猪瘦肉25克，食盐、味精各适量。

【制作】 1.先将香菜切碎；猪肉切片，待用。2.炒锅加水煮沸，下肉片、金针菜略煮，沸后下香菜、食盐、味精调味即成。

【功效】 利湿热，疏肝理气，强筋骨。

【适宜】 慢性肝炎，右胁疼痛，心烦失眠，腰酸腿软等症者宜食。

黄花菜炒猪腰

【来源】 《昆明民间常用草药》

【配方】 黄花菜50克，猪腰500克，油、葱、姜、蒜、盐、芡粉、糖各适量。

【制作】 1.将猪腰切开，剔去筋膜臊腺，洗净，切成腰花块；黄花菜用温水泡发，撕成小条。2.炒锅内把油烧热，先下葱、姜、蒜爆香，再爆炒猪腰，至变色熟透时，加黄花菜、食盐、糖煸炒片刻，加芡粉，汤汁明透即可。

【功效】 养血平肝，补肾通乳。

【适宜】 肾虚腰痛、耳鸣、产妇乳少者宜食。

莴苣

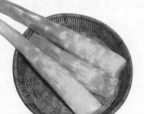

【别名】 白苣、莴菜、千金菜、莴笋、生菜（叶用莴苣）。

【性味】 性凉，味甘苦。

【归经】 归胃、大肠经。

【功效】 通乳汁，助发育，消水肿。

宜：少年儿童生长发育时宜食；小便不通，尿血及水肿者宜食；孕妇产后缺奶或乳汁不通者宜食；癌症患者宜食；饮酒者和酒后宿醒未解者宜食；糖尿病人和肥胖者宜食。

忌：脾胃虚寒，腹泻便溏者忌食；女子月经来潮期间以及寒性痛经者，忌食凉拌莴苣；有目疾者和痛风者亦忌食。

豆豉鲮鱼炒莴笋

【配方】 莴笋500克，豆豉鲮鱼1罐，蒜头、红椒少许，蚝油、麻油、绍酒、生抽、水淀粉、鸡粉、植物油各适量。

【制作】 1.将莴笋刨皮、切片，飞水滤干待用；红椒切块；蒜头剁蓉。2.烧锅落油，放红椒、蒜蓉、豆豉鲮鱼、莴笋一起翻炒，溅绍酒，加入蚝油、鸡粉、生抽、麻油，用水淀粉勾芡，即可上碟。

辛味莴苣

【配方】 去皮莴苣200克，白芥子粉10克，杏仁6克，香油、味精各适量。

【制作】 1.将莴苣切成条；白芥子粉用开水焖好；杏仁泡透，去皮切成末。2.将莴苣、杏仁末、焖好的白芥子粉放在一起，加入香油及味精，调拌均匀即可。

【功效】 利气化痰，润肠止咳。

【适宜】 急、慢性支气管炎及便秘者宜食。

香蒜美极生菜

◎香蒜美极生菜

【配方】 生菜500克，蒜头、葱少许，美极豉油、植物油、麻油各适量。

【制作】 1.将生菜去头洗净；蒜头剁成蒜蓉；葱切葱花。2.将蒜蓉用中高油温炸至金黄色，捞起。3.生菜用开水烫熟，沥干水分放入深碟中，撒上炸好的蒜蓉及葱花，滴几滴麻油，溅热油，最后倒入适量美极豉油即可。

莴苣腐竹肉片

【配方】 水发腐竹200克，莴苣200克，猪瘦肉200克，胡萝卜40克，冬笋40克，水发木耳40克，水淀粉10克，花椒油15克，精盐、味精各适量。

【制作】 1.将水发腐竹切成3厘米长、0.5厘米宽的段，投入沸水中焯透，捞出晾凉，沥净水。2.将莴苣刮去皮，切成3厘米长、1厘米宽的象眼片，投入沸水中焯一下，捞出冲凉，沥净水。3.将肉切成柳叶片，装碗用水淀粉上浆，投入沸水中划散，捞出冲凉，沥净水。4.将胡萝卜、冬笋去皮，切成2厘米长、1厘米宽的象眼片，投入沸水中焯一下，捞出冲凉，沥净水。5.将木耳拣洗净（大的撕成小片），投入沸水中焯一下，捞出冲凉，沥净水。6.将腐竹段、莴苣片、肉片、胡萝卜片、冬笋片、木耳装入盘里，加入精盐、味精，浇上热花椒油拌匀，即成。

蚝油生菜

【配方】 生菜600克，蚝油30克，植物油60克，酱油10克，白糖10克，料酒20克，胡椒面1克，盐1克，水淀粉10克，味精3克，香油5克，汤适量，蒜末3克。

【制作】 1.把生菜老叶去掉，清洗干净，沥水待用。2.坐锅放水，加盐、糖、油，开后放生菜，翻个倒出，压干水分倒盘里。3.坐锅放油，加蒜炒一炒，加蚝油、料酒、油、汤，开后勾胡椒面、糖、味精、酱芡，淋香油，浇在生菜上即可。

竹笋

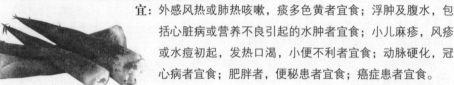

【别名】冬笋、春笋、虫笋、鞭笋、笋干。

【性味】性微寒，味甘。

【归经】归肺、心、大肠经。

【功效】清热，消痰，利水。

宜：外感风热或肺热咳嗽，痰多色黄者宜食；浮肿及腹水，包括心脏病或营养不良引起的水肿者宜食；小儿麻疹，风疹或水痘初起，发热口渴，小便不利者宜食；动脉硬化，冠心病者宜食；肥胖者，便秘患者宜食；癌症患者宜食。

忌：竹笋性寒，又含较多的粗纤维和难溶性草酸钙，故患严重消化道溃疡，食道静脉曲张，上消化道出血，尿路结石者忌食；脾胃虚寒，腹泻便溏者忌食。

【按语】据前人经验，竹笋忌与鹧鸪一同食用。

冬菇竹笋焖鸡

【配方】鸡半只，冬菇50克，笋1块，盐、姜、油、糖等适量。

【制作】1. 鸡抹盐切块；冬菇浸软切块；笋切成适当大小；姜拍烂。

2. 将姜放入热油锅爆香，再放入鸡肉拌炒，快熟时加盐、糖拌炒，最后加入冬菇、笋，小火焖10多分钟即可。

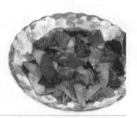

清炒竹笋

【配方】竹笋250克，葱、姜、盐、酱油、味精、植物油各适量。

【制作】1. 竹笋剥去皮，除去老的部分，切成薄片，备用。2. 烧热锅，放植物油，烧至九成热时放葱入锅煸香，然后将竹笋、姜、盐、酱油放入锅，翻炒至笋熟时加味精，再翻炒几下，起锅装盘。

【功效】清热消痰，利水通便。

【适宜】小儿痰热惊痛，发热头痛，眩晕或小便不利，大便秘结者宜食。

干烧冬笋条

【配方】冬笋250克，水发冬菇30克，胡萝卜25克，青豆25克，葱、姜少许，油、豆瓣、料酒、盐、白糖、素汤各适量。

【制作】1. 冬笋切片，剞十字花刀后切粗长条；冬菇、胡萝卜切丁；豆瓣剁碎；葱、姜切末。2. 将冬笋、冬菇、胡萝卜丁、青豆下开水中煮透捞出，晾凉备用。3. 坐锅上火，油热后下葱末炝锅，再下豆瓣炒出红油，加料酒、素汤、盐、白糖烧滚，再放入冬笋、冬菇、胡萝卜丁以及青豆，烧开后用小火煨10分钟，改中火收汁，至汁尽油清时装盘即成。

牛肉炒冬笋

【配方】牛肉、冬笋、蒜蓉、姜片少许，葱、盐、酒、老抽、淀粉、小苏打、味精、胡椒粉、油各适量。

【制作】1.牛肉内放入小苏打、盐、老抽、淀粉、油拌好，稍腌。2.取一碗，用盐、味精、胡椒粉、老抽、淀粉和少量水调成汁，待用。3.笋片焯好，将牛肉、笋片下锅滑透捞出。4.锅留底油，下蒜、姜、葱炝锅，下入牛肉、笋片，烹少许酒，倒入调好的汁，翻匀出锅。

青芦笋

【别名】龙须菜、芦笋。

【性味】性凉，味甘。

【归经】归脾经。

【功效】补虚，抗癌，减肥。

宜：高血压病，高脂血症，动脉硬化者宜食；体质虚弱，气血不足，营养不良，贫血者宜食；癌症患者宜食；肥胖者和习惯性便秘者宜食；肝功能不全，肾炎水肿，尿路结石者宜食。

忌：痛风患者不宜多食。

香菇芦笋炒肉丝

【配方】芦笋300克，香菇50克，瘦猪肉200克，鸡蛋2个，葱、姜、油、盐、淀粉、味精、麻油各适量。

【制作】1.水发香菇洗净切丝，香菇浸出液沉淀，滤清备用。2.芦笋切丝；猪肉切丝放入打碎的鸡蛋拌匀待用。3.肉丝过油捞出，余油加入葱、姜略炒，放入笋丝、菇丝、肉丝、盐、味精翻炒，加入香菇浸出液略煮，用水淀粉匀芡，淋麻油出锅即可。

【功效】补虚抗癌，增强体质。

【适宜】肺癌患者宜食。

芦笋沙拉

【配方】芦笋250克，猕猴桃1个，菠萝（罐头亦可）150克，小番茄15个，沙拉酱适量。

【制作】1.芦笋洗净，切段，放入沸水（加盐）中略烫，取出，用凉水泡一下。2.猕猴桃去皮，洗净，切片；菠萝切小片；小番茄洗净备用。3.把全部材料挤上沙拉酱拌匀即可。

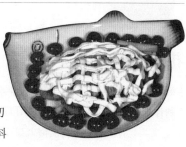

芦笋鲍鱼汤

【配方】鲍鱼100克，芦笋100克，青豆25克，精盐、味精、鸡油、高汤各适量。

【制作】1.将鲍鱼发好，洗净切成片；芦笋切成小段。2.在高汤中放入鲍鱼、芦笋、青豆、精盐烧开，撇去浮沫，放入味精，淋上鸡油即成。

【功效】降压降脂，利湿减肥。

【适宜】高血压病，高脂血症，动脉硬化者宜食。

◎虾仁烩芦笋

虾仁烩芦笋

【配方】芦笋250克，虾仁50克，胡萝卜50克，香菇3朵，生油、麻油、蒜蓉、生粉、盐、味精各适量。

【制作】1.芦笋洗净去硬梗及硬皮，切段；香菇泡软去硬蒂；胡萝卜去皮，切丝。2.锅内放水煮沸，加少许盐，放入芦笋稍焯，捞起沥干水。3.生油入锅烧热，爆香蒜蓉，放入胡萝卜丝及香菇丝拌炒；加1碗水，放入芦笋同煮。4.煮沸后放入虾仁同烩片刻，放盐和味精调味，以生粉勾芡，淋入麻油即可。

菜花

【别名】花菜、花椰菜。

【性味】性凉，味甘。

【归经】归胃、肝、肺经。

【功效】助消化，增食欲，生津止渴。

宜：天气炎热，口干口渴，消化不良，食欲不振，大便干结者宜食；少年儿童食用可增强抵抗力，促进生长发育，维持牙齿、骨骼和身体的正常功能；癌症患者宜食；肥胖者宜食。

忌：菜花为常用佳蔬，诸无所忌。

花椒炝菜花

【配方】新鲜菜花500克，葱丝、姜末各少许，油、盐适量，花椒粒1茶匙。

【制作】1.把菜花洗净，掰散后用刀切成块。2.把菜花投入开水锅中煮透，捞出沥干水分，撒上适量盐，拌匀后盛入盘中，放上葱丝、姜末待用。3.炒锅置中火上，放油2汤匙，投入花椒粒，炸出香味后撇去花椒粒，将油趁热浇在盘中，炝香葱丝、姜末即可。

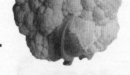

木耳五彩菜花

【配方】菜花200克，水发木耳50克，鸡蛋1个，胡萝卜50克，香菜30克，干红辣椒2根，猪油、盐、淀粉、花椒水、香油、味精各适量。

【制作】1.将菜花掰小块，在开水锅中烫至断生，控净水备用。2.将木耳、胡萝卜、干红辣椒均切成细丝；香菜洗净切1.6厘米长段；鸡蛋煎成蛋皮后切成细丝待用。3.锅内加猪油烧热，放入菜花、盐、花椒水翻炒至熟，倒入盘内。4.锅内加汤，放入木耳、胡萝卜、辣椒丝，加少许盐烧开，撇去浮沫，放入蛋丝，用水淀粉勾芡，点味精，撒香菜段，淋香油，倒入盘内的菜花上即可。

炸菜花

【配方】菜花500克，鸡蛋2个，面粉100克，牛奶75克，黄油15克，植物油60克，盐4克，胡椒面少许。

【制作】1.把菜花择洗干净，放入锅内加入适量清水，上火煮沸，至八成熟时，捞出晾凉，再用刀切成小朵，撒上盐和胡椒面，腌好待用。2.把面粉过箩放入一盆里，放上牛奶、盐、蛋黄和适量水，混合均匀，调成稠面糊；另置一盆打入蛋清，用蛋抽子搅拌成泡沫状后，迅速搅打成立状，然后慢慢倒进和好的面糊里，混合均匀即可。3.炒锅内放入植物油上火烧热，把菜花小朵放入面糊盆里，粘匀面糊，放入热油里炸成金黄色，上桌时浇上黄油即可。

枸杞菜

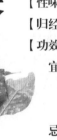

【别名】枸杞头、枸杞苗、枸杞叶。

【性味】性凉，味甘苦。

【归经】归肝、肾经。

【功效】补虚，益精，清热，明目。

宜：发热头晕，口干烦渴，高血压病，目赤眼痛，翳障，夜盲，以及热毒疮肿者宜食；糖尿病患者宜食；五劳七伤，腰脚疼痛，房事衰弱者宜食。

忌：大便滑泄者忌食。

【按语】枸杞叶适宜春、夏季食用。据前人经验，枸杞叶忌与乳酪同食。

枸杞叶炒鸡蛋

【配方】鲜枸杞叶150～200克，鸡蛋2个，花生油、食盐各适量。

【制作】1.枸杞叶洗净；鸡蛋去壳搅拌。2.用花生油将枸杞叶与鸡蛋炒熟，加食盐少许调味服食。

【功效】清肝止带。

【适宜】肝热眩晕或妇女白带过多等症者宜食。

枸杞叶炒猪心

【配方】枸杞叶250克，猪心1个，精盐、白糖、酱油、油、荚粉少许。

【制作】1.将猪心洗净，切成片；枸杞叶洗净备用。2.取油适量，烧至八成热时，倒入猪心，略加煸炒后，再倒入枸杞叶，酌加精盐、白糖、酱油，待枸杞叶软后，勾荚，起锅盛盘。

【功效】益肝明目，养心安神。

【适宜】中老年阴津不足、心火偏旺而见失眠多梦、头晕目昏、心悸健忘者宜食。也可作为脑力劳动者的保健药膳。

【按语】《圣济总录》用枸杞叶与猪心炒食治虚悸不宁。

◎冬菇

双丝炒枸杞叶

【配方】枸杞叶250克，冬笋50克，水发冬菇50克，白糖6克，食盐3克，味精0.5克，猪油75克。

【制作】1.将枸杞叶择洗干净；冬笋、冬菇切成细丝，待用。2.炒锅置武火上烧热，放入猪油，待油温升至七成热时，把笋丝、冬菇丝放入锅内，略炒后随即将枸杞叶倒入，煸炒颠翻几下，加入食盐、味精、白糖略翻几下，起锅装盘即成。

【功效】养血清热，安神、化痰、宁神益智。

【适宜】血虚心悸、怔忡，心热烦躁，不眠者宜食。近年发现冬菇含抗癌物质，常食有防癌之效。

枸杞叶羊肾粥

【配方】枸杞叶500克，羊肾2对，羊肉250克，粳米250克，葱白5克。

【制作】1.将羊肾洗净，去臊腺脂膜，切成细丁。2.葱白洗净，切成细节。3.羊肉、枸杞叶洗净，用纱布装好，扎紧；粳米淘净。4.将枸杞叶、羊肾、羊肉、葱白以及粳米一同放入锅内，加水适量熬粥，待肉熟、米烂成粥时即成。

【适宜】肾精气虚损、腰脊疼痛、性功能减退等症者宜食。

枸杞叶粥

【配方】鲜枸杞叶100克，糯米100克，白糖适量。

【制作】1.取鲜枸杞叶洗净，加水300毫升，煮至200毫升时去叶取汁。2.加入糯米、白糖，再加水500毫升煮成稀粥。

【功效】补虚益精，清热明目。

【适宜】虚劳发热、头晕目赤、夜盲症者宜食。糖尿病者宜食，但不要加糖。

【按语】枸杞植物中含有维生素A、C、B$_1$、B$_2$及多种氨基酸，均可为眼睛提供营养，是养目佳品，在明目食疗方中使用频率极高。眼疾者应长期服用。夏秋两季采鲜叶最好，干叶疗效亦可。

豇豆

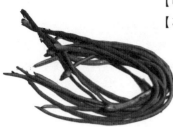

【别名】长豆、江豆、带豆、豆角。

【性味】性平，味甘。

【归经】归脾、肾经。

【功效】健脾，补肾，益气，养胃。

宜：脾胃虚弱，消化不良，食积腹胀者宜食；糖尿病人，口渴，多尿者和妇女带下病人宜食；肾虚者和肾功能衰弱，尿毒症患者以及老年人宜食；脚气病人宜食。

忌：豇豆性味平和，诸无所忌。

川式凉拌豇豆

【配方】豇豆250克，姜、精盐、食醋、麻油、味精、辣椒油、酱油、白糖各适量。

【制作】1.将豇豆去根洗净，切成寸段；姜洗净，剁成姜末备用。2.坐锅点火，加入适量清水烧沸。倒入豇豆，盖锅煮5～8分钟，用漏勺捞出沥干。3.将豇豆倒入盘中，加入姜末、酱油、食醋、白糖、精盐、味精、麻油、辣椒油，拌匀即可食用。

【功效】降血脂、降血压。

【适宜】高血压，高血脂者可食。

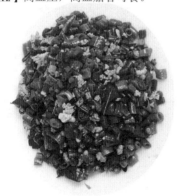

◎酸豆角炒肉末

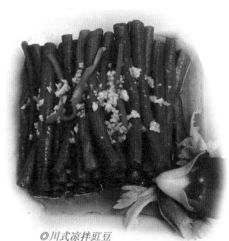

◎川式凉拌豇豆

酸豆角炒肉末

【配方】酸豆角250克，猪肉（肥瘦各半200克），蒜泥10克，干椒末2克，熟猪油、精盐、味精、酱油各适量。

【制作】1.酸豆角洗净，用温水稍泡片刻，捞出切成0.5厘米的小段；猪肉切成肉末待用。2.炒锅置旺火上，先将酸豆角下锅炒干水分起锅。3.锅内放猪油烧热，倒入肉末，加盐稍炒，再放入酸豆角合炒，接着放蒜泥、干椒末、酱油拌炒，加清水50克焖熟，收干汤汁，放味精起锅即可。

四季豆

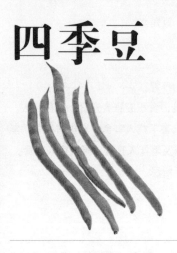

【别名】白饭豆、菜豆、芸豆等。

【性味】性平，味甘淡。

【归经】归脾、胃经。

【功效】滋养、解热、利尿、清肿。

　　宜：各种水肿、浮肿者宜食；肥胖者宜食；糖尿病、癌症、高脂血症、冠心症、高血压患者宜食。

　　忌：因为四季豆所含纤维会引起肠胃胀气，气滞腹胀者勿食为妥。

干煸四季豆

【配方】四季豆500克，猪肉150克，虾米、葱粒各1汤匙，姜蓉1茶匙，酒1汤匙，盐1／4茶匙，糖1茶匙，生抽半汤匙，麻油半汤匙，清水半杯，植物油适量。

【制作】1.猪肉洗净剁碎；虾米浸软切碎备用。2.四季豆撕去筋，洗净滴干水分，放入油锅中炸片刻，盛起沥油。3.烧热锅，下油2汤匙爆香姜蓉，放入猪肉、虾米煸炒，加入四季豆，溅酒，再加入盐、糖、生抽、麻油调味，改中火至汁收干，撒上葱粒兜匀即可上碟。

马铃薯

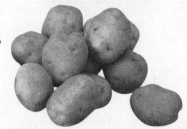

【别名】土豆、洋芋。

【性味】性平，味甘。

【归经】归脾、胃经。

【功效】补气，健脾，润肠通便。

　　宜：脾胃气虚，营养不良者宜食；胃及十二指肠溃疡者宜食；癌症患者，尤其是乳房癌，直肠癌患者宜食；高血压，动脉硬化者宜食；维生素B_1缺乏症，坏血病患者宜食；肾炎患者宜食；习惯性便秘者宜食。

　　忌：糖尿病患者忌食。

【按语】发芽的马铃薯，皮色变绿变紫者有毒，不可食用。

土豆烧鸡

【配方】本地鸡500克，土豆300克，蒜米、姜米少许，油、盐、料酒、泡椒末、鸡精、味精、胡椒粉、麻油、鲜汤各适量。

【制作】1.本地鸡洗净去除内脏，切成大小均匀的块，用盐、料酒略腌过油；土豆去皮切菱形块，在热油锅内炸至金黄。2.净锅烧油至三成热时，放入泡椒米、蒜末、姜米炒香，加鲜汤去渣，放入炸好的鸡块、土豆块，火调至慢火焖至土豆、鸡块炳而不烂时用鸡精、味精、胡椒粉调味，勾芡淋麻油起锅装盘即成。

【特点】味浓厚醇香，土豆炳而不烂。

【贴士】土豆一定要过油炸至金黄色，防止煮烂；鸡要新鲜，鸡块大小要均匀；烧鸡时火不要太大，水分要充足。

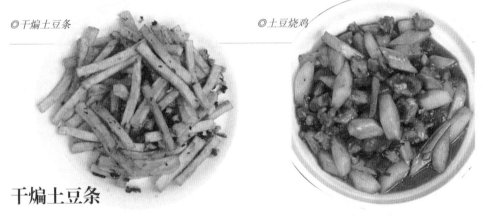

◎干煸土豆条　　　　　　　　　　　　◎土豆烧鸡

干煸土豆条

【配方】土豆、芽菜、肉末、植物油、盐、味精、鸡精、香油各适量。

【制作】1.土豆洗净削皮修成四方块，改刀切成大小均匀的四方长条；猪肉剁成细末，在锅内炒香待用。2.土豆条加味焯水，滤起扑干豆粉待用。3.锅内烧油至六成热时下土豆条，在锅内炸至金黄色时捞起沥油。4.净锅内留油，放入芽菜炒香，再将土豆条、盐、味精、鸡精、肉末、香油放锅内翻炒均匀，起锅装盘即成。

【贴士】土豆大小均匀，扑粉生粉不能过多，要均匀；芽菜一定要炒香。

马铃薯烧花肉

【配方】马铃薯300克，五花肉300克，酱油、酒各1大匙，油、糖2大匙，味精少许，水1碗。

【制作】1.五花肉块加酱油腌10分钟；马铃薯去皮洗净备用。2.炒锅加热油，放入腌五花肉炒匀，加酱油、酒，加盖焖2分钟，再加糖、水煮沸后改用小火焖10来分钟，放入马铃薯再焖约20分钟，加味精略炒即可上盘。

【功效】补气健脾，润肠通便。

【适宜】老年人气血虚，习惯性便秘者可食用。

洋葱土豆牛肉饼

【配方】牛肉馅600克，土豆400克，洋葱50克，面包粉50克，鸡蛋2个，葡萄酒、胡椒粉、盐、辣椒油各适量。

【制作】1.将土豆煮熟，去皮，压成泥。2.洋葱切碎，加少量油炒香。3.牛肉馅中加入葡萄酒、鸡蛋、胡椒粉、盐、辣椒油搅匀。4.再拌入土豆泥搅匀。5.把土豆牛肉泥分成20份，裹上面包粉，压平成饼状，在平底锅中用慢火煎熟即成。

芋头

【别名】芋奶、芋魁、毛芋、芋芳。

【性味】性平，味甘辛。

【归经】归胃、大肠经。

【功效】益脾胃，调中气，化痰散结。

宜：淋巴结肿大，瘰疬，良性肿瘤，妇女乳腺增生者宜食；各种癌症患者宜食；慢性习惯性便秘者宜食。

忌：糖尿病患者忌食。

【按语】适宜与大米煮粥食用，宽肠胃，令人不饥。切忌生食，生则有毒，应煮熟或蒸熟食。一次切忌食之过多。

◎水瓜、芋头

香芋芡实水瓜煲

【配方】香芋250克，芡实150克，水瓜150克，姜片、葱榄少许，食盐、鸡粉、花奶、麻油、植物油、骨汤各适量。

【制作】1.香芋切1厘米方粒；芡实洗净；香芋、芡实放少量清水煮熟；水瓜切角待用。

2.烧砂锅下油，加入姜片、葱榄炒香，再加入煮熟的香芋、芡实、水瓜和上汤煮滚，用食盐、麻油、鸡粉调味，最后加入花奶略煮即可。

【功效】益脾胃，润肠通便。

【适宜】体质虚弱，脾肾不足或老年人习惯性便秘者宜食。

【贴士】家里如没有花奶可用纯牛奶代替，上汤可用清水加浓缩汤汁代替。

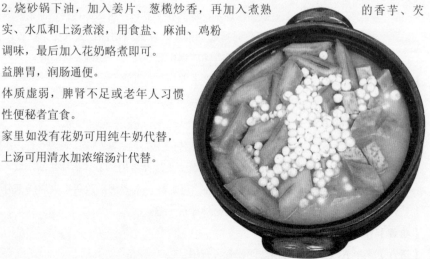

香芋扣肉

【配方】五花肉500克，荔浦芋头400克，青菜适量，蒜泥1克，八角末0.5克，南乳15克，精盐2.5克，白糖5克，深色酱油25克，湿淀粉10克，淡二汤200克，花生油1500克（实耗75克）。

【制作】1.将芋头切成长6厘米、宽3.5厘米、厚4厘米的长方块；用火燎去肉皮上的毛，刮洗干净，放入沸水锅中煮至七成软烂时取出，用酱油（10克）涂匀。2.将蒜泥、南乳、精盐、八角末、白糖和酱油（10克）调成料汁。3.炒锅用中火加热，下油烧至八成热，放入芋块炸至熟后捞起，再放入猪肉炸约3分钟至大红色，倒入笊篱沥去油后，用清水冲漂，取出切成与芋头同样大小的块。4.将肉块放入料汁碗内拌匀，再逐块将皮向下，与芋块相间排在大碗中，上笼用中火蒸约1小时至肉块软烂取出，复扣在大碟中；周围饰以焯过的青菜。5.用中火烧热炒锅，倒入蒸肉的原汁，加淡二汤和酱油（5克），用湿淀粉调稀匀芡，加油（15克）推匀、淋在扣肉上便成。

焗芋头饭

【配方】芋头350克，腊肉及腊肠各150克，虾米50克，花生100克，中芹、青蒜各1棵，米2碗。

【制作】1.将米洗净，加适量水煲成饭；芋头去皮洗净切粒。2.把虾米浸软；中芹、青蒜洗净切粒；腊肉及腊肠切粒；花生炸香去衣。3.把虾米、腊肉、腊肠、中芹及青蒜炒香调好味，再加入芋头和熟饭同炒，饭热后放入花生再炒片刻即可。

【功效】固肾补脾健胃，增强体力。

慈姑

【别名】白地栗、茨菰、芽姑。

【性味】性凉，味苦甘。

【归经】归肝、肺经。

◎焗芋头饭

【功效】活血，通便，滑胎。

宜：孕妇临产前或产后，或难产，或胎衣不下时宜食；习惯性便秘者宜食；泌尿系结石患者宜食；咳嗽痰中带血者宜食；贫血，营养不良性水肿，脚气病，神经炎患者宜食。

忌：妇女怀孕初期不宜多食。

【按语】与生姜同食可减少慈姑的寒性。

慈姑炒肉片

【配方】慈姑300克，猪里脊肉100克，香菜少许，油、鸡精、生抽、盐、白糖、水淀粉、胡椒粉、葱姜片、清水、料酒各适量。

【制作】1.将慈姑洗净切成薄片；肉切成片；香菜切成段。2.用清水、盐、料酒、鸡精、白糖、胡椒粉、生抽、水淀粉兑好汁。3.坐锅点火放油，油热至7～8成时，逐个把慈姑片炸成金黄色。4.坐锅点火放油，油热煸炒葱姜片、肉片，倒入炸好的慈姑片快速翻炒后再倒入兑好的汁，继续翻炒，出锅时撒入香菜段即可。

莲藕

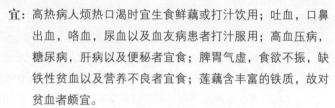

【别名】藕丝菜、光旁莲藕。

【性味】生藕性寒，熟藕性温，味皆甘。

【归经】归心、脾、胃经。

【功效】生藕清热，凉血，止血，散瘀；熟藕健脾，开胃，养血。

宜：高热病人烦热口渴时宜生食鲜藕或打汁饮用；吐血，口鼻出血，咯血，尿血以及血友病患者打汁服用；高血压病，糖尿病，肝病以及便秘者宜食；脾胃气虚，食欲不振，缺铁性贫血以及营养不良者宜食；莲藕含丰富的铁质，故对贫血者颇宜。

忌：生藕性偏凉，脾胃虚寒者忌食生藕；女子月经来潮期间和寒性痛经者也忌食生藕；熟藕及藕粉也不适宜糖尿病患者食用。

【按语】煮藕食用忌选铁锅、铁器，宜选用铜锅或砂锅。

南乳炒藕片

【配方】莲藕400克，蒜头、生粉、南乳、蚝油、糖、植物油各适量。

【制作】1.将莲藕洗净刨皮，切成薄片，飞水，滤干待用；将蒜头剁成蒜蓉。2.烧锅落油，将蒜蓉爆香，加入南乳、莲藕翻炒，用蚝油、糖调味，生粉勾芡即可上碟。

【贴士】炒藕片不用落盐，因南乳、蚝油都带有盐分，挑选莲藕注意选藕节完好、藕身无破损的，以免藕孔存泥不好清洗。

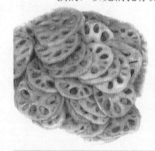

◎南乳炒藕片

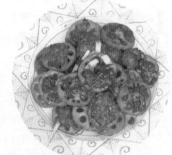

◎煎酿莲藕

煎酿莲藕

【配方】莲藕600克，猪肉150克，葱、湿淀粉、鸡粉、美极豉油、植物油、麻油、绍酒、糖各适量。

【制作】1.将莲藕刨皮，洗净，切成1厘米厚片；猪肉剁成肉碎，加少许鸡粉、麻油、湿生粉拌匀，做成肉胶；葱切成葱花。2.先将肉胶酿入莲藕空洞中，用中油温将酿好肉的莲藕炸熟，捞起。3.锅底留油，加入葱花爆香，落藕片，溅酒，用鸡粉、美极豉油、糖调味，用麻油、湿粉勾薄芡即可。

【贴士】家庭制作，可用平底锅慢火将酿好的肉莲藕煎熟。

雪耳糯米炖藕节

【配方】莲藕500克，糯米150克，雪耳1朵，红枣5
粒，冰糖适宜。

【制作】1.莲藕洗净，刮去表皮；糯米洗净，以清水
先浸约1小时。2.切开一边藕节头，将糯米
填入藕节之每个孔内，至八成满为止。用牙
签将藕节头重新固定在藕节上，使糯米不致
漏出。3.雪耳浸开洗净，摘成小朵；红枣洗
净，去核。4.将4杯清水注入锅内（水量以
刚浸过藕节为准），下冰糖，放入藕节、雪
耳及红枣，大火煮至水滚，改用慢火炖约1小时，取出，切件即可。

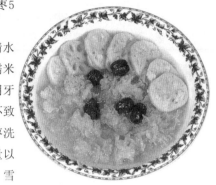

【功效】清热凉血，清肺化痰。

【适宜】肺热咳嗽，咳痰黄稠者可食。

炸冬菇藕夹

【配方】嫩白藕500克，水发冬菇100克，鸡蛋1个，面粉50克，料酒1汤匙，生粉、花椒粉、
花生油、香油各适量。

【制作】1.将藕切去节，削去皮，一切二开成半圆形，平放在砧板上，凸出的一面朝上，先
切0.3厘米厚(不切断，切3/4深)，再切0.3厘米厚(切断)，如此切完为止用少许盐
腌软。2.将冬菇去蒂洗净，大的改成小块，挤干水分；将花生油烧滚，放入冬菇煸
炒，下料酒，放入盐和味精，炒至味后装入碟内晾凉，夹入藕夹。3.将鸡蛋、面
粉、生粉和适量的水调成糊备用。4.烧热油锅，把藕夹裹上蛋糊，用筷子逐个夹入
油锅，炸至表面凝固呈淡黄色捞出，清除面尾。再烧热油锅，将藕夹复炸焦酥，呈
金黄色时滤出油，洒入花椒粉，淋入香油炒匀即可。

鱼香莲藕

【配方】莲藕300克，香菇150克，里脊肉300克，青豆、青椒、葱花、姜少许，盐、糖、
醋、生抽、水淀粉、植物油、麻油、辣椒酱适量。

【制作】1.里脊肉切丁，用盐、生抽、水淀粉腌制；藕、香菇切丁备用。2.用辣椒酱、醋、
生抽调成汁备用。3.锅入油，油热后放葱花和姜煸香，倒入肉丁、藕丁、香菇丁一
起煸炒。4.锅里加调味汁，加水煸炒，倒入青椒丁，加盐、生抽，倒入青豆翻炒，
勾芡后淋入麻油即可。

藕丝炒青椒

青椒300克，藕100克，白糖50克，醋50克，油、盐、味精各适量。

1.青椒去蒂、籽，切成丝。2.藕切成丝，待用。2.锅内放油烧热，油热后投入青椒、藕丝炒几下，再加入白糖、醋、盐、味精，烧透即成。

瓠子

【别名】长瓠、扁蒲、瓠瓜。

【性味】性寒，味甘。

【归经】归大肠、胃、膀胱经。

【功效】清热，解暑，止渴，除烦，利水。

宜：各类水肿，诸如心脏性水肿，肾炎水肿，肝硬化腹水等患者宜食；夏季烦热口渴，或热病口干时宜食。

【按语】夏令吃瓠子，诸无所忌。

瓠子炖猪蹄

【配方】猪蹄1只(约重400克)，瓠子250克，精盐、味精、酱油各适量。

【制作】1.将猪蹄刮去毛，刷洗干净，放入沸水锅中焯熟，捞出划开出骨，同时将汤汁滤清备用；将瓠子洗净，剥皮对劈，切成块。2.将猪蹄放入砂锅内，加入酱油、精盐、汤汁，用中火烧开，放入瓠子块，再用小火炖至猪蹄入味、肉烂熟，用味精调味即成。

焖烧瓠子塞肉

【配方】瓠子500克，猪肉300克，淀粉、精盐、酱油各适量。

【制作】1.瓠子洗净去皮，两端切去少许，切成长段，挖去籽备用。2.猪肉洗净切碎，剁成肉末，加入淀粉、精盐、酱油拌成馅。3.将瓠子心内抹上淀粉，把肉馅塞入，两头用淀粉按平，放入锅内，加开水适量（淹没瓠子一半即可），再加入精盐、酱油，烧开后，用文火焖烧，至瓠子发软、肉馅熟时即成。

冬瓜

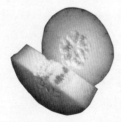

【别名】枕瓜、东瓜。

【性味】性凉，味甘淡。

【归经】归肺、大肠、膀胱经。

【功效】清热，消痰，利水，解毒，减肥。

宜：肾脏病水肿，妊娠浮肿，肝硬化腹水，胀满，脚气，糖尿病患者宜食；暑热天气烦闷，痰吼咳喘，泻痢，痈肿者宜食；癌症患者宜食；怀孕妇女宜食；肥胖者常食多食，可起到减肥作用；动脉硬化症，冠心病，高血压患者宜食；维生素C缺乏症者宜食。

忌：脾肾阳虚，久病滑泄者忌食。

冬瓜滚生鱼

【配方】冬瓜150克，生鱼1条（重约350克），料酒1/2汤匙，姜2片，葱1根，清水800克，油、精盐、鸡粉各适量。

【制作】1.冬瓜去皮切块，葱切段。2.生鱼宰净，煎透备用。3.烧锅下油，爆香姜片、葱段，投入冬瓜件炒透，溅入料酒炒匀，注入清水烧滚，加入生鱼，滚至冬瓜熟烂，调入精盐、鸡粉，拌匀即成。

【功效】补脾利水，除湿消肿。

【适宜】脾虚湿阻、水肿者可食。

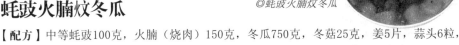

◎蚝豉火腩炆冬瓜

蚝豉火腩炆冬瓜

【配方】中等蚝豉100克，火腩（烧肉）150克，冬瓜750克，冬菇25克，姜5片，蒜头6粒，干葱、油、精盐各适量。

【制作】1.浸开蚝豉，洗净；火腩斩小块；冬瓜去皮和瓜瓤，切小块，先煮至半熟，盛起。
2.武火起锅下油，待油至五成热时，将原粒蒜头、干葱、姜片爆香，放下蚝豉、火腩、冬菇，下水先炆片刻，后加入冬瓜，炆熟即成。

草鱼冬瓜汤

【配方】冬瓜500克，草鱼250克，料酒、精盐、葱段、姜片、熟猪油、鸡汤各适量。

【制作】1.将草鱼去鳞去内脏，洗净，放入锅中。2.将冬瓜去皮，去瓤切成块，与料酒、盐、葱、姜、猪油一起加入鱼锅；注入鸡汤，煮至鱼熟烂，拣出葱、姜即成。

【功效】清热解毒，利水消肿，平肝祛风。

【适宜】高血压、肝阳上亢引起的头痛，或痰浊眩晕，虚痨浮肿等症患者宜食。亦可作为夏秋季保健食谱。

鳖裙冬瓜羹

【配方】活甲鱼1只，冬瓜1500克，精盐15克，白醋25克，味精2克，料酒5克，生姜50克，葱100克，清汤500克，熟猪油1000克。

【制作】1.甲鱼宰杀后洗净，放入开水锅中烫2分钟，捞出后去掉黑皮，去壳，去内脏，刮下裙边，将甲鱼肉剁成3厘米见方的块；2.冬瓜去皮，削成直径约2厘米的冬瓜球。
3.炒锅置旺火上，下入熟猪油烧至六成热，甲鱼下锅滑散，滗去油。4.锅内留少许油，将甲鱼煸炒一下，下入冬瓜球合炒，加清汤、精盐，然后将锅移小火焖15分钟。5.将甲鱼裙垫在碗底，码上焖烂的甲鱼肉，加入葱、姜、料酒、白醋和清汤，盖好。上笼蒸至裙边软黏，即出笼拣去葱、姜，加盐及味精即成。

【功效】滋阴，凉血，清热，利水。

【适宜】肝硬化腹水或发热病后康复期宜食。

红烧冬瓜

【配方】冬瓜500克，面酱、酱油、清汤、湿淀粉、葱姜末、味精、植物油各适量。

【制作】1.将冬瓜去皮洗净，切成3厘米长、2厘米宽、1厘米厚的片块。2.炒锅内加入植物油，烧至四成热时，加葱姜末、面酱炒散，然后加入冬瓜、酱油、清汤，用小火烧至冬瓜软烂时，加入味精，用湿淀粉勾芡，盛盘即可。

【功效】该菜具有清热利尿，消肿止咳，利水化痰等功效。

【按语】《食疗本草》说冬瓜："热者食之佳，冷者食之瘦人；煮食练五脏，为其下气故也。欲得体瘦轻者，则可常食之。"冬瓜含水量大，又含有丙醇二酸，能使食者的皮下脂肪减少及抑制糖的转化，因而具有良好的减肥功效。

节瓜

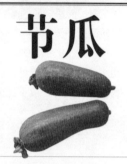

【性味】性平，味甘淡。

【归经】归肺、大肠、膀胱经。

【功效】清热，利尿，祛暑，解渴。

　忌：节瓜性味平和，诸无所忌。

【按语】节瓜适宜夏季食用，是炎热夏季的佳蔬。

节瓜冬菇排骨汤

【配方】排骨400克，节瓜500克，冬菇25克，红萝卜1条，盐适量。

【制作】1.烧开水，放入排骨煮5分钟，取出洗净斩件。2.节瓜洗净去皮，切块；冬菇用清水泡软，去蒂；红萝卜去皮，切大片。3.煲滚适量清水，放入所有材料，用猛火煲开，改小火煲1～2小时，下盐调味即可。

【功效】去湿热，通肠胃。

【适宜】热病期间身热烦渴或夏日心烦口渴者宜食。

◎节瓜冬菇排骨汤

174

丝瓜

【别名】水瓜、天吊瓜、天罗。

【性味】性凉，味甘。

【归经】归肝、胃经。

【功效】清热，凉血，化痰，解毒，安胎，通乳。

　宜：热病期间身热烦渴，痰喘咳嗽，肠风痔漏，以及夏季疖肿者宜食；妇女带下，孕妇产后乳汁不通者宜食。

　忌：脾胃虚寒，大便溏薄者忌食。

【按语】药用以老者为优，食用以嫩者为美。

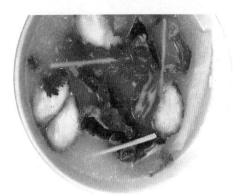

丝瓜鱼头汤

【配方】大鱼头1个（约500克），丝瓜200克，豆腐1件，大肉姜、鲜菇、葱少许，盐、鸡粉、胡椒粉、麻油、绍酒、植物油各适量。

【制作】1.将鱼头洗净去鳃，一开二斩成两边；丝瓜刨去边皮切成菱形；豆腐切小块；姜切片；鲜菇洗净用清水煮透捞起切片待用。2.将鱼头用少许盐擦匀，烧锅落油将鱼头煎至金黄色。3.原锅滤去余油，溅绍酒，加入滚水，猛火烧煮，倒入丝瓜、豆腐、姜片、鲜菇片、葱榄，用中火将鱼滚至奶白，加入盐、鸡粉、胡椒粉、麻油调味即可。

【功效】补益脾胃，通乳汁。

【适宜】脾胃虚寒的消化不良，食欲不振，妇女产后乳汁不足等症者宜食。

【贴士】为免丝瓜过熟影响品质，可待鱼汤基本煮好后再放入丝瓜同煮。

丝瓜鲢鱼汤

【配方】鲢鱼1条，丝瓜200克，料酒、精盐、葱段、姜片、熟猪油、白糖、胡椒粉各适量。

【制作】1.将丝瓜去皮，洗净切成条。2.将鲢鱼去鳞、去鳃、去内脏，洗净，斩成几段，放锅中。3.锅内再放入料酒、葱、姜、白糖、猪油，注入适量清水，煮至鱼熟，加入丝瓜条，煮至鱼和丝瓜皆熟，拣去葱、姜，用盐、胡椒粉调味即可。

【功效】补中益气，生血通乳。

【适宜】产后气血不足所致的乳汁少，或乳行不畅的患者最为适宜。

金银蒜蒸丝瓜

【配方】广东丝瓜200克，大蒜子40克，红椒1个，花生油400克（实耗50克），盐10克，味精8克，白糖3克，生粉少许。

【制作】1.大蒜子切成小粒；红椒切粒；丝瓜去皮切厚圆圈，摆入碟内。2.烧锅下油，把一半蒜子粒炸成黄色，捞起与另一半没炸的蒜子粒、盐、味精、白糖、生粉拌匀撒到丝瓜圈上。3.蒸锅烧开水，放入丝瓜，用旺火蒸6分钟拿出，撒上红椒粒，烧开油淋在丝瓜上即成。

丝瓜猪蹄豆腐汤

【配方】红枣30克，黄芪、枸杞子各12克，当归5克，猪前蹄1只，丝瓜300克，豆腐250克，香菇30克，姜5片、盐少许。

【制作】1.香菇洗净泡软去蒂；丝瓜去皮洗净切块；豆腐切块备用。2.猪前蹄去毛洗净剁块，入开水中煮10分钟，捞起用水冲净；黄芪、当归放入过滤袋中备用。3.锅内入红枣、黄芪、枸杞子、当归、猪蹄、香菇、姜片及水10杯，以大火煮开后，改小火煮至肉熟烂（约1小时），再入丝瓜、豆腐续煮5分钟，最后加入盐调味即可。

【功效】养血，通络，下乳。

【适宜】产后体质虚弱，乳汁不足者宜食。

白瓜

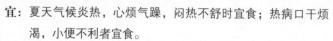

【别名】生瓜、越瓜、梢瓜、菜瓜。

【性味】性寒，味甘。

【归经】归胃、大肠经。

【功效】清热，利尿，解渴，除烦。

宜：夏天气候炎热，心烦气躁，闷热不舒时宜食；热病口干烦渴，小便不利者宜食。

忌：白瓜性寒，脾胃气虚，腹泻便溏，胃寒疼痛者忌食生冷白瓜；女子月经来潮期间和寒性痛经者忌食生白瓜。

菜瓜甜椒炒牛肉

【配方】菜瓜1个，甜椒100克，牛肉末300克，盐、料酒、生抽、香辣酱、洋葱片、姜末、蒜末、淀粉、食用油适量。

【制作】1.将菜瓜去皮、籽，洗净切成片，蘸上淀粉待用；甜椒去籽、去蒂，洗净切成菱形块。2.坐锅点火放油，油温四成热时放入菜瓜，两面煎至变色时捞出。3.锅内放入牛肉末、洋葱片、姜蒜末炒出香味，再烹入料酒、生抽、香辣酱、甜椒、菜瓜片和盐，翻炒均匀出锅即可。

白瓜松子肉丁

【配方】白瓜1个，瘦肉300克，松子1.5汤匙，蒜蓉1茶匙，生抽1茶匙，糖、生粉各适量。

【制作】1.白瓜去皮及瓤，洗净切小粒。2.瘦肉切小粒，加生抽、糖及生粉拌匀，略腌。3.松子以清洁湿布抹过备用。4.烧热锅，下油，炒熟白瓜盛起。5.再烧热锅，下油，爆香蒜蓉，下瘦肉粒，炒香至熟，再将白瓜粒回锅，下松子兜匀，便可上碟。

黄瓜

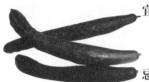

【别名】刺瓜、青瓜。

【性味】性凉，味甘。

【归经】归脾、胃、大肠经。

【功效】清热解暑，生津止渴，利尿，降脂减肥。

宜：炎夏酷暑季节，或热性病人，身热口干烦渴者宜食；肥胖者宜食；高血压病，高脂血症，水肿者宜食；癌症患者宜食；糖尿病人和嗜酒者宜食。

忌：脾胃虚寒，腹泻便溏者，或有胃寒病宿疾者忌食生冷黄瓜；女子月经来潮期间也忌食生冷黄瓜，寒性痛经者尤忌。

醋熘黄瓜

【配方】嫩黄瓜300克，白糖6克，香醋7.5克，葱、姜4克，精盐4克，麻油、干辣椒节、酱油、湿生粉、花椒各少许。

【制作】1.将黄瓜挖去心，切成梳子薄片，放少许精盐调拌后，挤去汁水。2.起麻油锅，烧热后，将花椒、干辣椒放入炒红，再放黄瓜，随即将葱、姜、糖、醋、酱油、湿生粉调好倒入，炒几下即好。

虾米炒黄瓜

【配方】黄瓜300克，虾米25克，葱末5克，姜末5克，精盐、食油适量。

【制作】1.将虾米洗去灰尘放入小碗里，加开水少许(水与虾米平)浸泡。2.黄瓜(如用老黄瓜，要削皮)洗净，切成长条块。3.锅放在炉火上，放入食油烧热，下葱、姜末炒几下，加入虾米略炒后，放黄瓜、精盐，炒1分钟左右即成。

玉米笋炒黄瓜

【配方】黄瓜200克，玉米笋150克，胡萝卜50克，冬笋50克，冬菇15克，精盐、酱油、味精、食用油、麻油各适量。

【制作】1.把所有材料洗净，黄瓜、冬笋、冬菇切条；玉米笋斜切段；胡萝卜切花片。2.烧热锅，下油，烧至七成热时，放入冬笋、冬菇略炒，加入黄瓜、玉米笋、胡萝卜，下精盐、酱酒，翻炒至入味，加味精，淋上麻油即可。

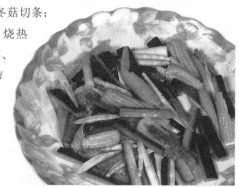

【功效】清热通便，降脂减肥。

【适宜】热性便秘或体胖、血脂高者宜食。

苦瓜

【别名】凉瓜、癞瓜、癞葡萄、锦荔枝。

【性味】青苦瓜性寒，味苦；熟苦瓜性平，味甘。

【归经】归心、脾、胃经。

【功效】青苦瓜祛暑解热，明目清心；熟苦瓜养血滋肝，益脾补肾。

宜：热天患有疮疖，痱子，目赤，咽喉痛，急性疾病者宜食青苦瓜；糖尿病患者食用青苦瓜有降血糖效果；癌症患者食用青苦瓜，有助于提高体内的抗癌能力。

忌：脾胃虚寒，腹泻便溏者忌食青苦瓜。

【按语】青苦瓜适宜夏令当作清暑止渴的果品食用，能预防中毒。

凉瓜煎蛋

【配方】凉瓜200克，鸡蛋4个，盐、麻油、胡椒粉、植物油各适量。

【制作】1.将凉瓜切开边，去掉瓜瓤，直刀横切成薄片，飞水备用。2.将鸡蛋打开用盐、麻油、胡椒粉拌匀。3.烧锅落油，倒入鸡蛋和凉瓜，慢慢将鸡蛋煎圆，反转再煎另一面，将蛋饼两边煎至金黄，切成蛋角上碟即可。

【贴士】鸡蛋不要用鸡粉、味精调味，因鸡蛋本身就有谷氨酸钠成分。

苦瓜炒肥肠

【配方】苦瓜1根，大肠1条，辣椒1个，蒜末1大匙，油2大匙，酒1大匙，酱油2大匙，糖1茶匙，胡椒粉少许，芡汁1/2匙。

【制作】1.苦瓜洗净，剖开后去籽，先横切三小段，再直切成条状。2.大肠先洗净，煮烂后取出，剖开切条；辣椒切斜片。3.用油先炒蒜末，再放入大肠同炒，接着放苦瓜，并加入酒、酱油、糖及胡椒粉拌炒。4.小火烧入味，同时放入辣椒片，烧至汤汁稍收干时，勾芡即可盛出。

苦瓜黄豆煲排骨

【配方】排骨200克，苦瓜1斤，油、黄豆、姜、咸菜少许，盐、料酒、胡椒粉各适量。

【制作】1.将苦瓜切开去瓤切块；排骨洗净；姜切片；咸菜洗净切片备用。2.坐锅点火倒入油，下姜片、咸菜煸炒至香。3.砂锅上火，加入适量开水，将炒好的咸菜放入，再放入黄豆、排骨，加入料酒，待汤烧开后放入苦瓜转小火焖1.5个小时，开盖后加盐、胡椒粉调味即可。

【功效】清热解毒，降脂，降血糖。

【适宜】糖尿病患者，血脂高或热毒疮疖者宜食。

凉瓜炒牛肉

【配方】凉瓜250克，牛肉150克，原粒豆豉、蒜头、青红椒少许，绍酒、蚝油、生抽、鸡粉、糖、生粉、植物油各适量。

【制作】1.凉瓜洗净去瓤切开四边，斜切成片，飞水待用。2.牛肉切片，用生粉、生抽略腌待用。3.青红椒切成椒米，蒜头剁蒜蓉。4.烧锅落油，将牛肉走嫩油至七成熟捞起，锅底留油，将椒米、蒜蓉、豆豉爆香，加入凉瓜、牛肉翻炒，溅绍酒，用蚝油、生抽、鸡粉、糖调味，生粉勾芡即可上碟。

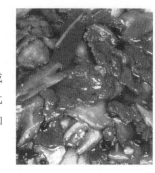

【贴士】牛肉要选牛里脊肉，走油时不要过熟，否则牛肉再炒会老。

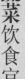

南瓜

【别名】北瓜、饭瓜、番瓜。

【性味】性温，味甘。

【归经】归脾、胃经。

【功效】补中益气，降血脂，降血糖。

宜：高血压、冠心病、高血脂患者宜食；肥胖者和中老年便秘者宜食；糖尿病患者宜食；同铅、汞等有毒金属密切接触者宜食；癌症患者宜食；泌尿系结石患者宜食。

忌：脚气、黄疸病以及气滞湿阻之病患者忌食。

【按语】据前人经验，南瓜忌与羊肉同食。

南瓜煲牛肉

【配方】南瓜500克，牛肉250克，盐适量。

【制作】1.南瓜削去表皮，冲洗干净，切成3厘米左右的方块，放入锅内。2.牛肉剔去筋膜，洗净后切成2厘米见方的块，在沸水锅内略焯一下捞出待用。3.锅内加入清水约1000毫升，放入牛肉置武火上烧沸后，加入南瓜同煮至沸，再改文火煲约2小时，待牛肉熟后加盐调味即成。

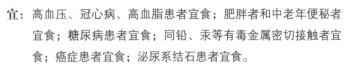

绿豆煲南瓜

【配方】绿豆50克，老南瓜500克，食盐少许。

【制作】1.绿豆用清水淘去泥沙，滤去水，趁水未干时加入少量食盐拌和均匀，略腌3分钟后用清水冲洗干净。2.老南瓜削去表皮，抠去瓜瓤，用清水冲洗干净，切成约2厘米见方的块待用。3.锅内注入清水约500毫升，置武火上烧沸后，先下绿豆煮沸2分钟，淋入少许凉水，再沸，即将南瓜块下入锅内，盖上盖，用文火煮30分钟，至绿豆开花即成。吃时可加食盐调味。

香芋南瓜扣

【配方】南瓜400克，香芋400克，糖、盐、椰浆、淡奶、植物油各适量。

【制作】1.将南瓜和香芋去皮，切成日字件。2.用中油温将南瓜和香芋略炸一下，交叉排放南瓜和香芋于深碗中，上蒸笼蒸约10分钟至熟焓。3.将南瓜和香芋反扣于深碟中，用清水、糖、盐、椰浆、淡奶调味，勾薄芡，淋在南瓜和香芋面上即可。

南瓜蒸排骨

【配方】南瓜400克，排骨300克，姜、葱、辣椒、蒜蓉少许，蚝油、鸡粉、麻油、胡椒粉、生抽、豆豉、植物油各适量。

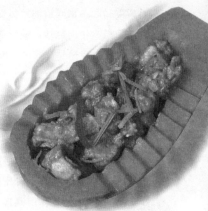

【制作】1.原只南瓜开边，去瓤待用；排骨切成小粒，洗净，沥干水分待用；姜、葱、辣椒切米粒状。2.用姜、葱、辣椒米和蒜蓉作料头，拌入排骨，用豆豉、蚝油、生抽、鸡粉、麻油、胡椒粉调味，撒上少许生粉，拌匀，倒入南瓜里面，放入蒸笼蒸8分钟至熟，溅少许熟油即可。

【贴士】南瓜也可去皮切小方块，与调好味的排骨拌匀上碟一起蒸熟，烹调过程将更加简易。

番薯

【别名】山芋、红薯、白薯、地瓜。

【性味】性平，味甘。

【归经】归脾经。

【功效】健脾胃，补中气，通便秘。

宜：脾胃气虚、营养不良者宜食；习惯性便秘、大便干燥难解者宜食；癌症患者宜食；慢性肝病和肾病者宜食；夜盲症者宜食；妇人产后宜食。

忌：糖尿病患者忌食。

【按语】番薯所含的大量胶原和黏液多糖类物质，可防止肝肾疾病。煮熟的番薯宜趁热服食，切忌冷后食用，否则易引起泛酸吐水。生了黑斑病的番薯有毒，不可食用。

玫瑰番薯羹

【配方】番薯250克，藕粉、冰糖屑、玫瑰露各适量。

【制作】1.拣长形红心番薯，削去皮，切成棋子块，装碗上笼蒸透，取出。2.砂锅内注清水适量，用藕粉、冰糖屑、玫瑰露调成浆汁，烧沸，倒入番薯块搅匀盛入碗中即成。

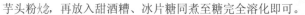

番薯芋头甜酒糟糖水

【配方】番薯250克，芋头250克，甜酒糟200克，冰糖150克，清水1000毫升，老姜一小块。

【制作】1.番薯、芋头分别去皮洗净，切3厘米左右不规则方块；老姜去皮用刀略拍待用。2.将处理好的番薯、芋头、老姜放入砂锅内，加入清水，慢火煮30～40分钟左右至番薯、芋头粉烂，再放入甜酒糟、冰片糖同煮至糖完全溶化即可。

【贴士】可加入几粒杞子作为点缀。

酱爆番薯丁

【配方】番薯250克，猪瘦肉80克，水发香菇30克，净冬笋肉50克，清油、食盐、酱油、味精、湿淀粉各适量。

【制作】1.将番薯去皮切成丁，放入开水锅中焯一下捞出。2.瘦肉先用刀拍一下然后再切成丁；冬笋肉也焯一下；水发香菇也切成丁。3.炒锅烧烫后用油滑锅，倒出锅内余油，随即投入肉丁翻炒，待肉丁变色后，迅速加入番薯丁和其他丁一起炒和，炒至半熟时，放入酱油、食盐和适量清水，盖牢锅盖烧片刻后，放入味精勾薄芡出锅。

【贴士】冬笋肉用冷水下锅慢慢加热，待水沸后捞出冬笋沥尽水。

番薯老姜汤

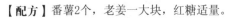

◎番薯老姜汤

【配方】番薯2个，老姜一大块，红糖适量。

【制作】1.番薯去皮、切块；老姜洗净，连皮拍破。2.将处理好的番薯、老姜放入锅中，加适量水煮至番薯熟烂后加红糖即可食用。

苁蓉番薯羹

【配方】肉苁蓉100克，番薯200克，羊肉100克，姜片、葱、盐各适量。

【制作】1.将肉苁蓉刮去鳞，用酒洗，去黑汁，切成薄片待用。2.将番薯、羊肉洗净后切成薄片，与肉苁蓉一起放入锅中，加入姜片和水适量，先用武火煮沸，再用文火煎煮35分钟，放入葱、盐即成。

【功效】温补肝肾。

【适宜】肾阳虚衰，肝血不足，阳痿，腰痛，头晕目眩，耳鸣者宜食。

番薯粥

【配方】番薯200克，大米100克。

【制作】先将番薯去皮洗净，切成细丝后与淘洗干净的大米一同入锅，加水1000克，先用旺火烧开，再转用文火熬煮成稀粥。

桂花番薯粥

【配方】番薯200克，大米粥30克，糖桂花数粒，白糖适量。

【制作】番薯隔水蒸熟，去皮后碾成泥，调入大米粥中加白糖再煮沸，撒上糖桂花即可。

青菜

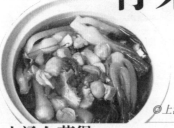

◎上汤白菜煲

【别名】小白菜、菘菜等。

【性味】性平，味甘。

【归经】归胃、大肠、肺经。

【功效】通利肠胃，解热除烦，消痰止咳。

宜：慢性习惯性便秘者宜食；伤风感冒及肺热咳嗽者宜食；发热病人宜食。

忌：青菜甘平，诸无所忌。

上汤白菜煲

【配方】小白菜500克，烧肉50克，猪筒骨汤适量，鲜菇片、大肉姜、枸杞子少许，美极抽、食盐、鸡粉、麻油、绍酒、植物油各适量。

【制作】1. 小白菜洗净，用滚水烫一下捞起；姜用刀拍扁切块；烧肉切厚片待用。2. 烧砂锅下油，加入烧肉、大肉姜、鲜菇片、枸杞子，溅绍酒略炒；加入灼过水的小白菜，再加入适量骨头汤烧开后用慢火煲15分钟至小白菜熔，用美极抽、食盐、鸡粉调味，加几滴麻油即可食。

绿豆芽

【别名】芽菜。

【性味】性寒，味甘。

【归经】归心、胃经。

【功效】清热。

【按语】绿豆芽的饮食宜忌请参阅绿豆。

炒三丝

【配方】绿豆芽300克，胡萝卜100克，黄瓜100克，生油、姜丝、花椒油、料酒、鲜汤、盐、味精各适量。

【制作】1. 将绿豆芽掐去根，用清水洗净后沥干水；胡萝卜洗净刨去皮，切丝；黄瓜切细丝。2. 炒锅置旺火上，加入生油烧热，放入姜丝炝锅，随即放入绿豆芽、胡萝卜、黄瓜翻炒几下，再放入料酒、盐、鲜汤、味精，炒至断生脆嫩时，淋上花椒油，翻匀起锅装盘即可。

黄豆芽

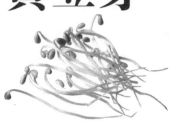

【别名】豆芽菜、大豆芽。

【性味】性寒，味甘。

【归经】归胃、大肠经。

【功效】利湿热，通便秘。

宜：胃中积热者宜食；妇女妊娠高血压者宜食；矽肺患者宜食；肥胖者，癌症、癫痫病、便秘、痔疮、寻常疣患者宜食。

忌：黄豆芽性寒，脾胃虚寒，腹泻便溏者勿食为妥。

肉末姜酒大豆芽

【配方】大豆芽300克，猪肉100克，姜、青椒、红椒少许，米酒、盐、鸡粉、蚝油、麻油、生粉、植物油各适量。

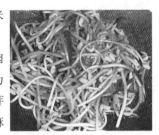

【制作】1.将大豆芽尾根切去，洗净待用；青、红椒切丝；猪肉剁成肉蓉。2.姜剁成姜蓉，将姜汁挤出至米酒中，成为姜汁酒。3.烧锅落油，爆香姜蓉、肉蓉，倒入大豆芽翻炒，溅姜汁酒，再倒入青、红椒丝，用盐、鸡粉、麻油、蚝油调味，生粉勾芡即可。

【贴士】大豆芽不要炒过长时间，以免过熟出水，影响菜式美观和口感。

黄豆芽豆腐汤

【配方】黄豆芽250克，豆腐200克，咸梅菜100克，精盐、味精、葱、豆油各适量。

【制作】1.将黄豆芽洗净去皮；豆腐切方丁；咸梅菜洗净切丁；葱切丁。2.锅内放油，烧热，放入葱丁煸炒，再放入黄豆芽，炒出香味时加适量的水，在旺火上烧开。3.待黄豆芽酥烂时，放入咸雪里蕻、豆腐改小火慢烧10分钟，加入精盐、味精调味，即可出锅。

豆薯

【别名】沙葛、地瓜、凉薯、凉瓜、土瓜、地萝卜。

【性味】性凉，味甘。

【归经】归胃经。

【功效】生津止渴，解酒毒，降血压。

宜：炎热夏季烦热口渴，或伤暑者宜食；风热感冒、发热头痛、口干作渴者宜食；血压升高、头昏脑涨、面红目赤、大便干燥者宜食；饮酒过量、烦躁口渴或慢性酒精中毒者宜食。

忌：胃寒病者勿食为妥；寒性痛经女子在月经期间切勿食用生冷豆薯；糖尿病人也不可多吃。

【按语】豆薯生熟食用皆可，生吃味甜，可充水果，煮炒可作菜。

魔芋

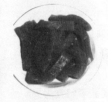

【别名】蒟蒻、鬼芋、星芋、磨芋。

【性味】性湿，味辛，有毒。

【归经】归肺、胃经。

【功效】化痰散积，行瘀消肿，解毒抗癌。

　宜：咳嗽多痰、跌打损伤，以及各种癌症病人宜食；糖尿病、肥胖症、胆结石、大便秘结者宜食；动脉硬化、高血压、高脂血症、高胆固醇血症者宜食。

　忌：魔芋有毒，不可多食。

魔芋烧鸭

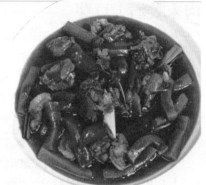

【配方】番鸭300克，魔芋150克，蒜苗、泡椒节、姜、蒜片少许，色拉油、豆瓣、鸡精、盐、味精、胡椒粉、香油、鲜汤、水淀粉、香料（八角、桂皮、山奈、草果）各适量。

【制作】1.番鸭洗净切成条形；魔芋切成四方条形，焯水。2.锅内烧油至三成热时下鸭条煸至八成熟，滤起待用。3.锅置旺火上，放入色拉油烧至三成热时，放入豆瓣、姜、蒜片炒香，加鲜汤，放鸭条、魔芋、香料蒜苗、泡椒节，用小火煨至鸭子熟而不烂时再放入鸡精、味精及胡椒粉，淋香油并用水淀粉勾芡起锅即可。

【贴士】番鸭在新鲜切条时不能太大块；煨鸭时汤汁要加够；勾芡时汁不能太浓。

佛手瓜

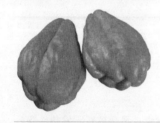

【别名】合掌瓜、万年瓜、拳头瓜。

【性味】性温，味甘。

【归经】归脾、肺经。

【功效】健脾开胃，理肺化痰。

　宜：高血压病、冠心病、动脉硬化症、糖尿病、肥胖症、癌症、脂肪肝患者宜食；支气管炎咳嗽者宜食；患脾胃不健、胃口不开者宜食。

　忌：易耗气，气虚者忌用。

豆包炒佛手瓜

【配方】佛手瓜1个，豆包4片，红辣椒1个，油、精盐、姜丝、胡椒粉各适量。

【制作】1.佛手瓜去皮，洗净切片；豆包洗净、切片；红辣椒洗净，去籽，切丝。2.烧热锅下油，油热时爆香姜丝，放入佛手瓜、红辣椒丝翻炒，倒入适量清水、豆包煮至佛手瓜软熟后，下精盐、胡椒粉调味即可。

牛蒡

【别名】大夫叶、劳翁菜。

【性味】性凉，味甘。

【归经】归肺经。

【功效】清热解毒，祛风止痒。

　　宜：外感风热者宜食；头风头痛者宜食；皮肤风痒者宜食；急性
　　　　乳腺炎患者宜食。

　　忌：牛蒡性凉，脾胃虚寒者不可久食。

牛蒡猪骨汤

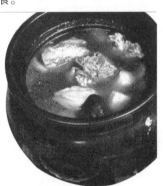

【配方】牛蒡200克，猪脊骨400克，大肉姜、陈皮、胡椒碎
　　　　少许，盐、鸡粉、麻油、绍酒各适量。

【制作】1.牛蒡刨皮，横切小段；猪脊骨洗净斩件；陈皮洗净
　　　　浸软；大肉姜略拍待用。2.烧水将牛蒡、猪脊骨"飞
　　　　水"后放入瓦汤煲中，加清水、绍酒猛火煲滚，再入
　　　　大肉姜、陈皮、胡椒碎，改用慢火煲2小时左右至牛蒡
　　　　出味，猪骨烂，用盐、鸡粉、麻油调味即可。

【功效】猪骨具有滋阴补肾、填精益髓的功效。

【适宜】本汤方适宜于肾虚症见耳鸣、腰膝酸软者食用。

【贴士】老火骨汤煲至肉骨分离，即可判断煲煮时间已经足够，可以慢慢享用。

牛蒡粥

【配方】牛蒡根30克，粳米50克。

【制作】1.将粳米淘净；牛蒡根洗净，待用。2.将牛蒡根放入锅内，加清水适量，用武火烧
　　　　沸后，转用文火煮10分钟，滤去渣，留药汁待用。3.把粳米、牛蒡汁放入锅内，煮
　　　　至米烂成粥。

【用法】每日2次，作早、晚餐食用。

【功效】益肺清热，利咽散结。

【适宜】肺胃虚热，复感外邪、咽喉肿痛、咳嗽、吐痰不爽，儿童麻疹未透等症者宜食。

油菜

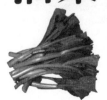

【别名】菜心、油菜心。

【性味】性温，味辛，无毒。

【归经】归肝、肺、脾经。

【功效】茎、叶：消肿解毒，治痈肿丹毒、血痢、劳伤吐血。
　　　　种子：行滞活血，治产后心、腹诸疾及恶露不下、
　　　　蛔虫肠梗阻。

　　忌：麻疹后及疥疮、目疾患者不宜食。

菜心炒鸡杂

【配方】菜心400克，鸡杂300克，蒜头、姜、葱、蚝油、生抽、麻油、鸡粉、胡椒粉、料酒、湿生粉、植物油各适量。

【制作】1.将菜心洗净,切长段;鸡杂清洗干净,鸡肾切肾花,鸡肝切片,飞水至熟,沥干水分待用;蒜头略拍一下,姜洗净切片,葱洗净切短段。2.先烧锅落油,放蒜头、姜、葱爆香,加入菜心生炒,落鸡杂,溅酒,用生抽、鸡粉、蚝油调味,用胡椒粉、麻油、湿生粉勾芡即可。

【贴士】因鸡肝比较难熟(易回生),最好飞水浸泡时间较长一些。

虾酱茶树菇炒菜心

【配方】菜心400克,茶树菇200克,蒜头、姜、虾酱、蚝油、鸡粉、糖、麻油、绍酒、植物油各适量。

【制作】1.菜心洗净,切成长段;茶树菇洗净,切去蒂,飞水滤干待用；姜洗净切成姜末,蒜剁蓉。2.烧锅落油,将蒜蓉、姜末和虾酱、绍酒一起爆香,加入菜心生炒,再落茶树菇一起炒,用蚝油、鸡粉、糖、麻油调味，勾芡即可。

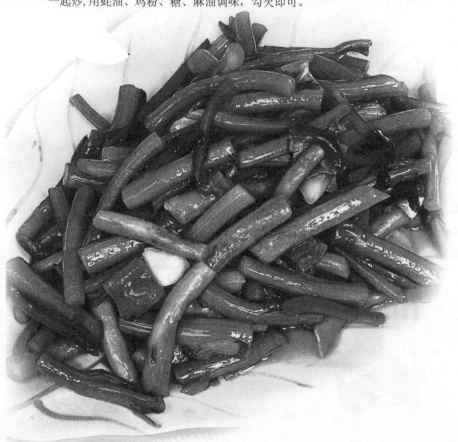

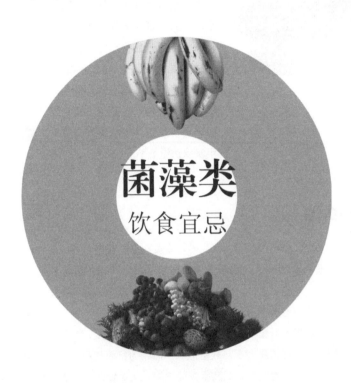

菌藻类

饮食宜忌

海带

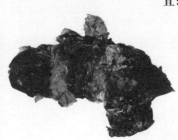

【性味】性寒，味咸。

【归经】归肺、脾、肾经。

【功效】化痰，软坚，清热，降血压。

宜：各种癌症患者宜食；甲状腺肿，瘿瘤，粗脖子病和肥胖者宜食；高血压病，高脂血症，冠心病，糖尿病和动脉硬化者宜食；瘰疬（淋巴结核），睾丸肿痛，便秘者宜食；老年慢性支气管炎者宜食；夜盲症患者宜食；儿童、妇女、老年人佝偻病、软骨病、骨质疏松症及营养不良性贫血者宜食；铅中毒职业病患者宜食；因为头发生长需碘、角蛋白、硬质蛋白等，故头发稀疏者宜食。

忌：海带性寒，胃寒者忌食。怀孕妇女及哺乳期妇女忌过量服食，因大量吃入海带，会对胎儿产生不良影响，过多的碘可引起胎儿甲状腺发育障碍，婴儿出生后可能出现甲状腺功能低下。

海带鲫鱼汤

【配方】海带50克，鲫鱼1尾（约300克），生姜、葱、花椒、油、盐、料酒、味精各适量。

【制作】1.水发海带切成丝；活鲫鱼去鳃和肠杂，留鳞，备用。2.将鱼煎至略黄，加入生姜、葱、花椒、料酒、海带丝和适量清水炖煮40分钟，加盐、味精调味即可。

【功效】消痰软坚，健脾利水。

【适宜】各种癌症手术后康复或甲状腺肿或肥胖者宜食。

【按语】海带咸寒，能消痰利水，软坚散结；海带为抗癌佳品；鲫鱼甘温，能健脾利水，温中下气，治反胃吐食。此药膳既能抗癌，又对胃癌引起的恶心、呕吐有治疗作用。

海带粥

【配方】海带50克，粳米100克，油、盐适量。

【制作】将海带用水浸泡半天，洗去咸味，切细，与淘洗干净的粳米一同入锅，加水1000毫升，先用旺火烧开，再转用文火熬煮成稀粥，加油、盐调味即可。

【功效】软坚散结消瘿，利水消肿，降血压，降血脂。

【适宜】瘿瘤，单纯性甲状腺肿，慢性淋巴结炎，淋巴结肿大，淋巴结核，高血压病，高脂血症，水肿胀满等症者宜食。

【按语】凡脾胃虚寒有湿以及活动性肺结核患者均不宜服用。

苡仁海带蛋汤

【配方】海带30克，薏苡仁30克，鸡蛋3个，胡椒粉、味精、猪油、盐各适量。

【制作】1.将海带洗净，切成条状；薏苡仁洗净，备用。2.高压锅内放水，放入海带及薏苡仁炖至极烂，连汤备用。3.锅置旺火上，放入猪油，将打匀的鸡蛋炒熟，随即将海带、意苡仁连汤倒入，加食盐、胡椒粉、味精调味即成。

【功效】软坚散结，健脾利水，降脂。

【适宜】甲状腺肿病人或高血脂者宜食。

海带排骨汤

【配方】干海带100克，排骨300克，大肉姜1块，冬菇3只，盐、鸡粉、绍酒各适量。

【制作】1.将干海带用清水浸软洗净，切成小块；排骨洗净斩件；冬菇洗净；大肉姜切块略拍待用。2.将排骨、海带、冬菇分别"飞水"倒入汤煲中，加清水、姜、绍酒用猛火煲滚后转用慢火煲2小时以上，用盐、鸡粉调味即可。

【功效】滋阴润燥，化痰散结。

【适宜】甲亢、甲状腺良性增生等病人宜食。

【贴士】一定要汤煲好后再调味，以防汤水蒸发味道过咸。

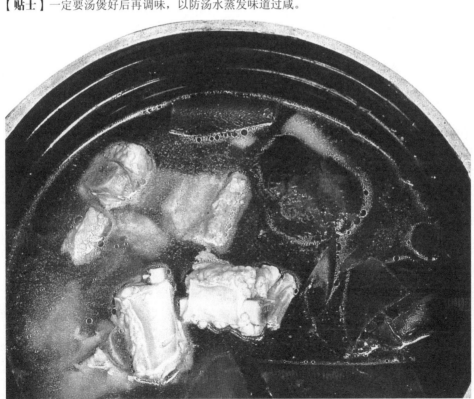

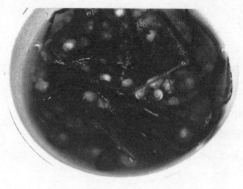

海带绿豆糖水

【配方】干海带15克，绿豆100克，冰片糖150克，清水1250毫升，鲜臭草（香茜草）15克。

【制作】1.绿豆用清水浸泡2小时；海带用清水浸泡1小时后取出洗净，横切成海带丝；鲜臭草洗净待用。2.将处理好的绿豆、海带丝、鲜臭草放入砂锅内，加入清水，加盖慢火煲1小时左右至绿豆软烂，再放入冰片糖略煮至糖完全溶化即可。

【功效】清热解暑。

【贴士】绿豆以选当年产为佳，隔年绿豆很难煲烂。为方便制作，干海带改用鲜海带丝也可，但海带味略差。臭草香味特别，花木店有售。

山楂拌海带

【配方】水发海带300克，鲜山楂100克，白砂糖30克，葱、姜、料酒各适量。

【制作】1.海带洗净、切丝，放锅中，加葱、姜、料酒、清水，先用旺火烧开，再用小火炖烂，捞出备用；山楂去核，也切成丝。2.海带丝加白糖拌均匀，装入盘内，撒上山楂丝，再撒上一层白糖即可。

【功效】此菜具有清热、散结、消食化积等功能。

【适宜】常食有轻身健体之功效。

紫菜

【别名】紫英、索菜、灯塔菜。

【性味】性寒，味甘咸。

【归经】归肺经。

【功效】清热，利尿，化痰，软坚散结。

宜：颈项瘰疬，瘿瘤，甲状腺肿，淋巴结肿大者宜食；高血压，动脉硬化者宜食；肺脓疡，支气管扩张咳嗽吐黄臭痰者宜食；各类恶性肿瘤，乳腺小叶增生，脚气病，水肿者宜食；白发和脱发者宜食；睾丸肿痛者宜食。

忌：紫菜为营养丰富的海菜，但紫菜性寒，故脾胃虚寒，腹痛便溏者忌食。

【按语】紫菜适宜盛夏季节食用，可消暑热，补养分。

紫菜肉末粥

【配方】干紫菜15克，猪肉末50克，精盐5克，味精1克，葱花5克，胡椒粉2克，香油15克，粳米100克。

【制作】1.将紫菜、粳米洗净，粳米放入锅中，加清水上火。2.煮熟后加入猪肉末、紫菜和精盐、味精、葱花、香油，稍煮片刻，撒上胡椒粉即成。

【功效】清热解毒，润肺化痰，软坚散结，降压。

【适宜】单纯性甲状腺肿，甲状腺机能低下，颈淋巴结核，水肿，淋病，脚气，咳嗽，慢性气管炎，高血压，动脉硬化等症患者宜食。

【按语】脾胃虚寒而有湿滞者不宜食用。

裙带菜

【别名】海芹菜。

【性味】性凉，味甘咸。

【归经】归脾、胃经。

【功效】清热，生津，通便。

宜：高血压病，冠心病，动脉硬化者宜食；肥胖者，甲状腺肿大者宜食；大便秘结者宜食；少年儿童生长发育和怀孕妇女以及哺乳期宜食。

忌：脾胃虚寒，腹泻便溏者忌食。

裙带菜粥

【配方】裙带菜200克，香油1小勺，水15杯，粳米100克，盐适量。

【制作】1.淘米后泡2小时左右，捞在筐里除去水分，备用。2.把泡好的裙带菜切碎后用香油炒一炒，加水熬汤。3.在热汤里放米熬成粥，以盐调味即可。

黑木耳

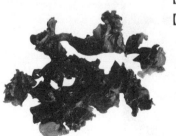

【别名】云耳、树耳、木蛾。

【性味】性平，味甘。

【归经】归胃、大肠经。

【功效】滋养益胃，补气强身，补血止血。

宜：各种出血，如痔疮出血，血痢便血，小便淋血，妇女崩漏，月经过多，以及眼底出血，肺结核咳嗽咯血等患者宜食；癌症病人宜食；中老年高血压病，动脉硬化患者宜食。

忌：黑木耳性平补益，诸无所忌。

木耳炒淮山百合

【配方】黑木耳30克，鲜淮山200克，百合100克，蒜蓉、姜片、葱段、油、盐、水淀粉各适量。

【制作】1.木耳浸软，洗净切片；淮山、百合切片。2.烧热油锅，爆蒜蓉、姜片，将木耳、淮山、百合炒熟，用少许水淀粉勾芡，撒上葱段，即成。

【功效】养阴补肺，止血降脂。

【适宜】肺结核，高血脂者宜食。

【按语】木耳最适宜女性食用，因为木耳含丰富维他命C、铁、钙和脂肪胶质，有养阴止血的功用，一个月中吃两三次木耳，女性的生理循环也会更为健康正常。

木耳肉末粥

【配方】水发黑木耳100克，猪肉末50克，白菜心50克，虾米25克，精盐7克，味精2克，香油25克，籼米100克。

【制作】1.将黑木耳、白菜心洗净切细丝；虾米洗净备用。2.炒锅上火，下香油，入白菜心、猪肉末、虾米、黑木耳煸炒，调入盐和味精，盛入碗中备用。3.将籼米淘洗干净入锅，加水煮粥，粥成后加入碗中的备料，调和即成。

【功效】补气强身，降压降脂，通血脉。

【适宜】高血压病，高脂血症，动脉硬化者宜食。

黑木耳豆腐羹

【配方】黑木耳25克，猪瘦肉200克，豆腐2件，上汤、生粉各适量，油、盐、糖、麻油各少许。

【制作】1.黑木耳用冷水浸软，洗净，切去底部硬块后切粗丝；豆腐洗净，切粒。2.烧滚一大锅水，将黑木耳丝及豆腐粒过水后沥干。3.猪肉切丝，用少许生粉拌匀。4.坐锅上火，油热后下猪肉丝炒熟，加入黑木耳丝及豆腐粒炒匀后放入上汤煮约3分钟，加入盐、糖、麻油调味。5.生粉用清水开匀，慢慢注入豆腐内煮稠即可。

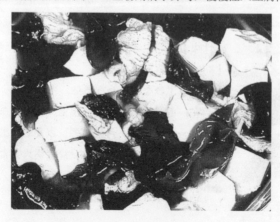

芝麻木耳茶

【配方】黑木耳60克，黑芝麻15克。

【制作】1.炒锅洗干净置中火上烧热，将黑木耳30克下入锅中，不断地翻炒，待黑木耳的颜色由灰转黑略带焦味时，起锅装入碗内待用。2.锅重置火上，下入黑芝麻略炒出香味，然后掺入清水约1500毫升，同时下入生、熟黑木耳，用中火烧沸约30分钟，即可起锅。3.用洁净双层细纱布过滤，得滤液装在器皿内即成。

【功效】降脂通便。

【适宜】高脂血症，便秘者宜食。

白木耳

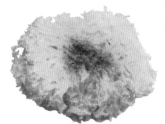

【别名】银耳、雪耳。

【性味】性平，味甘淡。

【归经】归肺、胃经。

【功效】滋阴，润肺，养胃，生津，益气，补脑，强心。

宜：肺热津伤，燥咳无痰，或咳痰带血，虚劳咳嗽，包括慢性支气管炎和肺心病，咽喉干燥，声音嘶哑者宜食；高血压病，血管硬化，眼底出血和慢性肾炎者宜食；身体羸瘦，营养不良，病后产后虚弱，老年人皮肤干燥引起的瘙痒者宜食；癌症患者及放疗化疗后宜食；体弱便秘者宜食。

忌：白木耳性质平和，诸无所忌。

虾仁银耳炒蛋

【配方】虾仁100克，水发银耳150克，鸡蛋4个，食油、盐、味精、酱油各适量。

【制作】1.将虾仁洗净，沥干水，加入盐、味精略腌。2.银耳切碎块；鸡蛋在碗内打散。3.将油入锅预热，放入虾仁和银耳，再放盐、酱油、味精调味，倒入鸡蛋拌炒，至蛋熟即成。

【功效】滋阴润肺，生津止咳。

【适宜】肺热津伤，燥咳无痰或虚劳咳嗽，干咳少痰者宜食。

银耳炒瘦肉

【配方】干银耳10克，瘦猪肉200克，青辣椒20克，大葱25克，鸡蛋清1个，精盐、料酒、味精、素油、生粉各适量。

【制作】1.银耳水发后，与瘦猪肉分别切成丝；肉丝加料酒，用蛋清、精盐、味精、生粉浆好待用。2.炒锅放油，烧至六七成热时，将浆好的肉丝下油锅划散，捞出沥干去油。3.原锅放葱丝、青椒丝翻炒，再放银耳丝、肉丝翻炒几次后，加调料颠炒即成。

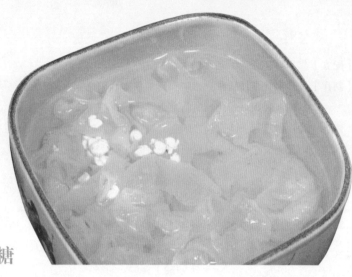

川贝雪耳炖冰糖

【配方】川贝5克，干雪耳20克，冰糖150克，清水1000毫升。

【制作】1.干雪耳用清水浸30分钟后取出用剪刀剪去雪耳头，再略略剪细待用；川贝锤碎。

2.将处理好的雪耳放入大炖盅内，加入川贝、冰糖、清水，加盖隔水炖1小时左右即可。

【功效】清肺润燥，止咳化痰。

【适宜】肺燥咳嗽，干咳少痰者宜食。

【按语】为方便制作，川贝切记让店家帮忙锤碎。

石耳

【别名】石壁花、石木耳、岩菇。

【性味】性平，味甘。

【归经】归肺、大肠经。

【功效】养阴，止血，清热，解毒，利尿。

　　宜：出血性疾病，如劳咳吐血，肠风下血，痔漏出血患者宜食；慢性气管炎、咳嗽气喘患者宜食。

　　忌：石耳性平，诸无所忌。

【按语】石耳宜作佳蔬食用，可与生姜同食。

石耳焖鸡

【配方】净鸡肉400克，石耳200克，鸡蛋清1个，精盐、味精、料酒、胡椒粉、淀粉各适量。

【制作】1.石耳用温水泡开，洗净，切成斜块。2.鸡肉剞花刀，用蛋清、盐、淀粉拌匀。

3.锅内倒入清水烧开，把鸡肉放入，搅散后，移到文火上炖至四成熟，再加入石耳，盖上锅盖，继续焖煮至肉烂后，放入味精、料酒、精盐、胡椒粉即成。

蘑菇石耳豆腐汤

【配方】水发石耳50克，豆腐750克，笋片20克，蘑菇片20克，火腿片10克，精盐、味精、白糖、胡椒粉、鸡汤各适量。

【制作】1.将豆腐切成5厘米的长条块。2.石耳洗净，擦净毛，下沸水锅焯一下捞出，同笋片、蘑菇片、火腿片、豆腐一同下锅焯一下，捞出入碗。3.锅中放入鸡汤，加入味精、盐、胡椒粉、白糖调味，烧开后倒入碗内即成。

香菇

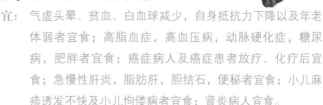

【别名】香蕈、冬菇。

【性味】性平，味甘。

【归经】归胃、肝经。

【功效】补气血，降血脂，抗癌。

宜：气虚头晕、贫血、白血球减少，自身抵抗力下降以及年老体弱者宜食；高脂血症，高血压病，动脉硬化症，糖尿病，肥胖者宜食；癌症病人及癌症患者放疗、化疗后宜食；急慢性肝炎，脂肪肝，胆结石，便秘者宜食；小儿麻疹透发不快及小儿佝偻病者宜食；肾炎病人宜食。

忌：香菇为动风食物，顽固性皮肤瘙痒症患者忌食。

蚝油鲜冬菇

【配方】鲜冬菇300克，小棠菜6棵，姜片、葱段少许，蚝油、麻油、绍酒、鸡粉、花生油各适量。

【制作】1.小棠菜洗净飞水待用。2.鲜冬菇洗净切去蒂；烧锅下油加入姜片、葱段、鲜冬菇，溅绍酒炒香，再放入上汤滚煨待用。3.烧锅落油，将小棠菜略炒调味拌于碟边。4.原锅洗净加入花生油烧热，放入鲜冬菇，溅绍酒加入少量高汤，用蚝油、鸡粉调味略煮，滴入香油，用生粉勾芡，逐只排入碟内，将剩余勾芡淋在菇面即可。

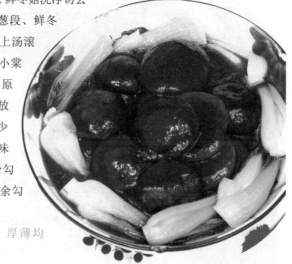

【按语】鲜冬菇应挑选外形较圆、厚薄均匀、形格一致为好。

香菇炒芹菜

【配方】芹菜400克，香菇（水发）50克，菜油30克，食盐、醋、干淀粉、酱油、味精适量。

【制作】1.芹菜择去叶、根，洗净，剖开切成约2厘米的长节，用盐拌匀，约10分钟后，再用清水漂洗后沥干待用。2.香菇切片，用醋、味精、淀粉混合后装在碗里，加水约50毫升兑成芡汁待用。3.炒锅置武火上烧热后，倒入菜油，待油炼至无泡沫冒青烟时，即可下入芹菜，煸炒2～3分钟后，投入香菇片迅速炒匀，再加入酱油炒约1分钟后，淋入芡汁速炒起锅即成。

【功效】益气降压。

【适宜】老年体弱或高血压者宜食。

冬菇花生脊骨汤

【配方】冬菇50克，花生150克，脊骨400克，大肉姜、胡椒粒少许，盐、鸡粉、绍酒各适量。

【制作】1.花生、冬菇洗净；脊骨洗净斩件；姜略拍待用。2.将脊骨"飞水"后倒入瓦汤煲中加清水、绍酒、花生、胡椒粒、冬菇猛火煮滚后，改用慢火煲2小时左右至花生粉烂，用盐、鸡粉调味即可。

【功效】益气健脾，滋阴补血。

【适宜】脾气虚弱之神疲乏力、食欲不振等患者宜食或缺铁性贫血患者可用作长期食疗。

【贴士】选用当年产新花生仁香味更浓，煲烂时间更短。

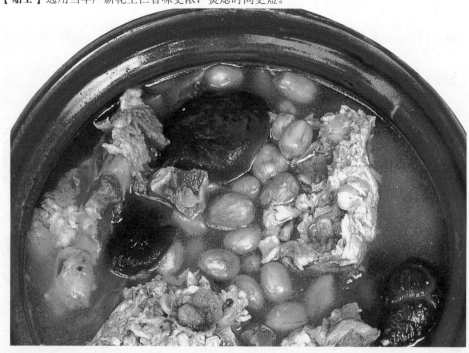

香菇炖鸡

【配方】鸡半只，新鲜香菇10朵，姜少许，水8杯，米酒1/3杯，香油1/3大匙，盐1/3大匙，味精1/3大匙。

【制作】1.将鸡切块，氽烫去血水，捞起洗净备用。2.香菇洗净沥干去蒂再对切。3.姜洗净切片备用。4.将8杯水倒入汤锅中，放入鸡肉块、香菇、姜片同煮，汤沸后放米酒、香油、盐及味精调味。5.用中火炖煮30分钟。6.捞去浮沫即可食用。

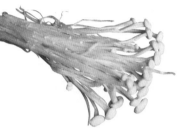

金针菇

【别名】金菇。

【性味】性凉，味甘。

【归经】归脾、大肠经。

【功效】益气，补虚，抗癌。

宜：气血不足，营养不良，体质虚弱者宜食；高血压病，高脂血症，动脉硬化，以及肥胖症，糖尿病者宜食；少年儿童宜食；癌症患者宜食；习惯性便秘，大便干结者宜食。

忌：金针菇性凉，故脾胃虚寒，腹泻便溏之人忌食。

金针菇肉丝羹

【配方】瘦肉150克，金针菇50克，冬菇4朵，上汤、精盐、酱油、糖、食用油、香油、粟米粉、蒜蓉适量。

【制作】1.瘦肉洗净，切丝，用酱油、糖略腌。2.金针菇洗净，切段；冬菇用清水浸软，去蒂，切细丝。3.在净锅中下油，爆香蒜蓉，倒入冬菇、金针菇、盐拌炒后加入上汤煮开。4.入肉丝煮熟；用粟米粉调糊倒入，淋入香油即可。

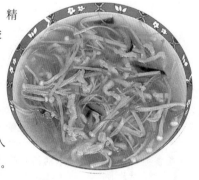

197

金针菇鸡蛋蒸鳗鲡鱼

【配方】鳗鲡鱼600克，金针菇200克，鸡蛋3个，料酒、精盐、麻油各适量。

【制作】1.金针菇洗净；鳗鲡鱼去内脏洗净，放入沸水中焯一下，捞出洗净黏液，切段备用。2.将鸡蛋磕入蒸钵，用筷子搅匀，加入金针菇，最上面放鳗鲡鱼，加入精盐、料酒，倒入适量清水，上笼蒸至鱼熟，出锅浇上麻油即可。

腰花炒金针菇

【配方】鲜金针菇250克，猪腰1对，瘦猪肉150克，豆油100克，鲜笋150克，酱油、盐、黄酒、香油、葱段、姜片、水淀粉适量。

【制作】1.将猪腰剖开洗净，切成花块；瘦肉切成片，分别盛在碗里，加少许盐、酱油、黄酒拌匀。2.鲜笋切成片，入沸水中焯片刻捞出沥干。3.金针菇洗净，切3厘米长小段。4.豆油入锅，旺火烧热，加入葱段、姜片爆香，下肉片煸炒，再加入腰花继续翻炒至八成熟时加入笋片、菇段，翻炒数下，加水淀粉勾薄芡，再淋上香油即成。

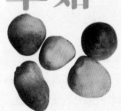

猴头菇

【别名】猴头蘑、羊毛菌、猴头菌。

【性味】性平，味甘。

【归经】归胃、脾经。

【功效】健胃，补虚，抗癌。

宜：胃病，包括慢性胃炎，胃及十二指肠溃疡者宜食；体质虚弱，营养不良，神经衰弱者宜食；癌症患者，尤其是食道癌、贲门癌、胃癌患者宜食；心血管疾病患者宜食。

忌：猴头菇补虚健胃，诸无所忌。

猴头菇炖鸡

【配方】鸡1500克，水发猴头菇150克，冬笋25克，水烫油菜25克，熟火腿15克，精盐、花椒水、料酒、味精、葱、姜、八角、茴香、香菜、熟猪油、鸡汤各适量。

【制作】1.将鸡煺去毛，掏去内脏，用水洗净，斩去头、爪，再斩成3厘米方块。2.猴头菇用开水泡30分钟，再用凉水洗净泥沙，用手撕开，挤净水备用。3.将火腿、冬笋切成长方片；油菜切成段；葱、香菜均切成段；姜切成块用刀拍一下。4.锅内放猪油，烧热后用葱段、姜块炝锅，放入鸡肉块煸炒至半熟，添鸡汤，加花椒水、料酒、八角、茴香、精盐、猴头菇、冬笋、火腿，汤开后用微火炖烂，放入油菜，挑出葱段、姜块、八角、茴香。5.将猴头菇、鸡块等捞在碗内，将锅内的汤烧开，撇去浮沫，放入味精，浇在碗内的鸡块上，上边放上香菜段即可。

草菇

【别名】兰花菇、稻草菇、贡菇、脚苞菇。

【性味】性寒，味甘。

【归经】归脾、胃经。

【功效】清热，解暑，养阴，生津，降血压，降血脂。

宜：高血压病，高脂血症，动脉硬化，冠心病者宜食；糖尿病患者宜食；癌症病人宜食；体质虚弱，气血不足，营养不良，食欲不振者宜食。

忌：草菇性寒，脾胃虚寒者忌食。

【按语】草菇宜炎夏服食，因草菇有一定的解暑作用。

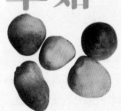

菜胆扒草菇

【**配方**】白菜600克，草菇200克，姜、葱少许，油、蚝油、盐、鸡粉、老抽、麻油、胡椒粉、高汤、绍酒、湿淀粉各适量。

【**制作**】1.白菜洗净；姜切片；葱洗净；草菇切头，在菇底部切花（井字或十字形）。2.烧锅落油，放姜、葱，溅酒，加入高汤，放草菇略煨至六成熟入味，挑出姜片、葱，沥干水分待用。3.将白菜加油、盐飞水，略炒，沥干水分，摆放于深碟中。4.烧锅落油，溅酒，加入高汤、草菇，用蚝油、鸡粉、盐调味，老抽调色，麻油、胡椒粉、湿生粉勾芡，淋在摆好的白菜上面即可。

【**贴士**】草菇去头，在菇底部切花的目的是使草菇易熟、易入味。

草菇炒肉丝

【**配方**】水发草菇250克，瘦肉200克，盐15克，猪油或植物油50克，酱油50克，味精10克。

【**制作**】1.将瘦肉洗净切丝；草菇洗净切片，备用。2.炒锅置旺火上，放入猪油或植物油烧热后下肉丝炒至八成熟，下菇片再炒10分钟，放入盐、味精、酱油即成。

鱼香草菇

【**配方**】鲜草菇250克，肉丝50克，辣椒、姜、大蒜头、大葱各20克，鸡蛋清1个，香油、精盐、味精、料酒、生粉、胡椒粉、素油、辣酱、花椒粉等适量。

【**制作**】1.将草菇洗净，用开水烫一下。2.将辣椒、姜、大蒜头、大葱分别切成丝；肉丝用蛋清、精盐、料酒、生粉浆一下。3.炒锅放油，油热后将肉丝下锅划散，倒入漏勺沥去油，再将各种切成丝的调料下锅翻炒几次，放入草菇、肉丝、辣酱、花椒粉、胡椒粉，最后用水淀粉勾芡，淋上香油，出锅即成。

◎菜胆扒草菇

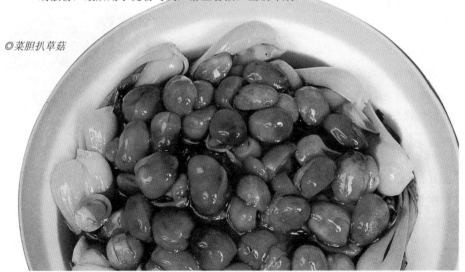

平菇

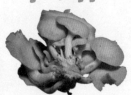

【别名】侧耳。

【性味】性平，味甘。

【归经】归脾、胃经。

【功效】补虚，抗癌。

宜：体质虚弱，气血不足，营养不良者宜食；癌症患者宜食；
高血压病，高脂血症，动脉硬化，冠心病者宜食。

忌：平菇补虚，诸无所忌。

平菇炒肉片

【配方】瘦肉100克，鲜平菇250克，料酒1汤匙，淀粉5克，素油、精盐、糖适量，葱段、姜片、味精少许。

【制作】1.将肉切成片，用料酒浸泡；把剁碎的姜末与淀粉、盐放入碗中，加少许水，搅拌均匀。2.油烧热，下葱与肉，用文火炒，炒好后盛出。3.大火起热锅炒平菇，加少许水，把精盐、糖、味精放入后，再把炒好的肉倒入锅内，大火翻炒数次即成。

肉蓉野菌煲

【配方】猪肉蓉100克，平菇、鸡腿菇、茶树菇、珍珠菇、鲜冬菇、鲜草菇共计500克，大白菜、红椒丝、姜片、葱花、葱段少许，鸡粉、美极抽、蚝油、食盐、胡椒碎、绍酒、麻油、植物油各适量。

【制作】1.大白菜切件，用清水煮熟捞起待用；各种菇类用清水煮滚后换水，加姜片、葱段滚煨待用。2.烧砂锅下油，放入姜片、猪肉蓉爆香，再加入大白菜、胡椒碎及各种菇类，溅绍酒加适量上汤煮滚，用鸡粉、美极抽、蚝油、食盐调味，最后加入几滴麻油和葱花、红椒丝即可。

【功效】补虚抗癌。

【适宜】各种癌症患者术后康复期可食。

【贴士】各种菇类滚煨要煮透，使其能够尽量去除菇类的霉木味。胡椒碎和鸡粉属必需调料，对菜的风味起关键作用，不可省略。

◎肉蓉野菌煲

平菇炖豆腐

【配方】平菇200克，豆腐200克，素汤、盐、酱油各适量，白酒、味精、香油各少许。

【制作】1.将平菇洗净，撕成条，在开水锅中焯透捞出，沥干。2.豆腐放入盘中，加白酒，上蒸笼蒸10分钟取出，切成2厘米方块，放入开水锅中焯后捞出。3.在炒锅内放入豆腐块、平菇条，加入素汤，在中火上烧开后再用小火炖10分钟，加入盐、酱油、味精，淋上香油即成。

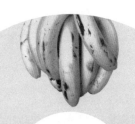

谷物 豆类
及果仁
饮食宜忌

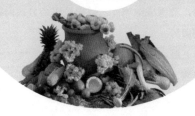

粳米

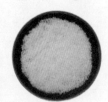

【别名】 大米。

【性味】 性平，味甘。

【归经】 归脾、胃经。

【功效】 补中益气，健脾养胃。

宜：体虚者及常人宜食；高热者、久病初愈或妇女产后以及老年人、婴幼儿消化力减弱者，宜煮成粥调养进食。

忌：粳米甘平，健脾益胃，诸无所忌。但糖尿病患者不宜多食。患有干燥综合征、更年期综合征属阴虚火旺者，以及痈肿疗疮热毒炽盛者，忌食爆米花，因爆米花易伤阴助火。

生姜葱白粥

【配方】 葱白5～6段，生姜6～7片，粳米适量。

【制作】 先将粳米煮成粥，同时将葱白放入粥中，快好时放入生姜煮5～10分钟后就可熄火。

【功效】 散寒解表。

【适宜】 风寒感冒初期宜食。

鸡汁粥

【配方】 母鸡1只，粳米100克。

【制作】 将母鸡剖洗干净，熬煮成浓鸡汁，以原汁鸡汤分次同粳米煮粥，先用旺火煮沸，再改文火煮至粥稠即可。

【功效】 补益气血，滋养五脏。

【适宜】 孕中期体弱，消瘦，虚弱劳损等气血不足者宜食。

牛肉粥

【配方】 粳米400克，牛肉200克，味精、五香粉各3克，黄酒8克，葱段、精盐各10克，姜块5克。

【制作】 1.洗净牛肉，剁成肉末备用。2.将粳米淘洗干净；姜块拍松待用。3.将锅置火上，倒入清水烧沸，放入葱段、姜块、牛肉末、黄酒、五香粉煮沸。4.捞出葱、姜，倒入粳米，煮成粥，用精盐、味精调成咸鲜味即成。

【功效】 补中益气，健脾养胃。

【适宜】 体虚者可常食。

◎竹叶粥

竹叶粥

【配方】 淡竹叶15克（鲜竹叶30克），白茅根30克，粳米60克，砂糖适量。

【制作】 1.煎竹叶、白茅根，去渣取汁，备用。2.下米煮作粥，候熟，入糖搅匀即可。

【功效】 清热生津，除烦利尿。

【适宜】 暑热病后口干渴者宜食。

小米

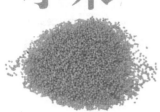

【别名】稗子、粟米、粱米。

【性味】性凉，味甘咸。

【归经】归肾、脾、胃经。

【功效】益气，补脾，和胃，安眠。

宜：脾胃虚弱、反胃、呕吐、泄泻，或伤食腹胀者宜食；失眠，或体虚低热者宜食。

忌：据前人经验，小米忌与杏仁同食。

【按语】煮粥食用尤佳。

红糖小米粥

【配方】小米100克，红糖适量。

【制作】1.将小米淘洗干净，放入锅内，一次加足水，用旺火烧开后转小火煮至粥黏稠。

2.食用时放入适量红糖搅匀即可。

【功效】益气健脾，和胃。

【适宜】脾胃虚弱者或糖尿病患者宜食。

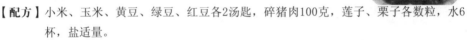

◎八宝粥

八宝粥

【配方】小米、玉米、黄豆、绿豆、红豆各2汤匙，碎猪肉100克，莲子、栗子各数粒，水6杯，盐适量。

【制作】1.豆类用冷水浸约30分钟，沥干；莲子去心；栗子去皮留用。2.水煲滚，先将豆类放入煮约15分钟，再放入其他材料，水再滚后用小火煮约45分钟即可。

【功效】补脾益气。

【适宜】老年人脾胃虚弱或体弱者可食。

猪心小米粥

【配方】猪心1只，小米100克，莲子30克，盐少许。

【制作】将猪心切成细丝，锅中放油微炒，放入小米做成稀粥，加盐即可。

【功效】养心安神。

【适宜】神经衰弱、失眠者宜食。

203

鲢鱼小米粥

【配方】活鲢鱼1条，丝瓜仁10克，小米100克，葱花、姜片、香油、味精、精盐各适量。

【制作】1.将鱼去鳞、鳃及内脏，洗净、去刺、切成片后放入盘中，加葱、姜、香油、精盐拌匀，腌渍片刻。2.将小米淘洗干净；丝瓜仁洗净备用。3.锅置火上，放入小米、丝瓜仁、适量清水煮粥，等粥将熟时加入鱼片再煮片刻，鱼熟加入味精即可。

【功效】补气血，通乳汁。

【适宜】产后气血虚，乳少者宜食。

酱小米面

【配方】小米面1000克，麻酱250克，芝麻仁10克，香油、精盐、碱面、姜粉各适量。

【制作】1.将芝麻仁去杂，用水冲洗净，沥干水分，入锅炒焦黄色，擀碎，加入精盐拌和在一起。2.锅置火上，放入适量清水、姜粉，烧开后将小米面和成稀糊倒入锅内，放入一点碱面，略加搅拌，开锅后盛入碗内。3.将麻酱和香油调匀，用小勺淋入碗内，再撒入拌好的芝麻盐，即可食用。

糯米

【别名】元米、江米。

【性味】性温，味甘。

【归经】归脾、胃、肺经。

【功效】补中益气，健脾养胃，止虚汗。

宜：体虚自汗、盗汗、多汗、血虚头晕眼花，脾虚腹泻者宜食；肺结核、神经衰弱，病后、产后者宜食。

忌：湿热痰火偏盛者忌食；发热，咳嗽痰黄，黄疸，腹胀者忌食；糯米黏腻，若作糕饼更难消化，故婴幼儿及老年人和病后消化力弱者忌食糯米糕饼；糖尿病患者亦应适当控制进食。

【按语】糯米有白糯米、红糯米和黑糯米三个品种，红糯米和黑糯米更加补血气。红糯米也叫紫糯米、紫米、红血糯、紫珍珠，素有"米中极品"之称。糯米宜煮稀薄粥服食，不仅营养滋补，且极易消化吸收，养胃气。

红糯米鲜淮杞子粥

【配方】红糯米100克，鲜淮山200克，枸杞子10克，冰片糖150克，老姜1小块，清水1250毫升。

【制作】1.红糯米洗净；鲜淮山刨去外皮切1厘米方粒；枸杞子洗净；老姜去皮用刀略拍待用。2.将处理好的红糯米、鲜淮山粒、枸杞子、老姜放入砂锅内，加入清水，烧开后慢火煮30～40分钟左右至鲜淮山熟透粉烂，红糯米成粥再放入冰片糖，略煮至糖完全溶化即可。

【功效】和胃暖胃。

【适宜】脾胃虚寒者宜食，宜少食多餐，不宜过量。

【贴士】红糯米和鲜淮山的比例可依个人喜好增减。

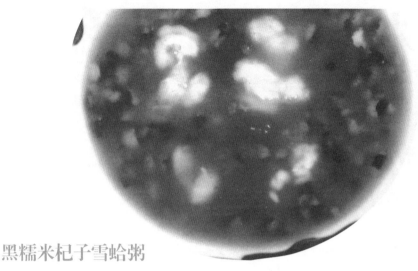

黑糯米杞子雪蛤粥

【配方】黑糯米100克，雪蛤膏30克，枸杞子10克，冰片糖150克，老姜1小块，清水1200毫升。

【制作】1.黑糯米洗净；枸杞子洗净；雪蛤膏用清水浸泡3～4小时后取出挑去杂质洗净；老姜去皮用刀略拍。2.烧水加入老姜、雪蛤膏略煮捞起，拣去老姜，雪蛤膏放入炖盅内加入200毫升清水，隔水炖1小时后取出待用。3.将处理好的黑糯米、枸杞子放入砂锅内，加入1000毫升清水烧开后，慢火煮30～40分钟左右至黑糯米成粥，再放入雪蛤膏、冰片糖，略煮至糖完全溶化即可。

【功效】血虚、贫血者宜食。

【贴士】用普通糯米代替黑糯米也可。

糯米山药粥

◎山药

【配方】糯米50克，山药25克，莲肉20克，红枣10枚，白糖适量。

【制作】洗净的莲肉、山药、枣及糯米放入锅内，加清水煮粥，将熟入白糖，调匀即可。

【功效】健脾补血。

【适宜】体倦无力、食少便溏、血虚萎黄、夜尿多、遗精淋浊、崩漏带下诸症者宜食。

葱花糯米粥

【配方】糯米100克，红枣20枚，葱30克。

【制作】1.将糯米淘洗干净，放入锅中，加入红枣，再加水500毫升，先用大火煮开，后改用中火续煮，至粥汁浓稠时改为小火。2.葱洗净，切花，待粥将熟时加入锅中，再煮片刻即成。

【功效】补益气血。

【适宜】血虚气脱之产后昏厥者宜食，与独参汤配合食用。

玉米

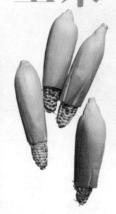

【别名】包米、包谷、珍珠米等。

【性味】性平，味甘淡。

【归经】归胃、大肠经。

【功效】益肺宁心，健脾开胃，防癌，降胆固醇，健脑。

宜：脾胃气虚、气血不足、营养不良者宜食；动脉硬化、高血压、高脂血症、冠心病等心血管疾病者宜食；肥胖症、脂肪肝者宜食；癌症患者及中老年人宜食；记忆力减退者宜食；习惯性便秘者宜食；慢性肾炎水肿者宜食；维生素A缺乏症者宜食。

忌：玉米诸病无忌。但干燥综合征、糖尿病、更年期综合征患者属阴虚火旺者忌食爆玉米花，食之易助火伤阴。

【按语】玉米受潮霉坏变质产生黄曲霉素，有致癌作用，忌食用。

火腿玉米羹

【配方】三文治火腿肉100克，罐装玉米羹1罐，鸡蛋1个，韭黄少许，骨头汤、盐、鸡粉、麻油、湿生粉、胡椒粉各适量。

【制作】1.将三文治火腿肉切小丁，"飞水"待用。2.将韭黄洗净切幼粒；玉米羹罐头打开；鸡蛋打匀。3.用骨头汤将玉米羹煮开，加盐、鸡粉、麻油调味，用湿生粉勾芡，最后加入鸡蛋、韭黄粒、火腿煮滚即可。

玉米沙拉

【配方】玉米粒（新鲜的玉米棒取粒或玉米罐头均可）、生菜、樱桃、西红柿、奶酪、橄榄油、黑胡椒、盐各适量。

【制作】1.将玉米粒放入锅内，加少量盐大火煮开。2.生菜清洗干净，撕成小片备用。3.把樱桃和西红柿从中间分开，奶酪切丝。4.将玉米粒、樱桃、西红柿、生菜叶和奶酪加橄榄油、黑胡椒拌匀即可。

柿椒炒嫩玉米

【配方】嫩玉米粒300克，红绿柿椒50克，花生油10克，盐2克，白糖3克，味精1克。

【制作】1.将玉米粒洗净；红绿柿椒去蒂去籽洗净，切成小丁。2.炒锅置于火上，放入花生油，烧至七成热时下玉米粒和盐，炒2~3分钟，加清水少许，再炒2~3分钟，放入柿椒丁翻炒片刻，再加白糖、味精翻炒，盛入盘内即成。

锅巴

【别名】锅焦、焦锅巴、饭焦。

【性味】性温燥，味甘苦。

【归经】归脾、胃、大肠经。

【功效】厚肠胃，助消化。

宜：胃弱者及慢性胃炎、不思饮食者宜食；脾虚、消化不良、久泻不愈的老人、小儿宜食；病后消化力弱、食积腹痛者宜食。

忌：糖尿病患者忌食；干燥综合征及阴虚火旺者忌食。

三鲜锅巴

【配方】锅巴、香菇、冬笋、鲜菇、鸡肉、青笋、姜片、蒜片、葱节少许，油、盐、味精、鸡精、胡椒粉、香油、鲜汤、水淀粉各适量。

【制作】1.香菇泡软切片；青笋切片；鲜菇切片焯水；鸡肉切片，用盐、料酒略腌。2.锅置旺火上，放入油烧至三成热时放入姜片、蒜片、葱节炒香，再加入鲜汤、香菇、冬笋、鲜菇、鸡片、青笋片、盐、味精、胡椒粉、水淀粉合炒至香，烧开后勾芡淋香油起锅装于碗中。3.净锅烧油至八成热时，将锅巴放入锅内炸至酥，捞起连同碗汁一同上桌，将碗汁淋于锅巴上即成。

【禁忌】阴虚内热、上火者忌食。

【贴士】锅巴和碗汁要分开放；汁不能太浓；锅巴要炸酥。

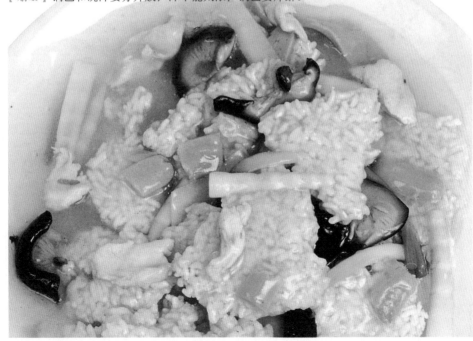

207

西米

【别名】西谷米、西国米、莎木面、沙孤米。

【性味】性温，味甘。

【归经】归脾、胃、肺经。

【功效】健脾，补肺，化痰。

宜：体质虚弱、产后、病后恢复期、消化不良、神疲乏力者宜食；肺气虚、肺结核、肺痿咳嗽者宜食。

忌：糖尿病患者忌食。

西米香芋椰奶露

【配方】西米100克，香芋100克，甜椰子奶2罐，白糖100克，清水800毫升。

【制作】1.将芋头去皮洗净，切成方粒，烧水放入芋头粒，煮10分钟左右至芋头粉烩熟透捞起。2.西米加入开水中煮5分钟后离火，浸10分钟左右捞起待用。3.将清水放入砂锅内烧开，加入处理过的西米，烧开后慢火煮10~15分钟左右至西米完全透明，再加入煮熟的芋头粒、甜椰子奶和白糖，略煮至糖完全溶化即可。

【特点】芋头香甜，西米软糯柔韧。

【贴士】椰奶选用淡椰浆，椰香味更浓。

◎西米香芋椰奶露

高粱

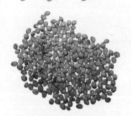

【别名】芦粟、高粱米。

【性味】性温，味甘涩。

【归经】归脾、胃、大肠、肺经。

【功效】补气，健脾，养胃。

宜：小儿消化不良时宜食；脾胃气虚、大便溏薄者宜食。

忌：糖尿病患者忌食；便秘者不宜多食。

【按语】根据前人经验，高粱忌与葵菜（又称冬葵，民间称冬苋或滑菜）同食。

小枣高粱粥

【配方】高粱300克，小枣100克，糖120克，桂花酱5克。

【制作】1.将高粱、小枣洗净。2.将锅置火上，加足水，放入高粱、小枣，用大火煮开，改用小火，煮至黏稠状时盛入碗内。3.将糖（白糖或红糖）分别放入碗内，淋上用凉开水化开的桂花酱即可食用。

【功效】益气健脾，开胃进食，调中和胃，养血生津。

【适宜】产后胃口不开、食欲减退者宜食，有开胃作用。亦为产后妇女有益补品。

螵蛸高粱粥

【配方】高粱米50克，桑螵蛸10克。

【制作】将桑螵蛸装入纱布袋中，放水中煮沸数分钟后取出，再将高粱米放入此汁中，慢火将米煮烂即可。

【适宜】小儿遗尿者宜食。

小麦

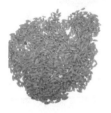

【别名】麦子、淮小麦等。

【性味】性凉，味甘。

【归经】归心、肾、脾经。

【功效】养心神，敛虚汗。

　　　宜：心血不足的失眠多梦、心悸不安、多呵欠、喜悲伤欲哭，古称"妇人脏燥"（癔病）患者宜食；脚气病、末梢神经炎患者宜食；体虚自汗或盗汗多汗者，宜食浮小麦；妇人回乳时宜食。

　　　忌：糖尿病患者适当忌食。

百合小麦汤

【配方】小麦30克，甘草10克，百合15克，红枣10枚，生地、生龙骨各18克。

【制作】1.将红枣去核，与甘草、百合、生地、生龙骨、小麦一起用清水洗净，待用。2.把生龙骨先入锅，加清水适量，置于旺火上煮沸，转为用文火煮15～20分钟，放入红枣、甘草、百合、小麦以及生地同煮，1小时后离火，去渣即可。

【功效】清热滋阴，宁心安神。

【适宜】肝肾阴亏腰软无力、头昏失眠者宜食。

鸡血小麦粥

【配方】小麦、鸡血、米酒、冰糖各适量。

【制作】小麦淘净，加水适量煮粥，粥将熟时下鸡血、米酒、冰糖，熬至粥熟。

【功效】养心补血，益智健脑。

【适宜】气血亏虚引起的头痛，头昏，失眠，精神恍惚等患者宜食。

面筋

【别名】油面筋。

【性味】性凉，味甘。

【功效】和中益气，解热，止烦渴。

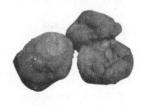

　　　宜：体虚劳倦，内热烦渴时宜食。

　　　忌：面筋补虚，诸无所忌。

素烩面筋

【配方】水面筋500克，生粉、葱、姜、盐、植物油各适量。

【制作】1.将水面筋洗净，切成薄片。2.烧热锅，放入植物油，将水面筋放入锅煸炒，至面筋呈黄色，加葱、姜、盐、清水、味精，用中火煮至面筋熟，再用水生粉勾芡，至汤汁透明即成。

【功效】解热，除烦，止渴。

【适宜】热病患者宜食。

烧酿油面筋

【配方】绞肉500克，油面筋300克，大白菜1棵，葱末1大匙，水4大匙，酱油3大匙，糖1/2大匙，太白粉1小匙，味精、麻油、胡椒粉、盐各少许。

【制作】1.将绞肉置于容器中，加入葱末、盐、味精、胡椒粉、麻油、水、太白粉拌打均匀后，即为馅。2.油面筋用筷子戳破一洞，将馅塞入八分满，逐一做好备用。3.大白菜洗净，剥块状。4.起油锅，用3大匙油炒软大白菜，再加入油面筋及酱油、糖、味精、盐、胡椒粉同烧，焖煮至白菜软嫩、油面筋熟透即可。汁液若太多，可用太白粉水勾薄芡，并淋些香油。

大麦

【别名】倮麦、饭麦等。

【性味】性凉，味甘。

【归经】归脾、胃经。

【功效】益气，宽中，化食，回乳，有营养和助消化作用。

宜：胃气虚弱、消化不良者宜食；肝病、食欲不振、伤食后胃满腹胀者及妇女回乳时乳房胀痛者宜食大麦芽。

忌：因大麦芽可回乳或减少乳汁分泌，故妇女在怀孕期间和哺乳期内忌食。

豌豆大麦粥

【配方】大麦200克，绿豌豆200克。

【制作】将大麦米、绿豌豆放入锅中，加水熬煮成粥即可。

【功效】豌豆消渴、止泻痢、利小便；大麦有消渴祛热、益气宽中的作用。

【适宜】是夏季糖尿病人的理想食物。

羊肉大麦粥

【配方】草果5个，羊肉1500克，大麦仁500克，食盐适量。

【制作】1.将大麦仁用开水淘洗净，放入锅内，加水适量，先用武火烧沸，再用文火煮熟。

2.将羊肉洗净，与草果一同放入锅内，加水适量熬煮，然后将羊肉、草果捞起，将汤与大麦仁粥合并，再用文火炖熬至熟透。3.将羊肉切成小块，放入大麦粥内，加盐少许，调匀即可。

【功效】温中下气，暖脾胃。

【适宜】脾胃虚寒之腹胀、腹痛等症者宜食。

荞麦

【别名】乌麦、三角麦、荍麦。

【性味】性凉，味甘。

【归经】归脾、胃、大肠经。

【功效】健胃，消积，止汗。

宜：食欲不振、饮食不香、肠胃积滞、慢性泄泻者宜食；出黄汗者和夏季痧症者宜食。

忌：体虚气弱者不宜多食；癌症病人慎食。

【按语】据前人经验，荞麦忌与野鸡肉、猪肉一同食用。

荞麦蒸饺

【配方】荞麦面、面粉各500克，羊肉末250克，西葫芦400克，盐、料酒、鸡精、葱姜末、鸡蛋液、香油、干淀粉各适量。

【制作】1.将荞麦面、面粉充分混合后放在盆里，放入九成热的开水用筷子搅拌好再揉成面团，稍加冷水揉软用湿布盖好，饧20分钟。2.取一器皿放入羊肉末、葱姜末、盐、料酒、香油拌匀；西葫芦洗净去籽瓤，擦成丝，用盐稍腌制一会挤去水分，放入羊肉馅中，加入适量鸡精拌匀成馅待用。3.将面团揪成小剂，按扁后擀成皮，包入羊肉西葫芦馅成饺子，放到蒸锅中用旺火蒸15分钟即可。

荞麦花卷

【配方】荞麦面、面粉各500克，鲜酵母、水、盐适量。

【制作】把荞麦面和面粉调和，放入鲜酵母、水和少量盐，待发好，做成花卷，放在蒸笼上蒸15分钟即可。

四味荞包

【配方】荞面100克，面粉500克，白糖500克，猪油400克，泡打粉180克，桃仁、樱桃、麻仁、玫瑰糖、豆沙各20克。

【制作】1.将荞面、猪油、白糖、泡打粉加水调成面团，静置发酵，至发起时放案板上充分揉匀。2.将揉匀后的荞面团出条揪下剂子80个，将剂子按扁，分别包入豆沙玫瑰糖、桃仁、麻仁做成的馅心，装入模具上笼蒸10～15分钟，取出脱模装盘，用樱桃点缀即可。

燕麦

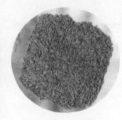

【别名】野麦、雀麦。

【性味】性平，味甘。

【归经】归脾、肝经。

【功效】补虚，止汗，降血脂。

宜：产妇、婴幼儿、老年人以及空勤、海勤人员宜食；慢性病人、脂肪肝、糖尿病、浮肿、习惯性便秘者宜食；体虚自汗、多汗、易汗、盗汗者宜食；高血压、高脂血症、动脉硬化者宜食。

忌：燕麦补虚，诸无所忌。但有习惯性流产者应慎食。

玉米燕麦粥

【配方】玉米粉150克，燕麦仁100克。

【制作】1.将燕麦仁去杂质洗净，放入锅内，加水适量煮至熟而开花。2.将玉米粉用冷水调成稀糊，徐徐倒入煮熟的燕麦仁锅内，用勺不停搅匀，烧沸后改用小火稍煮，即可出锅。

【适宜】此粥有丰胸的效用，女性可多吃。

【按语】燕麦每百克含蛋白质14克，脂肪7克，碳水化合物68克，维生素E2.3毫克（成品燕麦片），还含较多的维生素B_6及钙、磷、铁。玉米含维生素B_1、维生素B_6较多。

燕麦莲子鹌鹑蛋糖水

◎鹌鹑蛋

【配方】燕麦100克，莲子50克，鹌鹑蛋12只，冰片糖150克，清水1000毫升。

【制作】1.莲子、燕麦用清水浸泡2小时后取出洗净，鹌鹑蛋原只用清水煮5分钟左右至熟透，取出去壳待用。 2.将处理好的莲子、燕麦放入砂锅内，加入清水，加盖慢火煮40分钟左右至莲子、燕麦微烂，再放入处理好的鹌鹑蛋和冰片糖，煮至糖完全溶化即可。

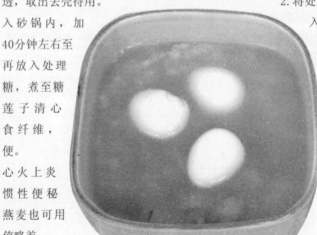

【功效】莲子清心火；燕麦富含膳食纤维，健胃消食，通便。

【适宜】心火上炎之心烦失眠或习惯性便秘者宜食。

【贴士】燕麦也可用小麦代，但营养价值略差。

芝麻

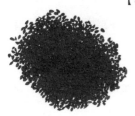

【别名】胡麻、脂麻、黑芝麻。

【性味】性平，味甘。

【归经】归肝、肾经。

【功效】补肝，益肾，润肠，通便，生发，强身体，抗衰老。

宜：肝肾不足所致的眩晕、眼花、视物不清、腰酸腿软、耳鸣耳聋、头发早白者宜食；妇女产后乳汁缺乏者宜食；身体虚弱、贫血、高脂血症、高血压病、老年哮喘、肺结核以及荨麻疹，习惯性便秘者宜食；糖尿病、血小板减少性紫癜、慢性神经炎、末梢神经麻痹、痔疮以及出血性体质者宜食。

忌：慢性肠炎、便溏腹泻患者忌食；男子阳痿、遗精者忌食；女子白带过多者忌食。

葱头芝麻羹

【配方】芝麻60克，葱头（洋葱）30克，粳米200克。

【制作】1.将芝麻捣烂，炒熟，研细备用。2.将葱头洗净，切成小丁；粳米淘净备用。3.以上三味混合后放入锅中，用文火慢慢煨至葱头和粳米烂熟成羹，散发出香气即可。

【功效】润肠通便，补虚。

【适宜】老年体虚，习惯性便秘者宜食。

芝麻山药饭

【配方】紫山药（紫番薯）200克，芝麻30克（黑、白芝麻皆可），白米250克。

【制作】1.先将芝麻炒香备用。2.将山药去皮洗净切成小丁。3.锅内加入白米及适量清水，加山药煮成软饭，拌入炒香的芝麻即可。

【功效】滋补肺肾，润肠通便。

【适宜】老年人习惯性便秘或头发早白者宜食。

◎白芝麻

甜芝麻糊

【配方】芝麻500克，白糖适量。

【制作】将芝麻拣净，放入铁锅用文火炒香后晾凉，捣碎后拌入白糖，装入瓦罐内即可。

【功效】滋补肺肾，润肠通便。

【适宜】肺燥咳嗽，皮肤干燥，肝肾阴虚的头发早白及老年人习惯性便秘等症患者宜食。

黑芝麻粥

【配方】黑芝麻30克，粳米100克。

【制作】先将黑芝麻晒干后炒熟研碎，再与粳米同煮作粥。

【功效】补肝，润五脏。

【适宜】身体虚弱、头发早白、大便干燥、头晕目眩、贫血等症患者宜食。

谷芽

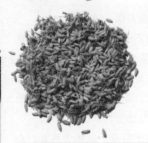

【别名】稻芽。

【性味】性温，味甘。

【归经】归脾、胃经。

【功效】健脾开胃，和中消食。

　　宜：宿食不化、消化不良、伤食胀满、不思纳谷者宜食；脾虚腹泻，肝病患者宜食。

　　忌：谷芽健脾气，增食欲，诸无所忌。

【按语】谷芽宜煎水当茶饮，或用谷芽蒸馏取露，为谷芽露，用以代茶。

谷芽麦芽鸭肾汤

【配方】鸭肾2个，谷芽20克，麦芽40克，盐少许。

【制作】把谷芽、麦芽、鸭肾洗净，但不可撕去鸭内金（即贴在鸭肾内的一层黄色厚膜），加水煲出味，下盐调味或淡饮均可。

【功效】消食开胃。

【适宜】儿童脾胃虚弱、消化不良者宜食。

消食茶

【配方】麦芽25克，谷芽15克，陈皮15克，神曲10克，甘草5克或冰糖少许。

【制作】所有药材以1000毫升水煮沸，小火再煮15分钟，过滤即可。

【功效】消食开胃。

【适宜】儿童消化不良或伤食胀满，不思饮食者为宜。

【贴士】可以请药房将药材打碎，按量包入茶包，再用热水冲泡，唯效力较轻。

黄豆

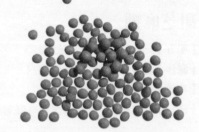

【别名】大豆、黄大豆。

【性味】性平，味甘。

【归经】归脾、大肠经。

【功效】健脾，补血，利水。

　　宜：少年儿童生长发育时期宜食；高血压病、冠心病、动脉硬化、高脂血症者宜食；糖尿病人宜食；气血不足、营养不良、缺铁性贫血者宜食；癌症患者宜食；神经衰弱、健忘失眠者宜食。

　　忌：胃脘胀痛及腹胀者忌食。

【按语】黄豆适宜煮炖后食用，炒食则壅气。且黄豆较难消化，故每次不宜食过多。

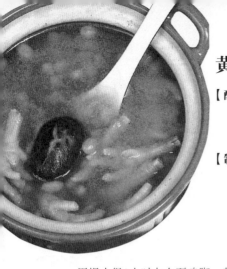

黄豆花生煲鸡脚

【配方】黄豆50克，三黄鸡脚350克，花生仁100克，大肉姜、冬菇、陈皮、胡椒粒少许，盐、鸡粉、麻油、绍酒各适量。

【制作】1.鸡脚洗净去黄衣，剁去脚趾；冬菇、陈皮洗净；姜略拍；花生、黄豆洗净，用温水浸2小时待用。2.将鸡脚、黄豆、花生分别"飞水"后倒入瓦汤煲中，溅绍酒，加入清水、姜块、冬菇、陈皮、胡椒粒，先用猛火煲滚，改用慢火煲1小时左右至鸡脚、黄豆焓，用盐、鸡粉、麻油调味即可。

【功效】补益脾胃，强壮筋骨。

【适宜】青少年发育不良者宜食。

【贴士】清水改用骨头汤或在汤料中加入猪骨一起煲，汤的肉味会更好。

卤黄豆

【配方】黄豆500克，大茴香3粒，桂皮1小块，油、酱油、白糖、味精各适量。

【制作】1.将黄豆炒香，入冷水中浸5分钟，至豆粒涨大，皮起皱，捞起沥干。2.锅内放植物油，烧热，入黄豆翻炒，加桂皮、大茴香、酱油、白糖，用文火慢煮0.5～1小时，旺火收汁，调入味精即成。

黄豆煲猪蹄

【配方】猪蹄1只（约250克），黄豆250克，黄酒、葱、姜、精盐各适量。

【制作】1.将黄豆用冷水浸泡1小时备用。2.猪蹄用沸水烫后拔净毛，刮去浮皮，加清水、姜片煮沸，撇沫，加入酒、葱、黄豆，加盖，用文火焖煮至半酥，用盐调味后再煮1小时即成。

【功效】补脾益胃，养血通乳。

【适宜】体虚或儿童发育期或产妇乳汁不足者宜食。

黄豆煮凉瓜

【配方】凉瓜200克，黄豆100克，排骨100克，姜10克，红萝卜10克，花生油20克，盐15克，味精10克，白糖5克。

【制作】1.凉瓜去籽切成大块；黄豆泡透；排骨切块；生姜切片；红萝卜切片。2.烧锅下油，放入姜片、排骨，煸炒至水分干。3.锅内加入清汤，用大火烧开，再下凉瓜、黄豆、盐、味精、白糖，用中火同煮10分钟即成。

豆腐

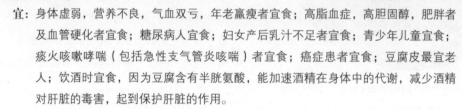

【性味】性凉，味甘。

【归经】归脾、胃、大肠经。

【功效】益气宽中，生津润燥，清热解毒，和脾胃，抗癌。

宜：身体虚弱，营养不良，气血双亏，年老羸瘦者宜食；高脂血症，高胆固醇，肥胖者及血管硬化者宜食；糖尿病人宜食；妇女产后乳汁不足者宜食；青少年儿童宜食；痰火咳嗽哮喘（包括急性支气管炎咳喘）者宜食；癌症患者宜食；豆腐皮最宜老人；饮酒时宜食，因为豆腐含有半胱氨酸，能加速酒精在身体中的代谢，减少酒精对肝脏的毒害，起到保护肝脏的作用。

忌：因豆腐中含嘌呤较多，对嘌呤代谢失常的痛风病人和血尿酸浓度增高的患者，忌食豆腐；脾胃虚寒，经常腹泻便溏者忌食。

【按语】豆腐忌与菠菜一同食用。服用西药四环素时忌食豆腐，因为用石膏做的豆腐里含有钙，用盐卤做的豆腐含有镁，四环素遇到钙、镁离子可发生络合作用，生成金属络合物，影响四环素在体内的吸收，降低四环素抗菌效力。

咸鱼鸡粒豆腐煲

【配方】豆腐3件，鸡肉100克，咸鱼肉25克，青椒米、红椒米、姜米、葱花、葱榄少许，鸡粉、蚝油、美极抽、植物油、麻油、生粉各适量。

【制作】1.豆腐切2厘米丁粒，烧水放入豆腐略滚捞起待用。2.咸鱼肉切0.5厘米方粒。3.鸡肉切1厘米鸡丁，用鸡粉拌匀略腌，烧滚水放入腌好的鸡丁慢火浸至刚熟，捞起待用。4.烧砂锅落油，放入咸鱼粒煎炸至金黄色。5.原煲滤去余油，加入姜片、葱榄爆香，放入豆腐、鸡丁、青红椒米、少量上汤煮滚，用鸡粉、蚝油、美极抽调味，生粉勾芡，洒几滴麻油增加香味，放少许葱花点缀即可。

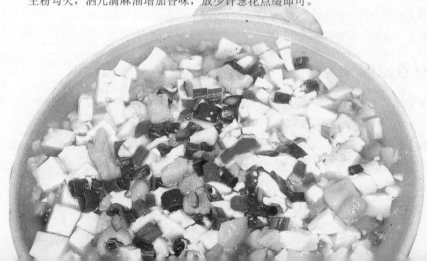

红烧豆腐

【配方】布包豆腐4块，猪肉100克，冬菇、青红椒、蒜头少许，蚝油、麻油、盐、鸡粉、绍酒、老抽、植物油各适量。

【制作】1.将豆腐切成日字形方块；冬菇用温水浸软切成菇丝；红椒、青椒切成椒丝；蒜头剁蓉；猪肉切成肉丝。2.烧锅落油，用高油温将豆腐炸至金黄，盛起待用。3.锅底留油，爆香蒜蓉、椒丝，放入肉丝，溅酒，加入高汤和炸好的豆腐同煮，用盐、鸡粉、蚝油调味，老抽调色，生粉勾芡，最后落尾油和麻油即可。

【贴士】如果豆腐太软不好炸，可先在豆腐上撒上盐花，让豆腐中水分化出硬身再炸。

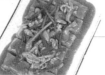
◎红烧豆腐

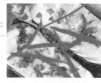
◎潮州卤水豆干

潮州卤水豆干

【配方】豆干2块，姜、葱、芫荽少许，瓶装卤水汁1支，鱼露、麻油、鸡粉、糖、绍酒、植物油各适量。

【制作】1.姜切成姜片，葱切长段；芫荽洗净，摘叶留头。2.烧锅落油，爆香姜、葱、芫荽头；溅酒，加入少许清水，用卤水汁、鱼露、鸡粉、糖、麻油调味，再将豆干放入。3.煮滚后收火浸约10分钟至豆干入味，再捞起，用熟食砧板切厚片上碟，最后加少许卤水汁、芫荽叶即可。

【贴士】瓶装卤水汁配方固定，可按个人喜好加少许清水、盐、鸡粉、姜、葱，调出自己喜爱的口味。

白豆

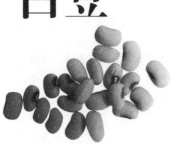

【别名】饭豆、饭豇豆、眉豆。

【性味】性平，味甘。

【归经】归肾、脾经。

【功效】调中益气，健脾益肾。

宜：脾胃气虚及肾虚者宜食；腹泻，小便频数者宜食；男子遗精、女子带下病者宜食。

忌：白豆性平益气，气滞腹胀者忌食。

眉豆淡菜排骨汤

【配方】眉豆100克，淡菜100克，黄豆100克，排骨400克，陈皮1/4个，盐适量。

【制作】1.排骨洗净"飞水"。2.淡菜浸软，洗净备用。3.将眉豆及黄豆浸2个小时后洗净。4.陈皮浸软，刮去瓤洗净。5.锅内放足水煲滚，下排骨、淡菜、眉豆、黄豆及陈皮，用大火煲15分钟后转慢火煲2个小时，加盐调味即可。

三豆炒节瓜

【配方】眉豆、赤小豆、扁豆各25克，猪瘦肉200克，节瓜1个，盐少许。

【制作】1.将眉豆、赤小豆及扁豆洗净，用冷水浸2小时，捞起沥干水分。2.把节瓜去皮、切件，放滚水中灼过；猪肉切厚片，亦放入滚水中灼过。3.烧热油锅，放入赤小豆、眉豆、扁豆、节瓜以及猪肉片，然后加入适量水，焖约1小时至熟烂，最后加盐调味即可。

【功效】补脾益肾，利水去湿。

【适宜】脾肾两虚之下肢浮肿者宜食。

◎三豆炒节瓜

豇豆南瓜小米粥

【配方】南瓜200克，豇豆50克，小米100克。

【制作】1.南瓜洗净切块；小米洗净后放水中浸泡，待用。2.将豇豆洗净入开水锅内，焖至八成熟时放入南瓜及小米煮熟，待米烂豆熟成粥时即可。

【功效】补虚损，健脾胃，利小便。

【适宜】虚劳不足，脾胃不健者宜食。症见小儿泄泻，产后体虚，食不消化，反胃呕吐，以及消渴，小便不利等脾虚水肿者宜服。

豌豆

【别名】雪豆、淮豆、寒豆、蜜豆。

【性味】性平，味甘。

【归经】归脾、胃经。

【功效】和中，下气，利水，通乳。

宜：糖尿病人宜食；腹胀、下肢浮肿、脚气者宜食；妇人产后乳汁不下者宜食。

忌：豌豆性平，诸无所忌。

【按语】豌豆的新鲜嫩头名豌豆头，又名豆苗，属时鲜蔬菜，含有丰富的钙质和维生素，适合高血压病、高脂血症、动脉硬化、糖尿病患者食用，也适合皮肤病患者经常服食。

火腿豌豆

【配方】熟瘦金华火腿肉300克，鲜豌豆150克，清汤、白糖、精盐、味精、湿淀粉、熟猪油、熟鸡油各适量。

【制作】1.将金华火腿瘦肉切成小方丁。2.鲜豌豆粒入沸水锅中余至半熟，捞出，沥去水分。3.炒锅置火上，下熟猪油，待油温六成热时，将豌豆粒、火腿丁一起倒入，略加煸炒。4.锅内放入清汤，加入白糖和精盐，沸后加入味精，用少许湿淀粉调稀芡汁倒入，淋上熟鸡油，出锅装盘即成。

豌豆肉丝粥

【配方】白米1杯，豌豆仁120克，胡萝卜半条，虾仁90克，猪肉90克，色拉油3大匙，葱2根，芹菜1棵，清水7杯，酱油、盐、味精、黑胡椒粉少许。

【制作】1.将白米、豌豆仁、胡萝卜、虾仁、猪肉、葱、芹菜洗净备用。2.把猪肉切丝；胡萝卜切丁块；葱和芹菜切碎备用。3.用色拉油热锅后，加入葱花、猪肉爆香，然后滴入少许酱油炒入味。4.把白米、豌豆仁、胡萝卜下锅轻炒数下，加入清水，待米煮熟透后，把虾仁置入锅内，加入盐、味精、黑胡椒粉及芹菜即成。

口蘑炒豌豆

【配方】口蘑100克，嫩豌豆150克，酱油15克，食油10克，盐2克。

【制作】1.把豌豆剥好；鲜蘑洗净，切成小丁备用。2.熬热油锅，放入鲜蘑丁、豌豆，用酱油、盐调味旺火快炒至熟即成。

【功效】益气和中，利湿解毒。

【适宜】适用于老年人、孕妇、乳母和高血压、冠心病、肝炎、肾炎、肥胖症、术后恢复期、神经炎、脚气病、心脏损伤、浮肿、口角溃疡、舌炎、白内障、阴囊炎、癞皮病、脑血管病、糖尿病、脾胃不和所引起的呃逆呕吐、心腹胀痛、口渴泄痢、食欲不振等患者食用。

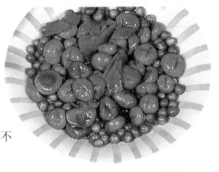

◎口蘑炒豌豆

扁豆

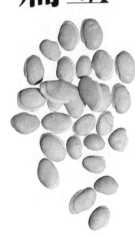

【别名】白扁豆。

【性味】性平，味甘。

【归经】归脾、胃经。

【功效】健脾，益气，化湿，消暑。

宜：脾虚便溏、饮食减少、慢性久泻，以及妇女脾虚带下、小儿疳积（单纯性消化不良）者宜食；夏季感冒挟湿、急性胃肠炎、消化不良、症见暑热头痛头昏、恶心、烦躁、口渴欲饮、心腹疼痛、饮食不香者宜食；癌症病人服食白扁豆有一定的抗癌功效。

忌：腹胀者忌吃扁豆。

【按语】因为扁豆中有一种凝血物质及溶血性皂素，如生食或炒不透吃，在食后3~4小时部分人会有头痛、头昏、恶心、呕吐等中毒反应，故扁豆切忌生食，亦忌半生半熟吃。

党参白扁豆粥

【配方】白扁豆30克，党参20克，粳米100克。

【制作】取白扁豆、党参同煎30分钟，去滓取汁，加入粳米煮成稀粥。

【功效】健脾益气，利湿止泻。

【适宜】脾胃虚弱或慢性腹泻者宜食。

香薷扁豆汤

【配方】白扁豆20～40克，香薷15克。

【制作】取白扁豆、香薷加水2碗煎25分钟取汤。

【功效】解暑祛湿，健脾止泻。

【适宜】暑天急慢性腹泻或大便溏、胃纳差者可食。

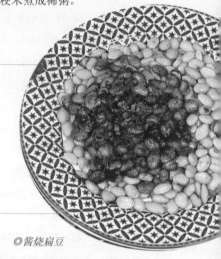

◎酱烧扁豆

酱烧扁豆

【配方】扁豆150克，色拉油8克，糖3克，甜面酱、酱油、绍酒、味精各少许，鲜汤适量。

【制作】1.扁豆摘去筋，洗净备用。2.炒锅上火，放入色拉油烧至六成热，投入扁豆煸炒至软，用甜面酱、绍酒、酱油、白糖、味精调味，放入鲜汤煮烧片刻即成。

蚕豆

【别名】夏豆、马齿豆、胡豆、佛豆。

【性味】性平，味甘。

【归经】归脾、胃经。

【功效】健脾益气，祛湿抗癌。

宜：脾胃气虚、胃呆少纳、不思饮食、大便溏薄者宜食；慢性肾炎、肾病水肿者宜食；食道癌、胃癌、宫颈癌患者宜食；慢性肾炎出现水肿，病因之一便是缺乏蛋白质，而蚕豆含蛋白质较多，能补充身体所需的养分，故对肾病水肿者有益。

忌：婴幼儿勿食为妥；胃弱者一次不宜食之过多，以免胀气。

【按语】嫩者宜作蔬菜，味极鲜美；老者宜煮食或作糕，可以代粮食用。体内缺乏"葡萄糖-6-磷酸脱氢酶"的人不可服食，因为缺乏此酶的红血球易受蚕豆中的巢菜碱甙的作用而遭破坏，结果产生溶血反应，形成"蚕豆病"。蚕豆不可生吃；鲜嫩蚕豆一次也不宜吃太多，即使吃干蚕豆，也要先用清水浸洗几次才煮食。

蚕豆煮春笋

【配方】春笋300克，蚕豆瓣250克，熟火腿25克，鸡汤250克，盐、味精、料酒、胡椒面、水淀粉、猪油、白糖各适量，鸡油少量。

【制作】1.先把鲜嫩春笋去皮根洗净；火腿切成指甲片；蚕豆瓣洗净备用。2.锅内注入猪油烧热，入春笋过油，半熟时投入蚕豆瓣，炒熟后倒入漏勺内沥油。3.锅内留少许油烧热，倒入笋、豆瓣、火腿，下入鸡汤烧开，加盐、料酒、糖、胡椒面以及味精，勾入水淀粉淋入鸡油即成。

蒜泥蚕豆

【配方】水发蚕豆250克，大蒜25克，辣椒油50克，酱油15克，盐2.5克，醋5克，味精1克。

【制作】1.大蒜剥皮捣成泥，取一碗，放入酱油、盐、味精、醋和捣烂的蒜泥，调匀成味汁。2.将水发蚕豆洗净，剥壳，放入冷水锅内，旺火烧开后改用中、小火煮烧至酥而不碎，捞出控水，放入盘内。3.盘内加盐搅匀爆腌，使之入味，然后浇上调味汁，搅匀即可。

红豆

【别名】赤小豆、赤豆、红饭豆、米赤豆。

【性味】性平，味甘酸。

【归经】归心、小肠经。

【功效】健脾止泻，利水消肿。

宜：各类型水肿者，如肾脏性水肿、心脏性水肿、肝硬化腹水、营养不良性水肿等宜食，如能配合乌鱼、鲤鱼或黄母鸡同食，消肿力更好；产后缺奶和产后浮肿者，可单用赤小豆煎汤喝或煮粥食；肥胖症者宜食。

忌：赤小豆能通利水道，故尿多者忌食。

赤小豆山药糖水

【配方】赤小豆、山药各50克，新鲜车前草30克，白糖适量。

【制作】先把赤小豆、车前草洗净，入锅，加水适量，煮至半熟时，放入山药（切片），继续煮至熟烂，加入白糖即成。

【功效】清湿热，退黄疸。

【适宜】急性黄疸型肝炎患者宜食。

221

◎赤小豆

赤小豆鲫鱼汤

【配方】活鲫鱼1条（约400克），赤小豆50克，料酒、姜片、葱节各适量。

【制作】1.鲫鱼留鳞，剖腹去肠杂，并撕下颌下硬皮后洗净，加上料酒腌渍片刻。2.赤豆加水用微火煮至六成熟，下鲫鱼、姜片、葱节，同煮成汤。

【功效】利水、利湿，消胀满。

【适宜】妊娠后期头面、下肢或全身浮肿的孕妇宜食。

红枣红豆花生糖水

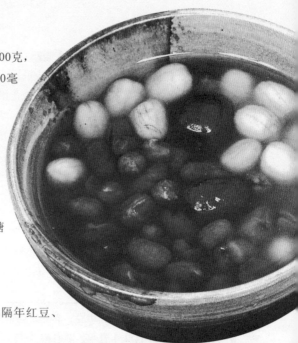

【配方】红枣50克，红豆100克，花生100克，冰片少许，糖150克，清水1250毫升。

【制作】1.红豆、花生洗干净用清水浸泡2小时；红枣略洗去核待用。2.将处理好的红豆、花生、红枣放入砂锅内，加入清水，加盖慢火煲1小时左右至红豆、花生粉烂，再放入糖略煮至糖完全溶化即可。

【功效】养血止血。

【适宜】贫血或皮下出血者可食。

【贴士】红豆、花生以选当年产为佳，隔年红豆、花生很难煲。

黑豆

【别名】乌豆、黑大豆、穞豆、马料豆。

【性味】性平，味甘。

【归经】归脾、肾经。

【功效】补脾，利水，解毒止汗。

宜：脾虚水肿、脚气浮肿者宜食；体虚者及小儿盗汗、自汗，尤其是热病后出虚汗者宜食；老人肾虚耳聋、小儿夜间遗尿者宜食；妊娠腰痛或腰膝酸软、白带频多、产后中风、四肢麻痹者宜食。

忌：小儿不宜多食。黑大豆炒熟后，热性大，多食易上火，故不宜多食。黑豆忌与蓖麻子、厚朴同食。

【按语】黑豆宜同甘草煎汁饮用，适宜各种食物或药物中毒者。

黑豆蛋酒汤

【配方】黑豆60克，田七15克（切片），鸡蛋2个，米酒120克。

【制作】将黑豆、鸡蛋用文火同煮，鸡蛋煮熟后去壳再煮片刻即成。

【功效】补血养血，活血祛瘀。

【适宜】血虚血瘀之痛经者宜食。

黑豆狗肉汤

【配方】狗肉250～500克，黑豆20克。

【制作】将狗肉洗净切块，与黑豆同煮汤服食。

【功效】补肾壮阳。

【适宜】肾气不足者宜食。

黑豆乌鸡汤

【配方】乌鸡1只，黑豆250克，葱花、酱油、精盐、味精各适量。

【制作】1.将乌鸡去毛及内脏，洗净后切块。2.将鸡块同黑豆一起放砂锅内加水适量煨炖，至鸡肉、黑豆熟烂后，加入葱花、酱油、精盐、味精调味。食鸡肉、黑豆，饮汤。

【功效】补益气血。

【适宜】身体虚弱，气血虚，面色黄，贫血者可食。

乌豆焖塘虱鱼

【配方】乌豆60～90克，塘虱鱼（胡子鲶鱼）2～4条。

【制作】将塘虱鱼去除内脏、鱼鳃等，洗净后放入瓦罐内，再加入乌豆，用文火焖熟即可。

【适宜】血虚、贫血者可食。

绿豆

【别名】青小豆。

【性味】性凉，味甘。

【归经】归心、胃经。

【功效】消暑止渴，清热解毒，利水消肿。

宜：暑热天气或中暑时烦躁闷乱、咽干口渴时宜食；疮疖痈肿、丹毒等热毒所致的皮肤感染时宜食；高血压病、水肿、红眼病者宜食；食物中毒、药草中毒、金石中毒、农药中毒、煤气中毒、磷化锌中毒时应急宜食。眼病患者适宜食用绿豆皮。

忌：绿豆性属寒凉，故脾胃虚寒易泻者忌食，孕妇忌食。

【按语】据前人经验，绿豆反榧子，忌鲤鱼。

绿豆粥

【配方】绿豆50克，北粳米100克。

【制作】将绿豆洗净，用温水浸泡2小时后与粳米同入砂锅内，加水1000毫升，煮至豆烂米开汤稠。

【功效】清热解毒，消暑止渴。

【适宜】热毒痈疮或食物中毒或暑天口渴者宜食。

【按语】脾胃虚寒腹泻者不宜食用。

绿豆番薯糖水

【配方】绿豆50克，黄心番薯300克，冰片糖100克，清水1250毫升，老姜1小块。

【制作】1.番薯去皮洗净，切不规则方块；绿豆用清水浸泡2小时，挑去杂质洗净；老姜去皮，用刀略拍待用。2.将处理好的绿豆、老姜放入砂锅内，加入清水，加盖慢火煲40分钟左右。3.加入切好的番薯用慢火再煲20分钟至绿豆微烂起沙，放入冰片糖，略煮至糖完全溶化即可。

【功效】清热解暑。

【适宜】暑天感冒者宜食。

【贴士】绿豆浸后一定要先煮一段时间再加入番薯同煮，确保番薯不致过烂。

绿豆荷叶竹叶粥

【配方】绿豆15～30克，粳米50～100克，银花露、鲜荷叶、鲜竹叶各10克，冰糖适量。

【制作】1.将鲜荷叶、鲜竹叶用清水洗净，共煎取汁、去渣备用。2.将绿豆、粳米淘洗干净后共煮稀粥，待沸后兑入银花露及药汁，文火缓熬至粥熟后调入冰糖。

【功效】清热解暑，化湿。

【适宜】伏暑患者宜食，症见头痛、全身酸楚、无汗、恶寒发热、心烦口渴、尿黄、苔腻、脉濡数。

海带绿豆粥

【配方】绿豆、海带各100克，大米适量。

【制作】海带切碎，与绿豆、大米同煮成粥。

【功效】清热解毒，降压降脂。

【适宜】高血压病、高脂血症者可常食。

绿豆煮冬瓜

【配方】冬瓜500克，绿豆300克，鲜汤500克，姜10克，葱30克，盐适量。

【制作】1.将绿豆淘洗干净，去掉浮于水面的豆皮。2.将冬瓜去外皮、瓤、籽，洗净后切块；姜洗净拍松；葱洗净切段。3.锅洗净置旺火上，倒入鲜汤烧沸，捞尽浮沫。4.锅内放入葱、姜、绿豆以及冬瓜，烧至豆烂，冬瓜软而不烂时用食盐调味即可。

【功效】消暑止渴，清热解毒。

【适宜】夏天暑热外感者宜食。

菱角

【别名】菱、水菱、乌菱、菱芰。

【性味】性凉，味甘。

【归经】归胃、大肠经。

【功效】生食清热，止渴；熟食益气，健脾。

宜：盛夏酷暑或发热口渴时宜食生菱，可以解暑热，去烦渴，清热生津；脾胃气虚，慢性腹泻者宜食熟菱；充饥时可代粮食用；食道癌、胃癌、宫颈癌，以及乳房癌患者宜食。

忌：生菱性冷，脾胃虚寒者忌食；糖尿病患者忌食。

菱角花生糖水

【配方】鲜菱角肉300克，花生50克，红枣12枚，清水2000毫升，红糖适量。

【制作】1.鲜菱角肉洗净；花生洗净，稍浸泡；红枣浸泡，去核洗净。2.将鲜菱角、花生、红枣一起放进瓦煲内，加入清水，武火煲沸后改文火煲约1.5小时，调入红糖便可。此量可供3～4人用。

【功效】解暑热，益气健脾。

【适宜】夏季暑热外感康复期或脾胃虚弱胃纳差者可食用。

菱角焖鸡块

【配方】菱角500克，冬菇16朵，葱花适量，酒1茶匙，嫩鸡（约500克）半只，磨豉1茶匙，蒜蓉、姜蓉各1/2茶匙，糖1茶匙，酒1茶匙，盐1/4茶匙，生粉1/2茶匙，水2杯。

【制作】1.菱角放入沸水内煮片刻，盛起待冷后，以小刀去壳留肉。2.鸡去内脏洗净，吸干水分，斩件候用。3.冬菇洗净浸软去蒂，加入糖、酒，隔水蒸熟备用。4.烧热锅，爆香姜蓉、蒜蓉及磨豉，放入鸡块略爆，溅酒，加入菱角及清水，焖约15～20分钟至焓，加入盐、糖、水淀粉，兜匀，便可上碟，碟边围放蒸熟的冬菇，装饰上葱花，便可上桌。

红糖菱粉粥

◎红糖菱粉粥

【配方】菱角粉30克，白米60克，红糖少许。

【制作】先用白米兑水煮粥，待煮至半熟时，调入菱粉和红糖，同煮成粥。

【功效】健脾止泻。

【适宜】脾虚食少，营养不良，慢性泄泻等患者宜食。并可作为防治胃癌、食道癌辅助食疗。

花菇焖菱角

【配方】菱角300克，厚身小花菇10朵，上汤1/2杯，盐、糖各1/2茶匙，生抽3/4茶匙，绍酒少许，生粉、清水适量。

【制作】1.菱角去壳及衣；花菇浸软去蒂。2.下上汤于锅中，加花菇及浸花菇之水，加入盐、糖、生抽以及绍酒调味，水滚加盖，用文火焖3分钟后加入菱角肉，再加盖焖8分钟，加入水淀粉勾芡即成。

马蹄

【别名】荸荠、红慈姑、乌芋、地栗。

【性味】性寒，味甘。

【归经】归肺、胃经。

【功效】清热，生津，化痰，消食，开胃，利水，解酒。

宜：发热口渴，慢性气管炎咳嗽多痰，咽干喉痛，消化不良者宜食；原发性高血压病人宜食，尤其是与海蜇皮同食效果更佳；全身浮肿，小便不利，或小便短少患者宜食；预防流脑和小儿麻疹，或麻疹透发不快时宜食；肺癌和食道癌患者宜食；宿醉未解者宜食；湿热黄疸者宜食。

忌：虚寒性体质以及血虚者忌食；胃寒者亦忌。女子月经期间忌吃生冷马蹄。糖尿病患者也不宜多吃。

雪羹汤

【配方】鲜荸荠10～15个，海蜇皮30～60克，清水、盐、味精各适量。

【制作】1.选用个大肥嫩的新鲜荸荠，除去嫩芽，削去外皮，切成薄片待用。2.将海蜇皮放入清水内浸泡，换去几次水，以便除净咸味及沙子，切成丝。3.将荸荠、海蜇同入锅内，旺火烧开后，改用文火炖至海蜇烊化，放入盐、味精调味即成。

【按语】荸荠性味甘寒，含粗蛋白、粗脂肪、淀粉及钙、磷、铁、维生素C等，配伍海蜇，即名"雪羹汤"，为清代名医王孟英所创，功能清热解毒、化痰消积、开胃健脾及消黄疸，对急性黄疸型肝炎较为适合。

山楂马蹄糕

【配方】马蹄粉300克，面粉200克，山楂酱、冰糖各150克，鸡蛋2个，发酵粉15克，熟猪油适量。

【制作】1.马蹄粉与面粉混合，加发酵粉、蛋液、冰糖（溶成糖水）和匀，在35～40℃温度下待发。2.盛器四周涂上熟猪油，倒入发酵粉糊至容器1/3量，上笼用武火蒸15分钟；取出铺上山楂酱，再倒1/3糊，蒸15分钟。

【功效】清热凉血。

【适宜】湿疹、荨麻疹、寻常疣、痤疮等患者宜食。

◎山楂马蹄糕

雪蛤荸荠羹

【配方】荸荠100克，雪蛤膏10克，姜2片，冰糖20克，水300毫升。

【制作】1.把荸荠洗净，去皮，切碎；雪蛤膏用温水发透、发涨，去黑子及筋膜；冰糖打碎，待用。2.把发好的雪蛤膏放入炖杯内，加入姜汁及水100毫升，用文火煮25分钟，除去臊味，沥干水分待用。3.把荸荠、雪蛤膏同放炖杯内，加清水200毫升，放入冰糖，煎煮25分钟即成。

【功效】清肺化痰，润肤养颜。

【适宜】肺热咳嗽宜食，或妇女润肤养颜可常食。

松子仁

【别名】海松子、新罗松子。

【性味】性温，味甘。

【归经】归肝、肺、大肠经。

【功效】补气充饥，养液熄风，润肺滑肠。

宜：中老年体质虚弱，大便干结，以及慢性支气管炎久咳无痰者宜食；心脑血管疾病患者宜食；作为美容保健食品服食，可使肌肤润泽光滑。

忌：脾虚泄泻者忌食；肾亏遗精者忌食；痰湿较甚，舌苔厚腻者忌食。

松子抗衰膏

【配方】松子仁200克，黑芝麻100克，核桃仁100克，蜂蜜200克，黄酒500毫升。

【制作】将松子仁、黑芝麻、核桃仁同捣成膏状，入砂锅中，加入黄酒，文火煮沸，约10分钟后倒入蜂蜜，搅拌均匀，继续熬煮收膏，冷却装瓶备用。

【功效】滋补肺肾，益气养血。

【适宜】肺肾亏虚、久咳不止、腰膝酸软、头晕目眩等症宜食。

松子黄豆炒鲜百合

【配方】松子25克，黄豆100克，鲜百合100克，蒜头少许，鸡粉、盐、麻油、淀粉、植物油各适量。

【制作】1.蒜剁蓉；黄豆浸泡后捞起；鲜百合去蒂，扒开分瓣"飞水"，滤干待用。2.用慢油温浸炸松子至松脆。3.烧锅落油，爆香蒜蓉，加入黄豆、鲜百合翻炒，用鸡粉、麻油、盐调味，勾芡，起碟，最后在面上加上炸松子即可。

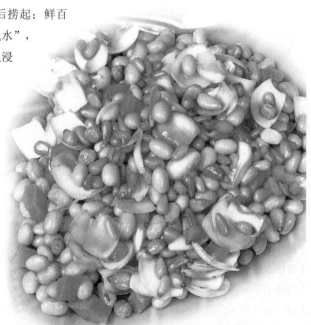

【功效】润肠通便。

【适宜】习惯性便秘者宜食。

松子核桃膏

【配方】松子仁、核桃仁各30克，蜂蜜250克。

【制作】松子仁、核桃仁用水泡过去皮，研成末，放入蜂蜜和匀即成。

【用法】每日2次，每次取1汤匙，用滚开水冲服。

【按语】大便溏泻者慎食。

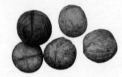

蜂蜜松子粥

【配方】松子仁60克，粳米60克，蜂蜜适量。

【制作】将松子仁研碎，同粳米煮粥，粥熟后冲入蜂蜜即可食用。

【功效】补虚，润肺，滑肠通便。

【适宜】中老年人及体弱早衰、产后体虚、头晕目眩、肺燥咳嗽咳血、慢性便秘等症者宜食。

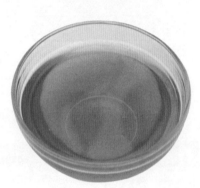

榛子

【别名】山板栗。

【性味】性平，味甘。

【归经】归脾、胃经。

宜：脾胃气虚，腹泻便溏者宜食；胃口不开，食少乏力，慢性疾病者宜食。

忌：榛子性平补脾，诸无所忌。

杞子榛仁粥

【配方】榛子仁50克，枸杞子30克，粳米50～100克。

【制作】将榛子仁捣碎，与枸杞子同煎取汁，后入米煮成粥。

【用法】空腹食。

【功效】养肝益肾，明目。

【适宜】肝肾不足引起的视力减退者宜食。

花生

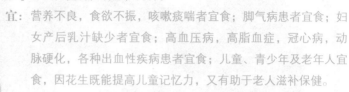

【别名】 落花生、长生果。

【性味】 性平，味甘。

【归经】 归肺、脾经。

【功效】 补气，健脾，润肺，开胃。

宜：营养不良，食欲不振，咳嗽痰喘者宜食；脚气病患者宜食；妇女产后乳汁缺少者宜食；高血压病，高脂血症，冠心病，动脉硬化，各种出血性疾病患者宜食；儿童、青少年及老年人宜食，因花生既能提高儿童记忆力，又有助于老人滋补保健。

忌：阴虚内热，或内火素旺者，忌食炒花生，以免助热上火。

【按语】 若经常食用，适宜水煮花生服食，炸炒花生易生火气。花生霉变后忌食，因为霉变后会产生致癌性很强的黄曲霉毒素。据前人经验，花生不可与香瓜同食。

花生猪手煲

【配方】 花生仁150克，新鲜猪手600克，生油、蚝油、红糖、南乳、老抽、植物油各适量。

【制作】 1.猪手洗净斩件用清水略煮捞起；花生用清水煲20分钟待用。2.加入处理过的花生、猪手，用清水慢火煲至熟烂，用生油、蚝油、红糖、南乳调味，老抽调色即可。

【功效】 润肤美容。

【适宜】 常食可使皮肤润泽，富有弹性，有润肤美容之效。

【贴士】 花生要先煲烂再与猪手同煮，确保花生和猪手口感一致。

山药花生粥

【配方】 花生米50克（不去红衣），山药30克，粳米100克，冰糖适量。

【制作】 分别将花生米及山药捣碎，再与粳米同煮为粥，候熟，入冰糖调匀即可。

【功效】 益气养血，健脾润肺，通乳。

【适宜】 气虚、血虚诸证以及产后乳汁不足者宜食。

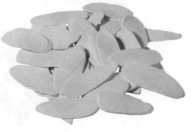

◎山药

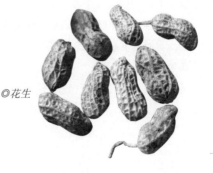

◎花生

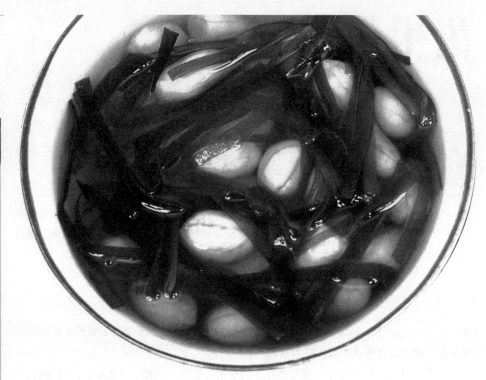

海带花生糖水

【配方】花生仁100克，干海带30克，冰片糖150克，清水1500毫升，老姜1小块。

【制作】1.海带用清水浸泡1小时后，取出洗净横切成海带丝；花生洗净；老姜去皮用刀略拍待用。2.将处理好的海带丝、花生、老姜放入砂锅内，加入清水，加盖慢火煲1小时左右至花生烂，再放入冰片糖，略煮至糖完全溶化即可。

【贴士】选用新鲜花生仁风味更佳。

花生猪脚汤

【配方】猪脚1只，花生100克，姜2片，盐适量。

【制作】1.猪脚刮洗干净，斩块，放入开水中煮5分钟，取出洗净。2.花生用清水浸30分钟，取出沥干水。3.煲滚适量清水，放入猪脚、花生，用猛火煲开，改小火煲3小时，下盐调味即可。

【功效】补血通乳。

【适宜】妇女产后血虚，乳汁不足者可食。

栗子

【别名】板栗、风栗、毛栗。

【性味】性温，味甘。

【归经】归肾、脾、胃经。

【功效】养胃，健脾，补肾，强筋，补血。

宜：老人肾虚者宜食，中老年人腰酸腿痛，腿脚无力，小便频多者尤宜；老年气管炎咳喘，内寒泄泻者宜食。

忌：糖尿病人忌食。

【按语】因栗子难以消化，故一次切忌食之过多，否则会引起胃脘饱胀。婴幼儿一般忌多食板栗。

板栗红烧肉

【配方】带皮五花肉750克，板栗300克，湿淀粉25克，葱姜末、八角、桂皮少许，油、糖色、料酒、酱油、味精、鸡汤各适量。

【制作】1.猪肉切块，用糖色腌匀，放入油锅中稍炸后捞出。2.葱姜入锅稍炒，倒入料酒、酱油、鸡汤，随后将猪肉、精盐、味精、八角、桂皮依次下锅烧开，移至小火烧。3.板栗用温油稍炸，等肉将烂时下锅同煮，等肉烂时加入湿淀粉即可。

食栗补肾方

【配方】生栗子250克，猪肾1个，粳米250克，陈皮6克，花椒10粒，食盐2克，清水2500毫升。

【制作】1.鲜板栗放在阴凉通风处阴干，待用。2.猪肾洗净后撕去筋膜，剖成两半，片去腰膜后，切成块；陈皮洗净待用。3.粳米淘洗干净，同猪肾、陈皮、花椒一起下入锅内，加入清水，置中火上煨成粥。4.煮成之后挑出陈皮，下食盐调味。

【用法】每次取生栗子十余枚，剥壳食肉，细嚼，连液吞咽，然后再食一碗猪肾粥。

【功效】补肾健脾。

【适宜】老年肾虚体弱者宜食。

栗子花生糯米粥

【配方】糯米100克，栗子50克，花生50克，冰片糖150克，老姜一小块，清水1250毫升。

【制作】1.栗子去外壳，用开水烫一下去衣；糯米、花生洗净；老姜去皮，用刀略拍待用。2.将处理好的栗子、糯米、花生、老姜放入砂锅内，加入清水烧开后，慢火煮40～50分钟左右至栗子、花生焖烂，糯米成粥，再放入冰片糖，略煮至糖完全溶化即可。

【贴士】栗子烘熟后再煮粥香味更佳。

铁观音栗子炖排骨

铁观音茶

【配方】铁观音茶叶3克，小排骨300克，新鲜栗子120克，盐1茶匙。

【制作】1.铁观音茶叶以热开水500克泡1分钟后滤去茶叶，取茶汤备用。2.小排骨切成小段（宽2厘米），用开水汆烫后洗净。3.把茶汤、小排骨、栗子装入圆锅炖1.5小时，上桌前另加盐调味即可。

栗子雪耳鸡蛋糖水

【配方】栗子100克，干雪耳15克，鸡蛋4个，冰片糖150克，清水1250克。

【制作】1.栗子去外壳，用开水烫一下去衣；干雪耳用清水浸泡1小时后取出洗净，用剪刀剪去雪耳头，再略略剪细；鸡蛋原只用清水煮15分钟至熟透，取出去壳待用。2.将处理好的栗子放入砂锅内，加入清水，加盖慢火煮30分钟，再放入雪耳、去壳熟鸡蛋同煮20分钟，最后放入冰片糖略煮至糖完全溶化即可。

【功效】雪耳清润，栗子养胃健脾。

【贴士】购买已去壳去皮的栗子肉做糖水，制作过程变得较为容易。

【按语】栗子适量食之有养胃健脾作用，过量则伤脾胃。

栗子瘦肉汤

【配方】栗子肉200克，瘦猪肉250克，精盐、酱油、味精各适量。

【制作】1.先把猪肉洗净，切成小块，入锅稍炒片刻，再将猪肉倒入砂锅。2.锅内放入栗子肉，加水适量，先用武火烧沸，后改用文火慢炖，熟烂后加入精盐、酱油、味精调味即可佐餐服食。

【功效】养胃健脾，补虚壮体。

【适宜】体虚、营养不良者宜食。

葵花籽

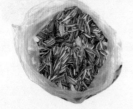

【别名】朝阳花子、天葵子、望日葵子、向日葵子。

【性味】性平，味甘。

【归经】归心经。

【功效】补虚损，降血脂，抗癌，驱虫。

宜：癌症患者宜食；高脂血症，动脉硬化和冠心病患者宜食；神经衰弱的失眠者宜食；蛲虫病人宜食。

忌：向日葵子性平补虚，诸无所忌。

葵花籽拌菜胆

【配方】油菜心500克，熟酥葵花籽仁150克，红椒粒少许，精盐、鸡精、白糖、葱油、香油各适量。

【制作】1.菜心洗净，放入清水煮沸，加入油、盐，汆至断生，晾凉后切成细粒，放入干净盘中。2.红椒粒也汆至断生，倒入凉开水中晾凉，沥干水分。3.将红椒粒、熟酥葵花籽仁放入菜心盘中，放入精盐、鸡精、白糖、葱油、香油拌匀，然后放入金字塔模具中，后扣入盘中即可。

核桃

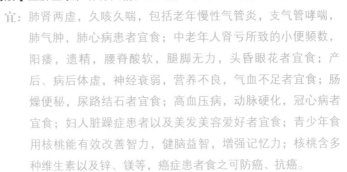

【别名】胡桃。

【性味】性温，味甘。

【归经】归肾、肺经。

【功效】温肺止咳，补肾固精，益气养血，补脑益智，润肠通便。

宜：肺肾两虚，久咳久喘，包括老年慢性气管炎，支气管哮喘，肺气肿，肺心病患者宜食；中老年人肾亏所致的小便频数，阳痿、遗精、腰脊酸软，腿脚无力，头昏眼花者宜食；产后、病后体虚，神经衰弱，营养不良，气血不足者宜食；肠燥便秘，尿路结石者宜食；高血压病，动脉硬化，冠心病者宜食；妇人脏躁症患者以及美发美容爱好者宜食；青少年食用核桃能有效改善智力，健脑益智，增强记忆力；核桃含多种维生素以及锌、镁等，癌症患者食之可防癌、抗癌。

忌：阴虚火旺或痰火内热者忌食，因核桃能助火生痰；腹泻便溏者忌食；鼻衄者、肺脓疡、支气管扩张和咯血者忌食。

【按语】据前人经验，胡桃忌与野鸡肉一同食用。

核桃花生糖水

【配方】核桃肉（胡桃肉）100克，花生仁150克，冰片糖150克，清水1000毫升。

【制作】1.核桃肉去衣；花生仁用清水浸1小时后洗净待用。2.将处理的核桃肉、花生仁放入砂锅内，加入清水，加盖慢火煲40分钟左右至花生烂，再放入冰片糖略煮至糖完全溶化即可。

【功效】补脑益智，润肠通便。

【适宜】老年人记忆力减退或习惯性便秘者宜食。

【贴士】核桃肉用水烫一下去衣将变得较为容易。

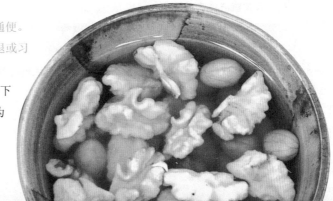

核桃鸭子

【配方】核桃仁200克，荸荠150克，老鸭1只，鸡肉泥100克，油菜末、葱、姜少许，食盐、鸡蛋清、料酒、湿玉米粉、味精、花生油各适量。

【制作】1.将老鸭宰杀，去毛，开膛去内脏，洗净，用开水氽一下，装入盘内，加葱、姜、盐、料酒少许，上笼蒸。2.鸭熟透取出晾凉后去骨，切成两块。3.用鸡肉泥、鸡蛋清、湿玉米粉、味精、料酒、盐调成糊。将核桃仁、荸荠剁碎，加入糊内，淋在鸭子内膛肉上。4.锅内放油，油热时入鸭子炸酥，捞出沥去余油，切成长块，摆在盘内，四周撒上油菜末即可。

【功效】补肾固精，温肺定喘，润肠通便。

【适宜】肾虚、腰痛、阳痿、遗精、大便燥结等症者宜食。

核桃草鱼火锅

【配方】草鱼1条（约重1500克），核桃仁150克，首乌15克，天麻片6克，水发冬笋100克，豌豆苗150克，金针菇50克，黄豆芽100克，生姜15克，葱20克，盐6克，胡椒粉3克，味精2克，料酒15毫升，猪油100克，汤2500毫升。

【制作】1.核桃仁用开水泡涨，剥去皮，洗净；首乌、天麻洗净，用纱布包好，放入砂罐中煎汁，过滤待用。2.鱼宰杀，去鳞、鳃及骨脏，洗净切块。3.水发冬笋洗净切条；豌豆苗、金针菇、黄豆芽择洗干净，均装盘围于火锅四周。4.净锅置火上，下猪油烧热，加入生姜、葱炒香，倒入汤及药液、鱼块、核桃仁，用大火烧开，加入盐、胡椒粉、味精、料酒，撇去浮沫，倒入火锅中，用小火保持微开，即可烫食各种原料及喝汤。

【功效】补肾壮腰，健脑益智。

【适宜】因肝肾虚损引起的腰痛、头晕、足膝酸软者宜食。

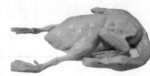

核桃仁

核桃炒鸡丁

【配方】鸡脯肉350克，核桃仁30克，枸杞子30克，鸡汤100克，猪油150克，鸡蛋2个，精盐5克，料酒25克，胡椒粉2克，湿豆粉35克，生姜、葱各10克，香油5克，白糖适量。

【制作】1.将核桃仁用开水泡涨剥去皮；枸杞子用温水洗净；生姜洗净切小片；葱切葱花；鸡蛋去黄留清；鸡肉洗净，切成方丁。2.将鸡丁装碗中，用精盐、蛋清、湿豆粉拌匀浆好。3.另碗中放入味精、白糖、胡椒粉、鸡汤、湿豆粉兑成汁。4.净锅置火上，放入猪油，待七成热时，下核桃仁炸至微黄，及时捞起待用。5.把浆好的鸡丁倒入锅中，快速滑透，翻炒几下，下姜、葱，倒入调好的汁快速翻炒，随即入核桃仁、枸杞子炒匀，淋入香油，装盘。

【功效】补肺益肾，明目。

【适宜】老年人肺肾两虚、咳喘或视力减退者宜食。

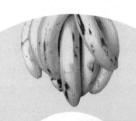

水果
饮食宜忌

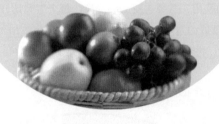

梨

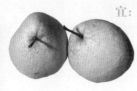

【别名】白梨、沙梨、雪梨。

【性味】性凉，味甘微酸。

【归经】归肺、胃经。

【功效】生津，清热，止咳，化痰，润燥，解酒。

宜：热病后期，津伤口干烦渴时宜食；肺热咳嗽，痰稠或无痰，或咽喉发痒干痛，音哑，包括急慢性支气管炎，肺结核者宜食；高血压，心脏病，肝炎，肝硬化者宜食；习惯性便秘，噎嗝，小儿百日咳，消渴，以及演唱人员宜食；鼻咽癌、喉癌、肺癌及放疗后宜食；炎夏酷暑之季宜食；饮酒之后或宿醒未解者宜食；维生素C缺乏者宜食；低血钾者宜食。

忌：梨属多液性凉水果，脾虚便溏、慢性肠炎、胃寒病、寒痰咳嗽或外感风寒咳嗽，以及糖尿病者忌食。女子月经来潮期间以及寒性痛经者忌食生梨。孕妇生产之后亦忌食生梨。

雪梨雪耳糖水

【配方】雪梨2个(约300克)，雪耳10克，冰片糖150克，清水1000毫升，老姜1小块。

【制作】1.雪耳用清水浸泡1小时后取出洗净，用剪刀剪去雪耳头，再将雪耳略剪细；老姜去皮用刀略拍待用；雪梨去皮去心洗净，每个雪梨切开8件，2个雪梨切成16件待用。2.将处理好的雪耳、老姜、雪梨放入砂锅内，加入清水，加盖烧开后，慢火煮10分钟左右，再放入冰片糖，略煮至糖完全溶化即可。

【功效】润肺止咳。

【适宜】肺热咳嗽，痰黄稠难咳出者或肺燥干咳者宜食。

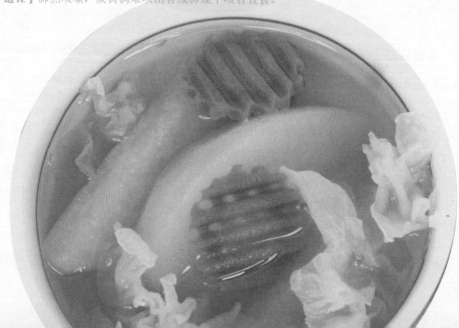

梨粥

【配方】鲜梨3个，粳米100克。

【制作】1.将梨洗净，连皮切碎，去核，加水适量，用文火煎煮30分钟。 2.捞出梨块，加入淘洗干净的粳米，按常规煮成粥食用。

【功效】生津润燥，清热止咳。

【适宜】热病津伤，口渴心烦，小儿疳热、风热咳嗽等症者宜食。

【按语】梨也可不去核，但要去籽，因为梨核营养和治疗功效也很强。

桃子

【别名】水蜜桃、佛桃。

【性味】性热，味甘酸。

【归经】归心、肝、肺经。

【功效】补心，解渴，充饥，生津。

宜：低血糖者，以及口干饥渴时宜食；低血钾和缺铁性贫血者宜食；肺病，肝病患者宜食。

忌：糖尿病血糖过高者忌食。桃子性热，内热生疮、毛囊炎、痈疖和面部痤疮者忌食。

【按语】据前人经验，桃子忌与甲鱼同食。烂桃切不可食，否则有损健康。

蜜桃炒虾仁

【配方】罐装蜜桃1罐，罐头蜜桃汁半罐，虾仁500克，蒜蓉少许，牛油1汤匙，盐少许，柠檬汁1汤匙。

【制作】1.虾仁去壳及剔走黑肠，洗净抹干，备用。2.烧熔牛油，放入虾仁煎熟后盛起。3.将蜜桃沥干汁，用煎过虾的牛油略炒。4.加进调好的蜜桃柠檬汁，放回虾仁煮滚，即可上碟。

水蜜桃果酱

【配方】水蜜桃600克，麦芽糖150克，细砂糖90克，柠檬1个，水100毫升，香橙酒80毫升。

【制作】1.柠檬洗净榨出果汁备用；水蜜桃去皮去核后切成丁状备用。2.将水蜜桃丁放进耐酸的锅子中，加入水及柠檬汁用中火煮滚。3.转成小火并加入麦芽糖继续熬煮，熬煮时必须用木勺不停地搅拌。4.待麦芽糖完全溶化后便可加入细砂糖，继续拌煮10分钟后加入香橙酒，再煮至酱汁呈浓稠状即可。

苹果

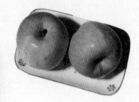

【别名】奈子、频婆。

【性味】性凉，味甘。

【归经】归胃、肺经。

【功效】润肺，健胃，生津，止渴，止泻，消食，顺气，醒酒。

宜：慢性胃炎，消化不良，气滞不通者宜食；慢性腹泻神经性结肠炎者宜食；便秘者宜食；高血压，高脂血症和肥胖症患者宜食，因为苹果能防止胆固醇增高；饮酒之后食用，可起到解酒效果；癌症患者宜食；贫血者和维生素C缺乏者宜食。

忌：胃寒病者忌食生冷苹果；糖尿病患者忌食。

苹果炒蟹柳

【配方】青苹果2个，日本蟹柳6条，葱1条，蒜头1粒，油2汤匙，盐1/2茶匙，胡椒粉少许。

【制作】1.苹果去皮除心，切丁，浸于淡盐水中备用；葱切段；蒜头去衣剁蓉；蟹柳切3厘米长。2.烧热油，爆香蒜蓉，放下蟹柳炒熟，放入苹果丁、葱段迅速炒合，加入盐、胡椒粉即成。

【功效】健胃消食，顺气醒酒。

【适宜】慢性胃炎，消化不良或饮酒过多者宜食。

芹菜苹果粥

【配方】芹菜300克，苹果400克，粳米100克。

【制作】1.芹菜洗净切碎；苹果去皮、核，洗净切丁；粳米洗净。2.先将芹菜苹果入锅，加水煎煮15分钟后，去渣留汁备用。在粳米煮至将成粥时兑入芹菜、苹果汁。

【功效】利尿降压，降血脂。

【适宜】高血压，高血脂者宜食。

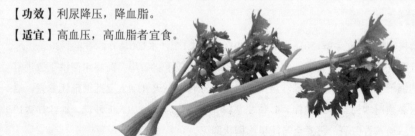

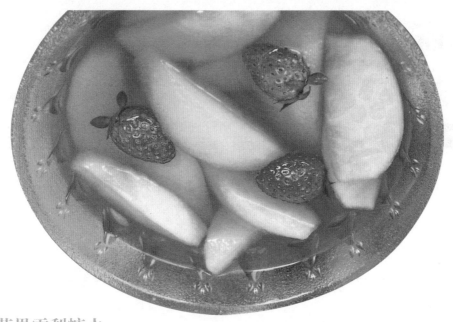

苹果雪梨糖水

【配方】雪梨1个（约200克），苹果1个（约200克），冰片糖100克，清水800克，老姜1小块。

【制作】1.雪梨、苹果去皮去心洗净，每个切开8件，2个切成16件，再横切成32件；老姜去皮用刀略拍待用。2.将处理好的雪梨、苹果、老姜放入砂锅内，加入清水，烧开后再放入冰片糖略煮至糖完全溶化即可。

【功效】清热生津，润肺止咳。

【适宜】外感发热或肺热咳嗽者宜食。

【贴士】雪梨、苹果略滚即可，煮制时间过长影响口感。加几粒草莓做点缀，糖水色彩更加鲜艳美观。

苹果马蹄煲猪腱

【配方】猪腱200克，马蹄20粒，苹果2个，胡萝卜1根，盐适量。

【制作】1.洗净去肥，放入开水"飞水"，过凉备用；胡萝卜去皮洗净，切件；马蹄去皮洗净；苹果洗净削皮切件。2.大火烧开清水，将所有材料一同放入煮至水开，改用慢火煲约1小时，加盐调味即成。

【功效】补虚养胃。

【适宜】病后体虚调理。

【按语】苹果含有果胶，能与致癌物质结合，使其排出体外，从而发挥防癌排毒功效。

橘

【别名】福橘、朱橘。

【性味】性凉，味甘酸。

【归经】归肺、胃经。

【功效】润肺，开胃，理气，化痰，止咳，止渴，醒酒。

宜：急慢性气管炎咳嗽有痰者宜食；不思饮食，消化不良者宜食；发热性疾病津伤口干口渴者宜食；癌症患者宜食；高血压病、冠心病、脑血管病变的中老年人宜食；低血钾者宜食。

忌：风寒咳嗽及痰饮者切忌多食；糖尿病患者亦忌食；胃溃疡及泌尿系结石患者忌食。橘皮、橘红对气虚及阴虚干咳无痰或咳血咯血之人忌食。

【按语】牛奶中的蛋白质会与橘子中的果酸和维生素C相遇而凝结成块，使人出现腹胀、腹泻、腹痛等不适，故橘子忌与牛奶同食。

橘子银耳羹

【配方】干银耳10克，橘瓣100克，白糖150克，淀粉10克。

【制作】1. 将银耳放在碗内，加清水浸泡，涨发后去掉黄根、杂质，洗净。
2. 锅置火上，放入清水，下银耳，烧开后转小火，盖严锅盖，煮至银耳软烂，加白糖、橘瓣，用淀粉勾薄芡，盛入碗内即成。

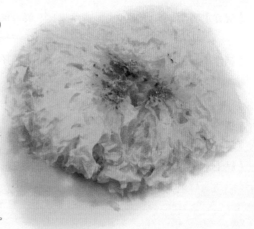

【功效】润肺开胃，生津止渴。

【适宜】发热性疾病津伤，口干口渴者宜食。

橘子养颜饮

【配方】橘子100克，苹果200克，胡萝卜100克，白砂糖20克，冷开水100毫升。

【制作】1. 将橘子、苹果、胡萝卜洗净。2. 橘子去皮，切丝；苹果、胡萝卜切成薄片。3. 将橘子丝、苹果片、胡萝卜片加白砂糖、冷开水一起搅成泥汁，滤去皮渣，取汁饮之。

【功效】养颜祛斑。

【适宜】中年女性面部有黄褐斑者可食用。胃酸多者忌食。

杏子

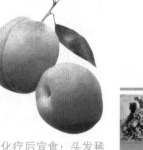

【别名】杏实、叭达杏。

【性味】性温,味酸甘。

【归经】归肺经。

【功效】润肺,化痰,定喘,生津,止渴。

宜:急慢性气管炎咳嗽者宜食;肺癌,鼻咽癌,乳腺癌患者及放、化疗后宜食;头发稀疏者宜食;杏子宜成熟后食用。

忌:据前人经验,产妇、小儿、病人忌食。

李子

【别名】嘉应子。

【性味】性平,味酸甘。

【归经】归肝、肾经。

【功效】清热,生津,止渴,利水。

宜:发热,口渴,虚劳骨蒸,肝病腹水,消渴引饮者宜食;教师、演员音哑或失音者宜食;慢性肝炎,肝硬化者宜食。李子宜熟透后食用。头皮多屑而痒者宜食。

忌:胃酸过多者忌食。

【按语】未成熟而苦涩的李子不可食。古人有云:"桃饱人,杏伤人,李子树下躺死人。"故一次切忌过多食用,否则可引起虚热脑涨。据前人经验,李子忌与獐肉、雀肉、蜂蜜、鸭蛋一同食用。

【适宜】李子与冰糖炖食,有润喉开音之效;每天吃2~3个甜李,对慢性肝炎有较佳辅助疗效。

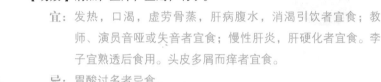

水果布丁

【配方】黑李子脯150克,白砂糖100克,玉米粉50克,柠檬汁20克,食盐、肉桂粉少许。

【制作】1.将李子脯加冷水300毫升浸泡过夜,次日在锅中煮20分钟,去核留汁留脯待用。

2.用另一锅加300毫升冷水,放糖、盐及肉桂粉煮沸,然后将少许冷水与玉米粉拌和成浆,徐徐倒入煮沸的水中,不停地搅拌均匀。3.将玉米糊与果脯汁、果脯肉、柠檬汁混合在一起,装入碗中摊凉后送进冰箱。4.食用时不用将碗中物倒出,直接取用。

红李果酱

【**配方**】成熟红肉李600克，麦芽糖150克，细砂糖120克，柠檬1个，水250毫升。

【**制作**】1.柠檬洗净榨汁备用。2.将洗净的红肉李对切后取出果核，再切成丁状备用。3.将切好的水果放入耐酸的锅子中，先加入水及柠檬汁用中火煮滚，再转成小火并加入麦芽糖继续熬煮，熬煮时必须用木勺不停地搅拌。4.待麦芽糖完全溶化后便可加入细砂糖，继续拌煮至酱汁呈浓稠状即可。

林檎

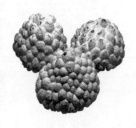

【**别名**】沙果、蜜果、花红。

【**性味**】性平，味甘酸。

【**归经**】归心、肝、肺经。

【**功效**】止渴，止泻，涩精。

宜：慢性泻痢及遗精者宜食；夏季烦热，口中干渴时宜食。

忌：糖尿病消渴者忌食；血栓闭塞性脉管炎、痛风、痈疖疔疮者亦忌食。

柿子

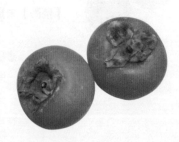

【**别名**】红柿、大盖柿。

【**性味**】性寒，味甘涩。

【**归经**】归心、肺、大肠经。

【**功效**】补虚，健胃，润肺，清热，止渴，解酒毒。

宜：痔疮出血，大便干结者宜食；柿子为优良的降血压食品，高血压病人宜食；因为鲜柿中含碘量很高，缺碘所引起的甲状腺疾病患者宜食；饮酒过量或长期饮酒之人宜食。

忌：脾胃虚寒，腹泻便溏，以及外感风寒咳嗽者忌食；体弱多病，妇人产后，女子月经期间，均忌食柿子；糖尿病患者忌食，因为熟柿含较多糖类，包括蔗糖、葡萄糖、果糖等。柿子性大凉，故切忌一次食之过多，且忌空腹食柿，否则会导致肚子不舒服。

【**按语**】据前人经验，柿子忌与螃蟹、獭肉一同食用。

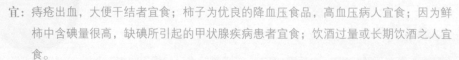

柿霜

【别名】柿饼粉霜。

【性味】性凉，味甘。

【功效】清热，润燥，化痰。

宜：慢性支气管炎肺燥咳嗽咯血，喉痛咽干，口舌生疮者宜食；痔疮出血者宜食。

忌：外感风寒咳嗽之人忌食。

柿霜淮山冬瓜汤

【配方】冬瓜200克，淮山30克，蕤仁10克，柿霜10克，白糖20克。

【制作】水煎冬瓜、淮山、蕤仁，取汤冲柿霜、白糖服，每日2次。

【功效】清热润燥。

【适宜】肺燥干咳，喉痛咽干者宜食。

柿饼

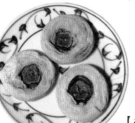

【别名】干柿、白柿、乌柿。

【性味】性寒，味甘涩。

【功效】润肺，涩肠，止血。

宜：各种出血者宜食，诸如吐血，咳血咯血，痰中带血，小便出血，肠风痔疮便血，肛裂出血者均宜；高血压患者宜食。

忌：脾胃虚寒，腹泻便溏者忌食；痰湿内盛者亦忌；病后体弱和产妇以及妇女月经期间忌食大凉的柿子、柿饼；糖尿病患者忌食。

【按语】据前人经验，柿饼忌与螃蟹、甲鱼同食。

柿饼百合鸽蛋汤

【配方】鸽蛋6个，百合80克，马蹄20个（去皮），柿饼2个，冰糖适量。

【制作】1.鸽蛋煮熟后去壳；百合洗净，稍浸；柿饼洗净，切小块。2.把全部材料放入锅内，加清水适量，武火煮沸后，文火煲至百合熔，加适量冰糖，调成甜汤供用。

【功效】润肺燥，益肺气，清痰火。

【适宜】肺热肺燥，痰黄黏稠难咳者宜食，或肺燥咳痰带血者可食。

桂皮生姜柿饼

【配方】生姜50克，桂皮20克，白糖2/3杯，柿饼8个，松子1大勺，水适量。

【制作】1.把生姜去皮后切薄，放在4杯水中用文火熬后放桂皮。2.捞出生姜和桂皮，放白糖熬一会儿。3.柿饼去蒂去籽后趁熬的汤温和时把柿饼泡3小时左右至软，放在碗里再撒上松子即可。

枇杷

【别名】卢橘、金丸、腊兄。

【性味】性凉，味酸甘。

【归经】归脾、肺、肝经。

【功效】润燥，清肺，止咳，和胃。

　宜：肺痿咳嗽，胸闷多痰，以及劳伤吐血者宜食；坏血病患者宜食。

　忌：糖尿病患者忌食。

【按语】吃枇杷时忌食枇杷仁，因枇杷仁含氢氰酸，有毒。尚未成熟的枇杷忌食。

豆沙酿枇杷

【配方】枇杷300克，甜豆沙200克，糖猪板油、松子仁、红樱桃末、白糖、糖桂花、淀粉各适量。

【制作】1.削去枇杷顶端，剥去皮，挖去核及内膜，口朝上放入盘中。2.将糖猪板油丁掺入豆沙中拌和，分别酿入枇杷内，再在每个枇杷口的周围插上松子仁，中间缀以红樱桃末，上笼旺火蒸15分钟，取出整齐排入另一盘中。3.锅上火放清水，加白糖、糖桂花烧沸，用水淀粉勾芡，浇在枇杷上即成。

【功效】清肺化痰，润肠通便。

【适宜】肺热咳嗽或习惯性便秘者宜食。

西米鲜枇杷糖水

【配方】西米100克，鲜枇杷250克，冰片糖15克，清水1000毫升。

【制作】1.鲜枇杷洗净去皮去核；西米加入开水中煮5分钟后拉离火位，浸10分钟左右捞起待用。2.将清水放入砂锅内烧滚，加入处理过的西米，烧开后慢火煮15～20分钟左右至西米熟透，再放入处理好的鲜枇杷和冰片糖，略煮至糖完全溶化即可。

【功效】清肺化痰。

【适宜】肺热咳嗽者可食。

【贴士】先煮开水，放西米煮至西米粒没有白心基本透明即熟透。

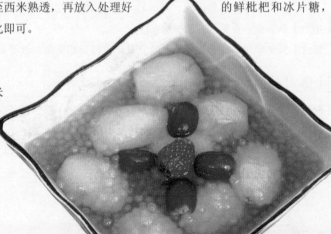

蜜浸酿枇杷

【配方】枇杷24个（约750克），白糖300克，肥肉100克，糖冬瓜100克，甜冰肉100克，白芝麻50克，糕粉（糕粉即潮州粉）50克，干生粉20克，清水600毫升。

【制作】1.先将白芝麻炒香、研幼；冰肉、糖冬瓜切幼丁，加入糕粉一起搓匀成为水晶馅候用。2.将枇杷去净皮，用刀把蒂部切平，去核，将水晶馅酿入枇杷肚里，用干生粉封口。3.起锅下白猪油，将枇杷略炸一下，捞起。4.锅内放入清水及白糖，煮成糖水，将枇杷投入糖水内，文火煲之即可。

柚子

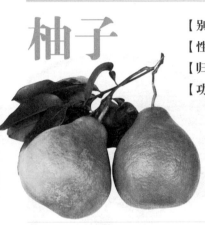

【别名】文旦。

【性味】性寒，味甘酸。

【归经】归胃、肺经。

【功效】下气，化痰，消食，醒酒。

宜：胃病之消化不良者宜食；慢性支气管炎，咳嗽，痰多气喘者宜食；饮酒过量，宿醒未解者宜食。

忌：气虚体弱者不宜多食，糖尿病患者忌食。因其性寒，故脾虚便溏者也忌食。

柚子炖鸡

【配方】柚子2个，雄鸡1只（约1000克），米酒、生姜、葱、味精、食盐、清水各适量。

【制作】将柚子肉放入杀后去肠杂的光鸡腹内，然后放入搪瓷锅中，加葱、姜、米酒、盐、清水，隔水炖熟即成。

【功效】行气健胃。

【适宜】体虚或慢支咳喘者宜食。

柚子果酱

【配方】柚子600克，麦芽糖150克，细砂糖120克，柠檬1/2个。

【制作】1.柠檬洗净榨出果汁备用；柚子先切成4～8片后将皮剥除，再将果肉去籽并撕除白色薄膜备用。2.将处理好的柚子果肉放进耐酸的锅子中，加入柠檬汁用中火煮滚。3.转成小火并加入麦芽糖继续熬煮，熬煮时必须用木勺不停地搅拌。4.待麦芽糖完全溶化后便可加入细砂糖，继续拌煮至酱汁呈浓稠状即可。

【功效】行气化痰，醒酒。

【适宜】饮酒过多，醉酒或痰多胸闷者宜食。

柑

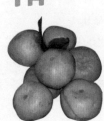

【别名】乳柑、芦柑、蜜柑等。

【性味】性凉，味甘酸。

【归经】归脾、胃经。

【功效】生津，止渴，解酒，利尿。

宜：炎夏酷暑时心中烦热，口中干渴者宜食；发热病人津伤口渴者宜食；饮酒过量，宿醒未解者宜食；坏血病者宜食。

忌：柑多食则生寒痰。脾胃虚寒，糖尿病患者忌食。

蜜柑哈密瓜雪耳糖水

【配方】小哈密瓜1/2个，干雪耳10克，蜜柑1个，冰片糖150克，清水1000毫升。

【制作】1.哈密瓜去皮洗净，用薯挖将密瓜肉挖成密瓜丸；干雪耳用清水浸泡1小时后取出洗净，用剪刀剪去雪耳头，再将雪耳略略剪细；蜜柑去皮瓣开成片待用。2.将处理好的雪耳放入砂锅内，加入清水煮开后慢火再煮15分钟左右，再放入蜜瓜丸、蜜柑片和冰片糖，同煮至糖完全溶化即可。

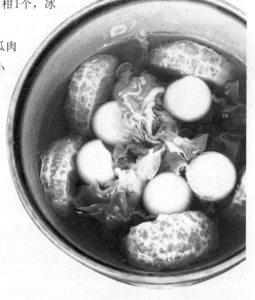

【功效】清润醒胃。

【适宜】暑热季节，心烦口干者宜食。

【贴士】加入少许白米醋味道更加可口。

橙子

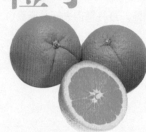

【别名】黄橙、金球、香橙、蟹橙。

【性味】性凉，味酸甘。

【归经】归肺经。

【功效】宽胸膈，止呕恶，解酒消醒，去鱼蟹毒，化痰消瘿。

宜：胸膈满闷，恶心欲吐，以及瘿瘤者宜食；饮酒过多，宿醉未醒者宜食。

忌：糖尿病人忌食。

【按语】橙子性凉味酸，故一次不宜多食。

橙汁排骨

【配方】小排骨600克，柳橙（或脐橙）4个，生菜2片，酱油1大匙，料酒1/2大匙，橙汁1杯
（用2个脐橙榨汁取得或用浓缩柳橙汁），淀粉1大匙，糖1大匙，盐1茶匙，水淀粉
1/2大匙，油适量。

【制作】1.小排骨切成长条，洗净，拭干水分，拌入酱油、料酒、橙汁、淀粉腌30分钟。
2.油3杯烧热，放入小排骨炸至外皮酥黄，待其熟软时捞出，油倒出。3.另用1大匙
油将酱油、料酒、糖、盐、橙汁、水淀粉炒至黏稠，放入小排骨快速拌匀后盛入盘
内。4.柳橙皮切丝、泡水，撒在排骨上即可食用。

香橙胡萝卜沙拉

【配方】胡萝卜3根，橙子1个，橙汁1杯，洋葱末、香菜末少许，墨西哥辣椒粉、糖各适量。

【制作】1.胡萝卜切丝；取橙肉和表皮之间一层皮肉切成细丝。2.橙汁煮沸，加入适量的辣
椒粉和糖，再放入一半胡萝卜丝，等煮沸后，捞出胡萝卜丝滤干。3.把生熟胡萝卜
丝与橙皮拌匀，再加入洋葱末、香菜末搅拌。4.在拌好的沙拉周围点缀一些橙肉和
香菜，再做一朵"辣椒花"，好看又美味。

香橙雪耳糖水

【配方】香橙2个（约300克），干雪耳15克，草莓6个，冰片糖150克，清水1000毫升。

【制作】1.香橙去皮横切厚片；草莓洗净对半切开；干雪耳用清水浸泡1小时后取出，洗
净，用剪刀剪去雪耳头，将雪耳略剪细。2.将处理好的雪耳放入砂锅内，加入清
水，加盖慢火煮20分钟左右，再放入香橙、草莓、冰片糖略煮至糖完全溶化即可。

【功效】消食解酒。

【适宜】饮酒过量，宿醉者宜食。

【贴士】冰冻后吃风味更佳。

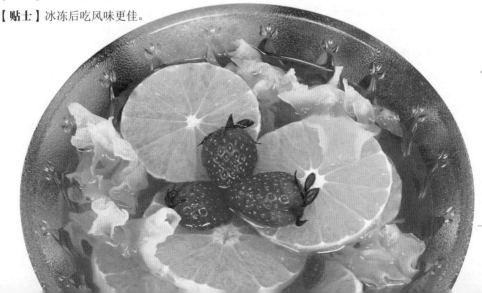

荔枝

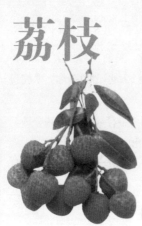

【别名】丹荔、妃子笑。

【性味】性温，味甘酸。

【归经】归脾、肝经。

【功效】养血，生津，理气止痛，除口臭。

宜：体质虚弱，病后津液不足，贫血者宜食；脾虚腹泻，老年人五更泄，胃寒疼痛者宜食；口臭者宜食。

忌：阴虚火旺体质者忌食；糖尿病患者忌食。一次不宜食之过多，以免上火。荔枝性热，妊娠、出血病患者以及小儿均应忌食。

【按语】吃完荔枝，可喝一小杯淡盐水以降火。

荔枝瘦肉炖鸡

【配方】嫩鸡1只（约700克），瘦肉150克，糯米糍荔枝500克，圆肉12枚，姜两小片，盐少许。

【制作】1.把鸡剥好从背部进刀，除去内脏，洗净。2.瘦肉切厚片，与鸡同放沸水内烫过，取出置冷水中洗净，同放入炖盆内。3.买上等糯米糍荔枝，去壳去核后与圆肉、姜片同放在鸡上，注入冷开水约八成满，盖上盆盖，放入蒸笼锅内炖2小时左右，至鸡酥烂即成，以少许盐调味供用。

山药莲子荔枝粥

【配方】干荔枝肉25克，山药30克，莲子30克，大米150克。

【制作】将山药捣烂，莲子去皮去心洗净，与荔枝肉共加适量水煎煮，煮至软烂时再放入大米，煮至粥熟即可。

【功效】补气养心。

【适宜】心悸乏力者宜食。

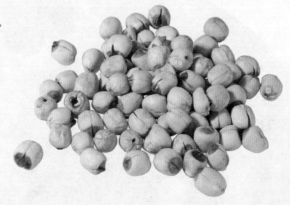

佛手柑

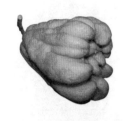

【别名】蜜罗柑、福寿柑、五指柑、佛手。

【性味】性温，味辛苦酸。

【归经】归肝、胃经。

【功效】芳香理气，健胃止呕，化痰止咳。

    宜：消化不良，胸闷气胀，呕吐，肝胃气痛，包括慢性胃炎、神经性胃痛，以及传染性肝炎，舌苔厚腻者宜食；气管炎咳嗽多痰者宜食；醉酒者宜食。

    忌：阴虚内热和体质虚弱者忌食。

【按语】佛手柑鲜品作为水果食用，而干品则是一味常用中药。

佛手柑粥

【配方】佛手柑干品10克，粳米100克。

【制作】1.将佛手柑洗净，入砂锅，加水煎取药汁待用。2.另取淘洗干净的粳米加水先用旺火烧开，再转用文火熬煮成稀粥，待粥快熟时加入药汁，再煮数沸即成。

【功效】和胃，理气，化痰。

【适宜】胃痛、胃胀、呕吐、痰饮咳喘等症者宜食。

【禁忌】阴虚火旺者忌食。

生姜佛手汤

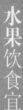

【配方】佛手（干）10克，生姜6克，白糖适量。

【制作】1.佛手（干）洗净；生姜洗净、去皮、切片。2.将砂锅洗净，把生姜片、佛手（干）放入锅内，加清水适量，置于火上煮1小时，去渣留汁，加入白糖即成。

【功效】疏气宽胸，和胃止呕。

【适宜】妊娠恶阻，肝胃不和的胸脘疼痛作胀，作呕者宜食。

249

佛手党参煲瘦肉

【配方】佛手10克，党参15克，鲜猪肉150克，盐适量。

【制作】1.将猪瘦肉洗净，切小件；党参洗净切小段；佛手洗净。2.将汤料一同放进砂锅内，加入适量清水，先用武火煮沸后，改用文火煲煮90分钟，加盐调味即可。

【功效】补气健脾，行气止痛。

【适宜】肝郁气滞，脾气虚弱所致胃脘疼痛者宜食。

【按语】有外感发热时不宜饮本汤。

柠檬

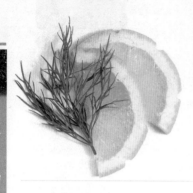

【别名】 柠果、宜母果、黎檬。

【性味】 性微温，味甘酸。

【归经】 归胃、肝经。

【功效】 生津，止渴，祛暑，安胎，开胃，消食。

宜： 暑热口干烦渴，消化不良，胃气瘀滞呃逆者宜食；维生素C缺乏者宜食；孕妇或胎动不安时宜食，故有"宜母果"之名；肾结石者宜食；高血压、心肌梗死患者宜食，因柠檬可起到保护血管、改善血液循环的效果。

忌： 牙痛者忌食；糖尿病患者亦忌。

香柠红茶菠萝糖水

【配方】 鲜菠萝1个（约500克，处理后约300克），柠檬1/2个，红茶5克，冰片糖150克，清水适量。

【制作】 1.菠萝去皮，斜刀切去"菠萝钉"，再切开8大块去心，横切成菠萝片待用。2.柠檬横切成薄片；红茶放入茶壶内加入开水泡成红茶水，滤去茶渣代用。3.将处理好的菠萝片、柠檬片放入砂锅内，加入清水，慢火煮15分钟，再放入冰片糖和泡好的红茶水，略煮至糖完全溶化即可。

【贴士】 选用袋泡红茶可将茶包直接放入煮好的糖水里泡一下即可。

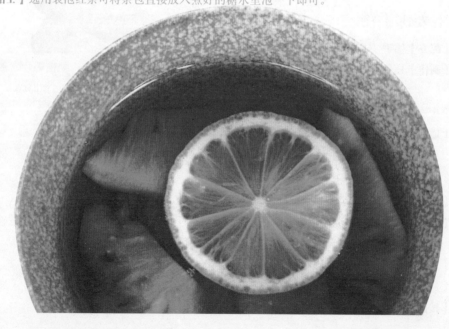

柠檬炖乳鸽

【配方】肥嫩乳鸽2只，鲜柠檬1个，料酒10毫升，味精2克，白糖5克，酱油10克，高汤750毫升，菜油500克（实耗50克）。

【制作】1.将乳鸽宰杀去尽毛及内脏，洗净，鸽身腹腔内外用料酒、酱油抹匀，腌一会儿后，下沸油锅中炸约3分钟，捞起。2.柠檬去皮、核，切成薄片待用。3.锅置火上，加入高汤烧开，放入乳鸽、柠檬片、白糖、味精、酱油、料酒烧开，去尽浮沫，改用文火炖至鸽肉熟烂，盛盆即可。

【功效】生津止渴，祛暑补精。

【适宜】为夏日保健菜肴。

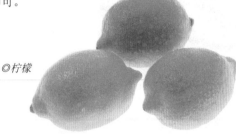

◎柠檬

泰式柠汁肉片

【配方】猪里脊肉100克，柠檬1个，蒜半头（可根据自己口味），红辣椒1个，糖1勺。

【制作】1.把柠檬洗净，切开，挤出柠檬汁；蒜和红辣椒切末备用。2.把柠檬汁、蒜末、辣椒末和糖调匀做成汁，备用。3.把肉用水泡一下，然后洗净血水；用冷水大火煮开猪肉，小火接着煮30分钟，放凉以后切片，把之前调好的汁淋在上面即可。

柠檬脆虾球

【配方】虾胶300克，鲜柠檬100克，盐3克，糖20克，白醋10克，绍酒10克，淀粉15克，生油、上汤各适量。

【制作】1.将虾胶挤成虾球，挂淀粉；锅上火放油烧热，投入虾球炸至金黄色捞出控油。2.将柠檬一半挤出汁，另一半切成片码在盘中。3.锅留底油，下入柠檬汁、上汤、白醋、糖、绍酒、盐烧滚，用淀粉勾芡，倒入虾球翻匀，盛入盘即可。

金橘

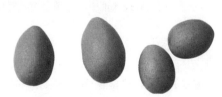

【别名】夏橘、金枣、金弹、寿星柑。

【性味】性温，味甘辛。

【归经】归肝、胃经。

【功效】理气，解郁，化痰，止渴，消食，醒酒。

宜：胸闷郁结，不思饮食，或伤食饱满，醉酒口渴者宜食；急慢性气管炎，肝炎，胆囊炎，高血压，血管硬化者宜食。

忌：脾弱气虚者不宜多食，糖尿病患者忌食。口舌灼痛，齿龈肿痛者忌食。

香蕉

【别名】蕉果。

【性味】性寒，味甘。

【归经】归肺、胃、大肠经。

【功效】清热，通便，解酒，降血压，抗癌。

宜：发热之口干烦渴，咽干喉痛者宜食；大便干燥难解，痔疮，肛裂，大便带血者宜食；癌症病人及放疗、化疗后宜食；上消化道溃疡者宜食；肺结核之顽固性干咳者宜食；饮酒过量而酒醉未解者宜食；高血压，冠心病，动脉硬化者宜食；脂肪痢和中毒性消化不良者宜食。

忌：慢性肠炎，虚寒腹泻，经常大便溏薄者忌食；急性和慢性肾炎者忌食；香蕉含糖量较高，故糖尿病患者忌食；胃酸过多者忌食；关节炎或肌肉疼痛之人忌食，因香蕉可使局部血液循环减慢，代谢产物堆积，关节和肌肉疼痛加重。在患者需要测定尿中吲哚或儿茶酚胺时，忌食香蕉，否则会影响检测结果的准确性。风寒感冒咳嗽者忌食；妇女月经来潮期间及有痛经者忌食。

【按语】空腹时不宜大量吃香蕉，因为香蕉含大量的镁，空腹服食过多后可造成体液中镁与钙的比例改变，使血中的镁大幅度增加，使心血管系统产生抑制作用，引起明显的麻木感觉，肌肉麻痹，出现嗜睡乏力等症状。

拔丝香蕉

【配方】香蕉3根，蛋2个，面粉1碗，砂糖6匙，纯麦芽糖1匙，沙拉油6碗，黑芝麻2匙。

【制作】1.香蕉去皮，切成滚刀块；蛋打匀，与面粉拌和。2.将砂糖、清水、纯麦芽糖在锅中煮，待砂糖溶化后用小火慢慢熬黄。3.糖快好时，另锅将沙拉油烧热，香蕉块沾面糊后投入油中，炸至金黄色时捞出，倒入糖汁中拌匀；稍撒黑芝麻即可。

脆炸香蕉

【配方】香蕉、鸡蛋各1个，鲜奶半杯，玉米粉4汤匙，白糖2汤匙。

【制作】1.香蕉去皮，斜切厚片。2.鲜奶、玉米粉、鸡蛋及糖混合调成糊状。3.香蕉上抹少许干粉，并沾满粉糊，放入热油中炸脆，捞起，滤干油即可。

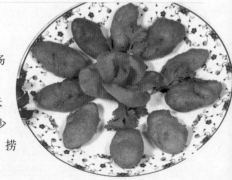

香蕉炒糖醋排骨

【配方】香蕉肉2条，排骨200克，鸡蛋黄（生）3个，生粉、盐、味精、白糖、醋各适量。

【制作】1.排骨洗净斩细件，加入盐、味精拌匀；香蕉切成细段，加入生粉、鸡蛋黄拌匀，入油锅浸炸至熟盛起。2.将白糖、醋煮热，倒入排骨、香蕉炒匀即可。

脆皮香蕉卷

【配方】馄饨皮12张，香蕉3根，沙拉酱1大匙，糖粉2大匙，肉桂粉1/4小匙。

【制作】1.馄饨皮一字排开，挤上少许沙拉酱。2.香蕉去皮切成12等份，将每一张馄饨皮摆上一段香蕉，包成枕头状，缺口用水黏合。3.香蕉卷入温油锅炸至金黄色，捞起排盘，糖粉、肉桂粉过筛撒上即可。

杨梅

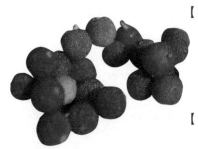

【别名】珠红、圣僧梅。

【性味】性温，味酸甘。

【归经】归肺、胃经。

【功效】生津，解渴，和胃，消食，止痢。

宜：胃气痛，烦渴，发痧吐泻（急性胃肠炎），痢疾者宜食；口腔咽喉炎患者宜食；肥胖者宜食；癌症患者及放疗、化疗后宜食；习惯性便秘者宜食。

忌：阴虚，血热，火旺，牙齿疾患和糖尿病人忌食。

【按语】据前人经验，杨梅忌与生葱同食。

梅汁丸子

【配方】猪肉600克，鸡蛋2个，面包屑80克，杨梅汁200克，醋2汤匙，白糖4汤匙，香油、生粉适量。

【制作】1.选用三成肥七成瘦的猪腿肉，剁成肉泥，放在碗内，将鸡蛋打入，加盐、适量水拌匀，再加面包屑拌匀成馅。2.烧热锅，下油，烧至五成热时，将肉馅用手挤成像杨梅大小的圆球，沾上面包屑，下锅炸至浮起，呈金黄色时，倒入漏勺滤干油。3.原锅中放入适量水，加白糖、醋、杨梅汁，在中火上溶化成卤汁，再用生粉水勾芡，随即将炸好的肉丸倒入，翻炒片刻，淋上香油即可。

石榴

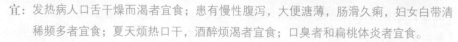

【别名】安石榴、甜石榴、酸石榴。

【性味】性温，味甘或酸。

【归经】归肝、肺、大肠经。

【功效】生津，止渴，涩肠，止泻。

宜：发热病人口舌干燥而渴者宜食；患有慢性腹泻，大便溏薄，肠滑久痢，妇女白带清稀频多者宜食；夏天烦热口干，酒醉烦渴者宜食；口臭者和扁桃体炎者宜食。

忌：糖尿病人忌食；急性盆腔炎，尿道炎患者，以及感冒期间也忌食石榴；肺气虚弱者忌食。有些肺病患者，如肺痿、矽肺，支气管哮喘，肺脓疡等病人切忌多食。龋齿疼痛者亦忌之。

【按语】石榴酸甜，不宜多食。

桑葚子

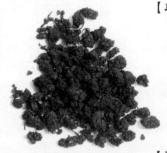

【别名】桑果、桑粒、桑枣。

【性味】性寒，味甘。

【归经】归肝、肾经。

【功效】补肝，益肾，滋阴，养血，明目，润肠，乌须发，解酒毒。

宜：肝肾阴血不足之人，诸如腰酸，头晕，耳鸣，耳聋，神经衰弱失眠，以及少年白发者宜食；产后血虚便秘，病后体虚便秘，老人肠燥便秘，体弱之人习惯性便秘者宜食。

忌：糖尿病人以及平素大便溏薄，脾虚腹泻者忌食。

【按语】桑葚熬膏时适宜选用瓷器熬食，忌铁器。未成熟的青桑葚不宜食，宜采紫黑熟透者食用。小儿切忌大量食用。

桑葚酒

【配方】桑葚子3000克，大米3000克，酒曲适量。

【制作】1.将桑葚子捣汁煮过；将米煮熟沥干，与桑葚汁液拌匀，蒸煮后下酒曲适量搅拌和匀，装入瓦坛内。2.将瓦坛放在周围盛有棉花或稻草的箱子里发酵，根据季节气温不同，直到发酵出可口甜味时，取出食用。

【用法】每次约100毫升，用开水冲服。

【功效】补肝肾，明耳目，抗衰老。

【适宜】肝肾不足有耳鸣耳聋，视物昏花者宜食。

桑葚子煮鸡肝

【配方】桑葚子15克，鸡肝100克，绍酒5克，姜3克，葱3克，盐3克，鸡蛋1个，生粉20克，酱油5克，素油20克。

【制作】1.把桑葚子洗净，去杂质；鸡肝洗净，切薄片；姜切片；葱切段。2.鸡蛋打入碗内，把鸡肝片放入，加入盐、酱油、生粉拌匀上浆，待用。3.炒锅置武火上烧热，加入素油，烧至六成热时，下入姜、葱爆香；注入清水300毫升，烧沸，加入桑葚子、鸡肝煮5分钟即成。

【功效】养血补虚，养肝明目。

【适宜】血虚引起的头晕，视力减退者可食。

桑葚子鸡蛋肉条

【配方】猪里脊肉300克，鸡蛋2个，山萸肉、女贞子、黑芝麻、桑葚子、旱莲草、姜各15克，湿淀粉80克，熟猪油40克，白糖50克，蒜、醋、葱花各25克，草决明、泽泻、绍酒、酱油各10克，精盐、香油各1克，菜油700克（实耗100克）。

【制作】1.将猪里脊肉用刀拍松切条；姜、葱、蒜洗净，切成粒待用。2.将山萸肉、女贞子、黑芝麻、桑葚子、旱莲草、草决明、泽泻洗净，烘干研制为细末。3.将盐、酱油、中药末与肉条调拌均匀，再拌湿淀粉。4.将酱油、白糖、葱、鲜汤、湿淀粉兑成芡汁。5.炒锅置旺火上，下菜油烧至七成热，分散投入肉条炸成金黄色，表面发脆时捞起，滗去余油。6.锅底留油，放熟猪油、姜、葱末炒香，烹入芡汁搅拌均匀，加里脊肉、醋颠匀，淋上香油入盘即可。

【功效】滋补肝肾，明目乌头，健腰。

【适宜】肝肾阴虚引起的头晕，眼花，视力弱，耳鸣，须发早白，腰膝酸软等症者宜食。

椰子浆

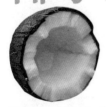

【别名】椰酒、椰汁。

【性味】性凉，味甘。

【归经】归胃、心经。

【功效】清热，解暑，生津，止渴。

宜：发热，或暑热天气，口干渴者宜食；充血性心力衰竭者宜食。

忌：糖尿病患者忌食，因为椰子汁内含葡萄糖、蔗糖、果糖等。

255

椰汁西米露

【配方】西米100克，鲜奶1袋，西瓜球200克，冰糖、白糖、椰粉各适量。

【制作】1.锅中烧开水，改小火，把淘好的西米放进锅中煮，不断地搅拌至西米透明，盛起，过凉水待用。2.锅里加水烧开改小火，倒入椰粉，加入冰糖及白糖，倒入鲜牛奶同煮。3.将煮好的椰奶倒入西米中，放凉，加入西瓜球。放冰箱冰镇即可。

【功效】清热解暑，生津止渴。

【适宜】暑热天气，口干渴者宜食。

椰汁香芋鸡煲

【配方】本地光鸡半只（约400克），香芋150
　　　　克，姜片、鲜菇件、红椒件少许，
　　　　椰奶、食盐、味精、食糖、植物
　　　　油、胡椒碎各适量。

【制作】1.光鸡洗净斩件放入开水煲
　　　　内烫一下捞起待用。2.香芋
　　　　切菱形。3.烧砂锅落油，放
　　　　入姜片、鲜菇件、红椒件炒
　　　　香，加入香芋、清水，加盖
　　　　用慢火将香芋煮烩，再加入鸡
　　　　块煮至熟透，用盐、糖、味精调
　　　　味，加几汤匙椰奶略煮即可。

【贴士】先将香芋蒸熟后再煮可确保香芋
　　　　粉而不烂。

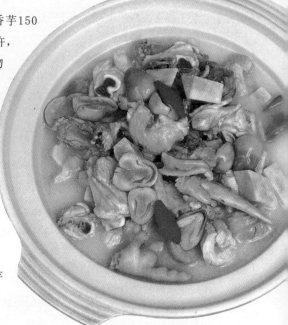

樱桃

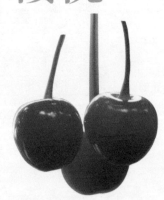

【别名】含桃。

【性味】性热，味甘。

【归经】归脾、胃经。

【功效】益气，健脾，和胃，祛风湿。

　宜：消化不良，饮食不香者宜食；瘫痪，四肢不仁，风
　　　湿腰腿痛者宜食；预防和治疗小儿麻疹者宜食。体
　　　质虚弱，面色无华，软弱无力，关节麻木者食用亦
　　　宜。常食樱桃，有利于美发。

　忌：樱桃性热，阴虚火旺者忌食，糖尿病人亦忌。

【按语】樱桃水尤适宜小儿闷疹，即小儿麻疹透发不出者。

樱桃糖水

【配方】樱桃100克，绵白糖15克。

【制作】1.将樱桃洗净，摘去把，掏去核，放入锅内，加入绵白糖及水，用小火煮15分钟左
　　　　右，煮烂备用。2.将锅中樱桃搅烂，倒入小杯中，晾凉后食用。

樱桃鸡肉

【配方】无皮无骨鸡胸脯肉500克，干樱桃1/4杯，梨2只，鸡汤1杯，玉米淀粉2茶匙，香醋3大汤勺，糖1.5茶匙，植物油2茶匙。

【制作】1.梨洗净，连皮切成16片备用。2.热锅中火加热1茶匙植物油，加鸡脯肉烧8～10分钟翻过另一面，直到能用餐刀尖端刺入，鸡的汁液变得透明，将鸡放入碗中。3.热锅加1茶匙植物油，烤梨片直到轻微的变黄变软。4.在一个杯中将鸡肉汤、香醋、玉米淀粉和糖混合，调匀。5.将鸡肉汤混合物及樱桃干和梨片加入煮锅，加热至沸腾，将鸡肉放入锅中，热透即可。

菠萝

【别名】凤梨。

【性味】性平，味甘、微涩。

【归经】归肺、胃经。

【功效】清暑解渴，消食止泻。

宜：伤暑，身热烦渴者宜食；肾炎，高血压，支气管炎，消化不良者宜食；炎热夏季宜食。

忌：糖尿病患者忌食；对菠萝过敏者忌食。

【按语】先用盐水浸泡一下后食用可避免过敏；潮州人食用菠萝时喜欢蘸一点酱油，风味尤佳。

菠萝鸡蛋糖水

【配方】鲜菠萝1个（500克，处理后约300克），冰片糖150克，清水1000毫升，鸡蛋3只。

【制作】1.菠萝去皮，斜刀切去"菠萝钉"，再切开8大块去芯，横切成菠萝片待用；鸡蛋原只用清水煮15分钟至熟透，取出去壳待用。2.将处理好的菠萝片、去壳熟鸡蛋放入砂锅内，加入清水烧开后，慢火煮15分钟，再放入冰片糖，略煮至糖溶化即可。

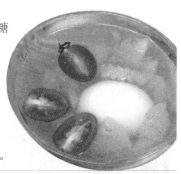

菠萝炒咕噜肉

【配方】猪肉150克，菠萝50克，青椒10克，红椒0.25克，青辣椒1克，白醋5毫升，番茄酱11克，生粉7克，糖18克，盐2克，味精1克，料酒3毫升，胡椒粉0.1克，鸡蛋2个，山楂片2克，油50克，葱段2克，蒜蓉2克。

【制作】1.将猪肉切成厚片，放入盐、味精、鸡蛋、生粉、料酒腌味；青椒、菠萝切三角块。2.猪肉片挂鸡蛋、干淀粉，上浆。3.将白醋、番茄酱、糖、盐、胡椒粉调成汁备用。4.坐锅上火，油热时下猪肉片逐一炸熟盛起；随后放入青、红椒与菠萝拌炒，放入调好的汁勾芡，下入炸好的猪肉翻炒即成。

菠萝炒牛肉片

【配方】牛里脊肉250克，菠萝1个，生油、胡椒粉、淀粉、生姜粉、盐、糖、料酒、鸡精、蚝油各适量。

【制作】1.牛里脊肉横切成片，加生油、糖、生姜粉、淀粉、胡椒粉、料酒抓匀，腌15分钟左右，再加入生油拌匀待用。2.菠萝去皮削眼，去掉中间的硬芯，切半厘米厚的片，每片再改切成小块，用淡盐水浸泡几分钟后取出沥干水待用。3.炒锅烧热，下油，油热后将腌好的牛肉倒入，快速划散，加蚝油略炒，加入菠萝块、鸡精快炒几下，兜匀出锅即可。

菠萝炒鸡丁

【配方】鸡腿肉250克，菠萝1个，葱段、姜片少许，柿子椒1个，酱油、酒、湿淀粉、糖、油各适量。

【制作】1.鸡腿肉拍松，切丁后用酱油、酒、糖、湿淀粉略腌。2.坐锅上火，油热时下鸡肉丁过油，盛起，沥油。3.锅内留底油，炒葱姜，放入菠萝块、青椒，再将鸡丁倒入翻炒，淋上酱油、酒、糖，用湿淀粉勾薄芡即可。

菠萝蔬菜饭

【配方】大米200克，罐头菠萝1/2罐，火腿1块，时令蔬菜适量，油、盐少许。

【制作】1.把罐头菠萝切丁，和淘洗好的大米加水一起用电饭煲煮熟。2.在煮饭的同时，将火腿和洗净的蔬菜切条。3.将油加热，放入火腿、蔬菜翻炒，加少许盐出锅，与煮好的菠萝饭同食。

【功效】消食开胃，

【适宜】暑热天胃纳不佳者宜食。

榴莲

【别名】韶子等。

【性味】性热，味甘。

【归经】归胃、大肠经。

【功效】温中散寒。

宜：心腹冷气、胃寒不适、受凉泻痢者宜食；妇女寒性痛经者宜食。

忌：榴莲性温，属于燥热水果，不宜多吃。高血压、疖肿、糖尿病人勿食为妥；肥胖者不可多食。

【按语】吃榴莲后不可饮酒，以免胃肠不适。

龙眼

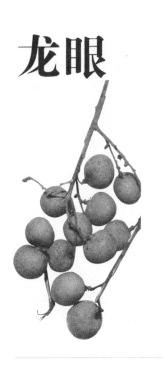

【别名】桂圆、亚荔枝。

【性味】性温，味甘。

【归经】归心、脾经。

【功效】补血，安神，益脑力，养心脾。

宜：神经性或贫血性或思虑过度所引起的心跳心慌，头晕失眠者宜食；神经衰弱，健忘和记忆力低下者宜食；年老气血不足，产后妇女体虚乏力，营养不良引起的贫血患者宜食。

忌：内有痰火，或阴虚火旺，以及湿滞停饮者忌食；糖尿病患者忌食；舌苔厚腻者忌食；气壅胀满，肠滑泄泻，风寒感冒，消化不良时忌食；患有痤疮，外科痈疽疔疮，妇女盆腔炎、尿道炎、月经过多者也忌食。龙眼性热助火，故小儿与青少年亦应少食。

【按语】鲜龙眼一般直接食用，而干龙眼肉则常用于煲汤等。

龙眼烧鸡翅

【配方】肉鸡翅膀12只，龙眼肉200克，花生油75克，红葡萄酒100克，白糖20克，酱油10克，盐4克，味精2克，水淀粉10克，糖色少许，汤1000克，葱段15克。

【制作】1.鸡翅膀去毛洗净，用酱油、盐腌渍。2.锅置火上，放油烧热，下鸡翅炸至金黄色捞出。3.锅内留油少许，置旺火上烧热，放入葱煸炒出香味，加汤、红葡萄酒及鸡翅，放盐、白糖、糖色，调好色味，将鸡翅烧至熟透、脱骨，整齐地码放在盘中。4.龙眼用汤烧热，围在鸡翅周围，将余下的葱段用油煸出香味，把烧鸡翅的汤汁滤入，用水淀粉勾芡，浇在鸡翅上即成。

龙眼蒸蛋

【配方】龙眼肉30克，鸡蛋4个，糖适量。

【制作】1.圆肉洗净，加入适量水煮滚，待冷，将圆肉切碎，与汁水、蛋打匀。

2.蛋中加入糖搅匀，同放一深碟内，用大火蒸约10分钟即可。

【功效】养血，安神。

【适宜】心血虚所致心悸、失眠者宜食。

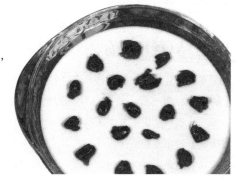

圆肉沙参玉竹糖水

【配方】桂圆肉15克，沙参50克，玉竹50克，冰糖150克，清水1250克，老姜1小块。

【制作】1.桂圆肉、沙参、玉竹挑去杂质用清水洗净；老姜去皮用刀略拍待用。2.将处理好的桂圆肉、沙参、玉竹、老姜放入砂锅内，加入清水，加盖慢火煲1小时左右，再放入冰糖，略煮至糖完全溶化即可。

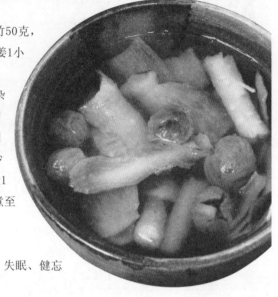

【功效】补养心脾，安神。

【适宜】心脾虚损，阴血不足之心悸、失眠、健忘者宜食。

【贴士】桂圆肉以选用干身不粘连没有用糖制过的为佳。

圆肉糟青鱼块

【配方】桂圆肉30克，青鱼中段500克，笋片100克，熟猪油50克，黄酒15克，香糟100克，细盐8克，汤750克。

【制作】1.将青鱼中段洗净后切成块，盛入钵内，加细盐拌匀，腌约1小时。2.将香糟放入碗内，加黄酒、清水（约100克）调稀后，放青鱼块拌和，糟4小时左右取出，即成糟青鱼。3.将桂圆肉切碎，待用。4.将锅烧热，加汤、笋片、鱼块、桂圆肉用旺火烧沸，撇去浮沫，再转小火煲至鱼熟，放盐调味即可盛起装碗食用。

【功效】养心安神。

【适宜】心脾虚损，气血不足之心悸、失眠者可食。

圆肉乌豆红枣汤

【配方】乌豆50克，桂圆肉15克，红枣50克。

【制作】1.将乌豆、红枣洗净。2.将乌豆、桂圆肉、红枣一起放入砂锅中，再加入3碗清水，文火煎制。3.待清水熬至三分之二时，去掉汤面浮渣即可。

【功效】养血安神。

【适宜】阴血不足之心悸、失眠、健忘、耳鸣或头发早白者宜食。

龙眼杞子煲白鸽

【配方】龙眼肉30克，枸杞子15克，白鸽1只，生姜3片，盐适量。

【制作】1.先将白鸽宰杀，去毛，去内脏，洗净切块；龙眼肉、枸杞子、生姜洗净，姜拍松。2.将上述材料一并放入锅中，加入清水适量，猛火煮沸，慢火煲煮2小时，加盐调味即可。

【功效】补益肝肾，养心安神。

【适宜】心脾两虚之头晕眼花、疲倦乏力、睡眠欠佳者宜食。

杨桃

【别名】阳桃、羊桃、酸五棱、木踏子、鬼桃。

【性味】性寒，味甘酸。

【归经】归肺经。

【功效】清热，生津，止咳，利水，解酒。

宜：风热咳嗽，咳吐黄痰，咽喉疼痛者宜食；小便热涩，痔疮出血者宜食；疟疾反复不愈，疟母痞块（久疟后脾脏肿大）者宜食；夏季烦热口干时宜食；泌尿系结石患者宜食；口疮者宜食。

忌：糖尿病患者忌食。

杨桃炒牛柳

【配方】牛里脊肉500克，杨桃2个，红辣椒1根，葱1根，蛋1个，太白粉1茶匙，油1/2茶匙，蚝油1大匙，糖1/2茶匙，黑胡椒少许，酒适量，麻油1/2匙。

【制作】1.牛里脊肉切成长条，与蚝油、蛋清、太白粉拌腌20分钟。2.红辣椒去籽切小条；葱切小段备用。3.杨桃洗净，切五长条，切去外盘及内心再斜切为0.3厘米的厚片。4.锅入油，以大火烧至四成热，入牛里脊肉滑开至快变色时入杨桃片，略翻一下即可捞出沥油。5.锅中留油，先爆香葱段及红辣椒，再入酒、牛肉与杨桃拌匀，最后加入蚝油、糖、黑胡椒、麻油拌炒均匀即可。

鱿鱼炒杨桃

◎鱿鱼

【配方】鱿鱼250克，豌豆荚10根，黄甜椒1/2只，杨桃1个，葱2棵，蒜头1粒，姜3片，胡萝卜少许，香油1/3大匙，砂糖1/2大匙，淀粉1/2大匙，水、油适量，盐1小匙。

【制作】1.将豌豆荚、甜椒、杨桃、葱、蒜、姜、胡萝卜分别洗净，切好备用。2.淀粉加水搅拌均匀，待用。3.将鱿鱼用清水冲洗净切片，加水煮20分钟后取1杯汤汁。4.锅预热加入少许油，放入葱、蒜、姜爆香，接着放入鱿鱼、杨桃、胡萝卜略炒，加入汤汁、砂糖、盐、香油及豌豆荚、黄甜椒片一起翻炒，再淋入淀粉水勾芡，拌炒均匀即可。

261

葡萄

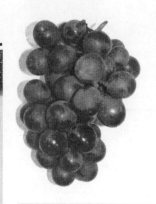

【别名】蒲桃、草龙珠、山葫芦。

【性味】性平，味酸甘。

【归经】归肺、脾、肾经。

【功效】补气血，生津液，健脾开胃，强壮筋骨，利水消肿。

　宜：肝病者宜食；肾炎，高血压病，水肿者宜食；儿童、孕妇和贫血患者宜食；神经衰弱，过度疲劳，体倦乏力，形体羸瘦，未老先衰者宜食；肺虚咳嗽，盗汗者宜食；风湿性关节炎，四肢筋骨疼痛者宜食；癌症患者宜食。

　忌：糖尿病人忌食。肥胖者也不宜多食。

【按语】晒干后的葡萄干，其含糖量和含铁量较鲜品多，尤适合儿童、孕妇和贫血者食用。

葡萄干土豆泥

【配方】土豆50克，葡萄干8克，蜂蜜少许。

【制作】1.将葡萄干用温水泡软切碎；土豆洗净，蒸熟去皮，趁热做成土豆泥。2.将炒锅置火上，加水少许，放入土豆泥及葡萄干，用微火煮，熟时加入蜂蜜调匀，即可喂食。

【功效】补气血，生津液，健脾开胃。

【适宜】婴幼儿和体弱贫血者宜食，是滋补佳品。

葡萄干面排

【配方】葡萄干200克，面粉150克，玉米粉25克，泡打粉1.2克，猪油75克，砂糖60克，柠檬汁3克，牛奶50克，水250克，糖色适量，精盐2.5克。

【制作】1.将葡萄干洗净，加糖、适量水煮沸后，放入玉米粉调匀，加柠檬汁、糖色调好口味，煮至微沸，备用。2.将猪油、面粉放在一起拌匀后，加盐、牛奶、泡打粉用力和成面团。3.将面团分成2块，擀成约2毫米厚的面片，将一块面片摊入排模内，切去多余边缘，放进烤箱烤至六成熟时取出，倒入葡萄干煮液，待冷后再盖上另一块面片，切去边缘，涂上鸡蛋糊，用餐叉划花纹，再放进烤箱烤熟。食用时每份切一块装盘即可。

草莓

【别名】野草莓、凤梨草莓、麝香草莓。

【性味】性凉，味酸甘。

【归经】归肺、脾经。

【功效】清暑解热，生津止渴，利尿止泻，利咽止咳。

　　宜：风热咳嗽，咽喉肿痛，声音嘶哑者宜食；夏季烦热口干，或腹泻如水者宜食；癌症
　　患者，尤其是鼻咽癌、肺癌、扁桃体癌、喉癌者宜食。

　　忌：草莓作为夏季浆果，诸无所忌。

清凉草莓汁

【配方】鲜草莓100克，柠檬2个，橙子1/2个，猕猴桃1/2个，白糖、酸奶、蜂蜜各适量。

【制作】1.将橙子去皮取肉切成小丁；猕猴桃去皮后也切成小丁。2.将草莓、酸奶、蜂蜜一
　　起放进搅拌机里打成浆，取出待用。3.取一个透明的玻璃杯，先将橙子和猕猴桃丁
　　放进去，再倒进草莓汁即可。

草莓西米露

【配方】西米100克，草莓100克，纯牛奶250克，白糖150克，清水800克。

【制作】1.草莓洗净；西米加入开水中煮5分钟后拉离火位，浸10分钟左右捞起待用。2.将
　　清水放入砂锅内烧滚，加入处理过的西米，烧开后慢火煮10～15分钟左右至西米完
　　全透明，再加纯牛奶、白糖略煮至糖完全溶化，最后加入洗净的草莓即可。

【贴士】草莓带果酸味，适宜最后加入。

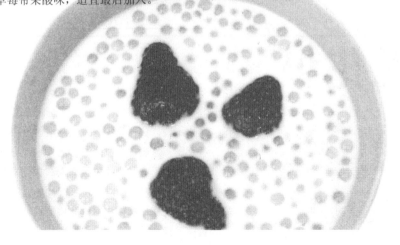

草莓百合炒田鸡腿

【配方】田鸡腿20只，百合100克，草莓10粒，葱段、蒜蓉少许，生抽、胡椒粉、麻油、油、生粉各适量。

【制作】1.将田鸡腿洗净，沥干水分，加入生抽、胡椒粉、麻油、生粉、油腌15分钟，下锅泡油，盛起备用。2.百合浸软，飞水，再过冷河，盛起；草莓洗净，切片。3.烧热油锅，爆香蒜蓉，将百合、田鸡腿回锅炒匀，用生粉水勾芡，再放入草莓、葱段炒匀即可。

【适宜】肺热咳嗽，痰黄稠者可食，或虚火劳咳也可食。

【功效】清热化痰。

【按语】百合清热润燥，止咳安神，专治虚火劳咳，可舒缓胸肺，开肝郁，补肠胃，能治慢性支气管炎和肺气肿。女性更年期障碍及自律神经失调，食用百合有镇静的效果，对于美肤、增乳亦有功效。

草莓拌黄瓜

【配方】黄瓜500克，草莓200克，白糖100克，白醋5克，精盐、味精、清水各适量。

【制作】1.黄瓜用清水洗净，切去两头，再切成"梳子背"块形，放入小盆内，加精盐腌10分钟，捞出，凉水中稍漂洗，轻轻挤干水分，盛盘内。2.将白糖用凉开水溶化；把草莓去蒂，洗净、控干、碾碎，淋入糖水、白醋，加味精拌匀，入冰箱冷冻后取出，浇在黄瓜块上即成。

草莓果酱馅饼

【配方】1个水果馅饼外坯面团，鲜草莓2杯，菠萝丁2茶匙，黄桃丁2杯，奶油1茶匙，砂糖1/3杯，鲜柠檬果汁1茶匙。

【制作】1.将面团放入圆形的烤盘中，均匀粘在烤盘的底部和周围，用叉子在底部刺些小洞，放入冰箱冷冻15分钟。2.将菠萝丁、砂糖、奶油和柠檬汁放入大碗中调匀备用。3.将馅饼坯取出，中间放满调匀的果肉馅，放入烤盘烘烤30分钟，直至饼坯又黄又脆，果馅甜香，即可放入盘中。4.将鲜草莓和黄桃丁整齐地摆放在烤好的圆形果料馅饼上即可。

264

无花果

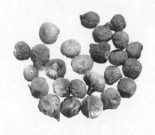

【别名】蜜果、奶浆果、品仙果、天生子。

【性味】性平，味甘。

【归经】归肺、大肠、胃经。

【功效】健胃，润肠，利咽，防癌，滋阴，催乳。

宜：消化不良，食欲不振者宜食；慢性便秘，痔疮肿痛者宜食；急慢性咽喉炎，肺热声哑者宜食；孕妇产后乳汁缺乏者宜食；癌症病人宜食；高血压，高脂血症，冠心病，动脉硬化者宜食。

忌：无花果性寒，脾胃虚寒之腹痛便溏者忌食。糖尿病者亦忌食。

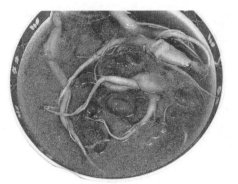

参果瘦肉汤

【配方】瘦肉250克，干无花果100克，生晒参20克，蜜枣4个，盐适量。

【制作】1.烧开水，放入瘦肉煮5分钟，取出洗净切块。2.无花果、生晒参、蜜枣洗净。

3.煲滚适量清水，放入所有材料，用猛火煲开，改小火煲3小时，下盐调味即可。

【功效】补气养阴。

【适宜】气阴两虚之出虚汗或干咳少痰者宜食。

无花果炖猪肠

【配方】鲜无花果10个，猪大肠100克，绍酒10克，姜、葱、盐各5克，胡椒粉适量，上汤300毫升。

【制作】1.把无花果洗净，切成薄片；猪大肠洗净，切成2厘米长的节；姜切片，葱切段。

2.把无花果、猪大肠、姜、葱、绍酒、盐同放炖锅内，加入上汤。3.把炖锅置武火上烧沸后用文火炖煮1小时即成。4.食用时加入胡椒粉。

【功效】滋阴润肺。

【适宜】早期肺癌或癌症化疗后体弱胃纳差者可食。

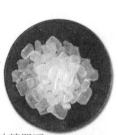

冰糖无花果粥

【配方】鲜无花果3个，粳米50克，冰糖适量。

【制作】取粳米洗净常法煮粥，粥将成时加入去皮无花果略煮，加入冰糖即可。

【功效】滋阴润肺，止咳。

【适宜】肺燥咳嗽宜食。

【按语】无花果鲜果含28%的果糖、葡萄糖、维生素A原、维生素C、蛋白质和氨基酸；成熟果中含丰富的淀粉糖化酶、脂肪酶、蛋白酶、醋酸、柠檬酸，可助消化，促进血液之氧化，增强细胞的新陈代谢，近年来被作为常用的抗癌中药，治疗多种恶性肿瘤。无花果的食法较多，除鲜食外，还能制成干果、罐头、果酱和蜜饯；也可当作蔬菜，用它烧肉、做汤，味道鲜美，富含水果的清香，是药膳原料中之佳品。

猕猴桃

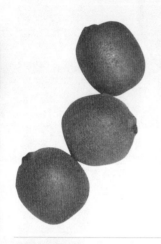

【别名】 猴子梨、山洋桃、野梨、狐狸桃、洋桃、藤桃、奇异果。

【性味】 性寒，味甘酸。

【归经】 归肾、胃经。

【功效】 清热，生津，抗癌。

宜： 癌症患者，尤其是胃癌、食道癌、肺癌、乳腺癌以及放疗、化疗后宜食；高血压病，冠心病等心血管疾病者宜食；黄疸肝炎，关节炎，尿道结石者宜食；食欲不振，消化不良者宜食；航空、航海、高原、矿井等特种工作人员和老弱病人宜食。

忌： 脾胃虚寒，腹泻便溏者忌食；糖尿病患者忌食。也有学者认为，猕猴桃有滑泻之性，故先兆性流产，月经过多以及尿频者忌食。

【按语】 据现代医学研究，猕猴桃有排铅作用，适合儿童食用。

猕猴桃饮

【配方】 猕猴桃300克，白糖20克。

【制作】 1.将猕猴桃洗净，去皮，绞取汁液；把白糖放入汁液中。2.温开水100毫升，冲入搅匀即成。

烤奇异果虾串

【配方】 虾500克，金色或绿色奇异果6枚，麻油、柠檬皮泥、碎香菜叶、酱油、黑胡椒粉、椒盐、油、鸡精各适量。

【制作】 1.将虾去尾去壳，放入大碗，掺入麻油、柠檬皮泥、碎香菜叶、酱油、黑胡椒粉、椒盐、鸡精拌匀，盖上盖子，放入冰箱腌2小时。2.奇异果切成厚片备用。3.烤箱预热后，把虾与奇异果串起，将奇异果刷上油，放入烤盘，烤约1~2分钟后翻面，烤熟即成。

奇异熏肉热带沙拉

【配方】 金色或绿色奇异果4枚，熏肉200克，熟香蕉2根，梨1个，熟莴苣1根，烟熏鸡胸肉300克，柠檬汁、香菜叶、蜂蜜、盐、黑胡椒粒、油、沙拉酱各适量。

【制作】 1.将1枚去皮奇异果切成小圆片备用；莴苣切块状；梨切片；香菜叶切碎；香蕉切片。2.将其余3枚奇异果捣成泥状，与油、柠檬汁、蜂蜜、盐、黑胡椒均匀混合。3.熏肉烤脆(如没烤箱，平底锅煎熟也不错)，切成大块状，捞起倒入冷水沥干。4.将香蕉片置于盘上，均匀浇上柠檬汁。5.把香蕉、莴苣、梨、鸡胸肉放在佐以奇异果圆片的大盘子上，摆上熏肉块，再撒些香菜叶即成。

芒果

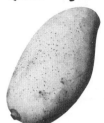

【别名】杜果、沙果梨、檬果、蜜望。

【性味】性凉，味甘酸。

【归经】归肺、胃、肾经。

【功效】益胃，止呕，解渴，利尿，止晕。

宜：眩晕症，美尼尔氏病，高血压病者头晕，恶心欲吐，尿少尿涩者宜食；男士性功能减退，女士月经过少、闭经者宜食；牙龈出血，咳嗽，气喘者宜食；癌症病人宜食。

忌：糖尿病患者忌食。

芒果炒明虾球

【配方】明虾500克，芒果2个，菜心150克，鸡蛋清20克，精盐8克，味精8克，干淀粉20克，芒果汁25克，麻油1克，胡椒粉0.5克，姜花5克，红萝卜花10克，葱榄10克，绍酒10克，湿淀粉10克，花生油1000克，高汤适量。

【制作】1.将明虾剥去壳，在脊背上切两刀，剔去虾肠，用干净毛巾吸干水分，下鸡蛋清、精盐、味精、干淀粉拌匀腌约5分钟。2.芒果去皮、去核，切成菱形块备用。3.烧锅下油，放入菜心、精盐、味精、高汤煸炒至熟，排放在碟子上。4.用芒果汁、精盐、味精、麻油、胡椒粉和湿淀粉调成碗芡。5.猛火烧锅下油烧至150℃，放入虾球泡油至刚熟，倒在笊篱里沥干油，随即在锅上放入姜花、红萝卜花、虾球、芒果，烹入绍酒，调入芡汁、葱榄炒匀，加尾油再炒匀，放在碟上便成。

芒果西米露

【配方】西米100克，芒果2个（约300克），白糖150克，清水800克。

【制作】1.芒果去皮取肉，切0.5cm方粒；西米加入开水中煮5分钟后拉离火位，浸10分钟左右捞起待用。2.将清水放入砂锅内烧开，加入处理过的西米，烧开后慢火煮10～15分钟左右至西米完全透明，再加入芒果粒、白糖，略煮至糖完全溶化即可。

【贴士】以挑选熟透的芒果为佳。

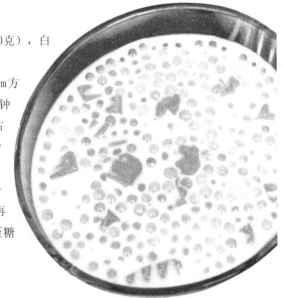

卤汁芒果

【配方】熟透的芒果3个，水500毫升，糖250克，四合一香料(桂皮、丁香花蕾、肉豆蔻、黑胡椒)10克。

【制作】1.芒果去皮，切片，待用。2.将糖、四合一香料和水混合，煮开，加盖，浸泡。3.将芒果片置于平底锅上，摊开，用糖水浸没，煮沸后冷却，让芒果片浸渍片刻，装在汤盆内。4.用漏勺过滤卤汁，浇淋在芒果片上，即成。

橄榄

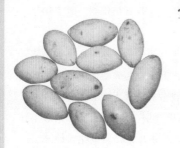

【别名】青果。

【性味】性平，味酸甘。

【归经】归肺、胃经。

【功效】开胃，生津，化痰，消酒，利咽喉，解鱼毒。

宜： 咽喉疼痛，烦热口渴，以及肺热咳嗽咯血者宜食；可防治流感、上感、白喉；醉酒者宜食，因为橄榄能解酒毒；误食河豚、野蕈、诸鱼蟹中毒，以及鱼骨鲠喉者宜食；急性疾病者宜食；坏血病患者宜食；妇女怀孕期间宜食，因橄榄中含丰富的钙质，并易被机体吸收，孕妇服食橄榄多有益处；高胆固醇血症，动脉硬化者亦宜。

忌： 橄榄性平，诸无所忌。

橄榄猪肉炆白鳝

【配方】白鳝500克，半肥瘦猪肉100克，橄榄12粒，红辣椒1个，北菇4朵，蒜肉50克。

【制作】1.白鳝洗净后，用微滚水烫去滑腻，切件走油。2.橄榄走油后去核；猪肉剁碎；红辣椒去籽；北菇浸软去蒂。3.以猪肉碎酿橄榄，然后以上汤煨软，将蒜肉炸香，加入白鳝、红椒、北菇、橄榄与汤汁炆煮约30分钟，原汁上碟。

橄榄螺头汤

【配方】海螺头400克，青橄榄150克，姜5小片，鸡汤2000克，烫熟瘦肉150克，精盐、胡椒粉、绍酒各适量。

【制作】1.将海螺头摘去黑斑及杂物，洗净；将青橄榄用刀拍破待用。2.将海螺头和橄榄装入炖盅内(每人一份)，各放入鸡汤、姜片、烫熟瘦肉和绍酒，加盖，用湿宣纸将盖子密封，上笼蒸90分钟左右，配上精盐、胡椒粉调味即成。

【功效】清肺润喉。

【适宜】咽喉干燥不适，声哑或饮酒过量者可食用。

橄榄炖猪肺

【配方】青橄榄9粒，猪肺250克，芫荽、盐适量。

【制作】1.青橄榄洗净切成两瓣；猪肺用盐、水洗净飞水，切小块；芫荽洗净。2.青橄榄和猪肺同放砂锅中，猛火煮滚，再用小火煮30分钟，加入芫荽，并加盐调味即成。

【适宜】肺热咳嗽者宜食。

甘蔗

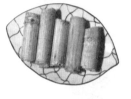

【别名】糖梗、竿蔗、竹蔗等。

【性味】性寒，味甘。

【归经】归肺、胃经。

【功效】清热，生津，润燥，解酒。

宜：肺热干咳，胃热呕吐，肠燥便秘者宜食；小儿痘疹不出时宜食；饮酒过量，宿醒未解者宜食；高热病人发烧烦渴，津液不足，口干舌燥者宜食；慢性萎缩性胃炎或慢性浅表性胃炎症见口干苔少或无苔舌红者宜食；肺结核之人虚热咳嗽或小儿麻疹咳嗽者宜食。

忌：脾胃虚，便溏腹泻者忌食；糖尿病患者忌食。

【按语】甘蔗汁宜在夏季当清热生津饮料食用。变质甘蔗不可食用。据防疫部门检验报告，凡甘蔗剖面发黄、味酸，并有霉味、酒糟味和生虫变坏的，均不能食用，否则可导致甘蔗中毒。

蔗浆粥

【配方】新鲜甘蔗适量，粳米100～150克。

【制作】将甘蔗洗净后榨取蔗浆，每次取100克左右与粳米加水煮粥。

【功效】生津止渴、润燥止咳，尚可解酒。

【适宜】燥热咽干或醉酒宜食。

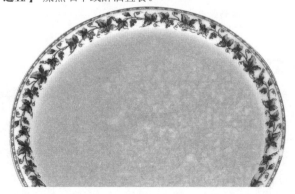

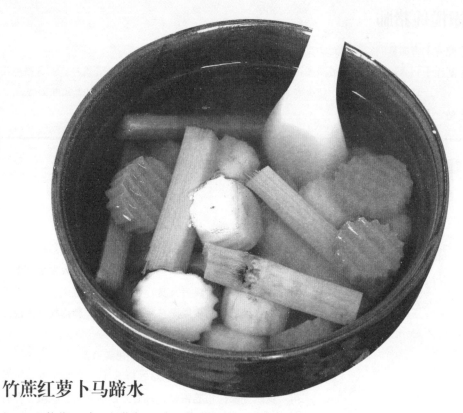

竹蔗红萝卜马蹄水

【配方】竹蔗150克，红萝卜150克，马蹄150克，冰片糖100克，清水1250克。

【制作】1.红萝卜、马蹄用清水洗干净去皮切片；竹蔗洗干净后用刀斩成长条，每条再竖劈开成4小条待用。2.将处理好的红萝卜、马蹄、竹蔗条放砂锅内，加入清水，加盖慢火煲1小时左右，再放入冰片糖略煮至糖完全溶化即可。

【功效】清热解毒、消暑。

【适宜】暑热、咽喉痛或面部痤疮者可饮用。

【贴士】挑选马蹄以干身带少许塘泥为佳（没有浸水），并以广西桂林地区所产马蹄为上品，本地产水马蹄亦可。

生姜甘蔗汁

【配方】甘蔗汁100克，生姜汁10克。

【制作】将甘蔗汁、生姜汁混合，隔水烫温。

【功效】清热和胃，润燥生津、降逆止呕。

【适宜】妊娠胃虚呕吐者可食用。

【按语】甘蔗有滋阴润燥、调中和胃的作用。

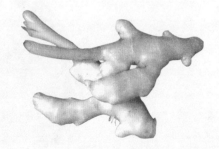

凉粉果

【**别名**】木馒头、鬼馒头、薜荔果、胖朴、牛奶柚。

【**性味**】性平，味甘。

【**归经**】归胃、膀胱、肾经。

【**功效**】壮阳，固精，下乳，强腰膝。

宜：产妇乳汁不下，产后腰痛，腰肌劳损扭伤疼痛，以及男子阳痿，遗精者宜食；各种肿瘤患者宜经常食用。

忌：凉粉果为性质平和的强壮果品，诸无所忌。

木瓜

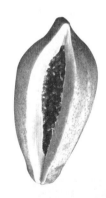

【**别名**】番木瓜、万寿瓜（属番木瓜科番木瓜属，软木质小乔木，单杆直立，常年不断开花结果，单果重1~3斤，浆果大，长圆形，熟时橙黄色，木瓜果肉厚实、香气浓郁、甜美可口、营养丰富）。

【**性味**】性平、微寒，味甘。

【**归经**】归肝、脾经。

【**功效**】助消化之余还能消暑解渴、润肺止咳。它特有的木瓜酵素能清心润肺还可以帮助消化、治胃病，它独有的木瓜碱具有抗肿瘤功效，对淋巴性白血病细胞具有强烈抗癌活性。

鲍翅木瓜船

【**配方**】水发鱼翅150克，木瓜1个，猪脚500克，排骨500克，老母鸡600克，猪皮150克，火腿骨100克，淡二汤2500毫升，芫荽少许，盐、姜、葱、酒各适量。

【**制作**】1.先将水发鱼翅放入有姜、葱、酒的开水锅中捞煮一下，取出用清水漂凉。2.取大砂煲1个，竹箅垫底，把捞煮过的鱼翅放在竹箅上，再在鱼翅上垫一竹箅。3.把洗净的猪脚、排骨、老母鸡、猪皮、火腿骨各剁成大块，放开水锅中焯水，过清水，捞起沥干，放在垫有竹箅的鱼翅上，倒入淡二汤，调入绍酒、精盐，放入捆扎好的葱、芫荽头，盖上煲盖，烧开后用中小火炖4小时左右。4.取木瓜，平放切去顶部1/4，余下3/4木瓜挖去瓜瓤，在切口雕上花纹，刻成木船模样，把炖好的鱼翅调好味道放入"木船"中，再入蒸笼炖约10分钟至木瓜飘香即可。

木瓜粥

【配方】鲜木瓜1个（或干木瓜片20克），白米50克，砂糖少许。

【制作】鲜木瓜1个剖切四半（或干木瓜片），加水煎汁，去渣，入白米、砂糖，再兑水，同煮成稀粥。

【功效】催乳。

【适宜】产妇乳汁不足者可食用。

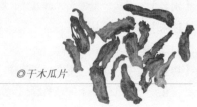

◎干木瓜片

木瓜猪脚冻

【配方】猪脚4只，干木瓜片20克，净猪皮150克，葱15克，姜15克，细盐5克，明矾少许，香油适量。

【制作】1.将干木瓜片洗净，用清水适量，煎煮30分钟，去渣留汁备用。2.将猪脚洗净，浸泡一夜，放锅中，加入木瓜汁、猪皮，以大火烧开后，加葱、姜、细盐，再改用小火煮焖至皮烂筋酥时轻轻捞出。3.待猪脚凉后顺骨节切开，再按原形摆在碗中。4.原汤撇油，加少许明矾搅匀，澄清后浇在猪脚碗中使其冻结，食用时将碗翻扣在盘中，淋上少许香油即可食用。

木瓜炖雪耳

【配方】红肉小木瓜3个（约750克），干雪耳10克，冰糖60克。

【制作】1.本瓜横放，在1/3处开口成木瓜船，去核留盖；干雪耳用清水浸泡1小时后取出洗净，用剪刀剪去雪耳头，将雪耳略略剪细。

2.将处理好的雪耳分别酿入3个木瓜船内，每只木瓜船放入20克冰糖和适量清水，盖上木瓜盖，隔水炖10～15分钟左右即可。

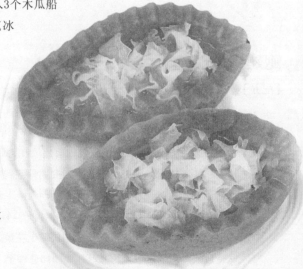

【功效】清肺润肤。

【适宜】肺热咳嗽或皮肤干燥者宜食。

【贴士】木瓜去皮切块和雪耳、冰糖一起放入大炖盅内加水炖亦可，功效、口感不变。

木瓜煲鳅鱼

【配方】木瓜1个，牛鳅鱼2条（约600克），生姜15克，北杏仁10克，蜜枣8枚，猪油、精盐各少许。

【制作】1.将木瓜刮去外皮，去核，用清水洗净，切成厚块；牛鳅鱼去鳞、鳃、内脏，洗净；杏仁、蜜枣分别洗净；姜切片。2.锅置火上，加入猪油烧热，放入牛鳅鱼煎香至透，盛出。3.煲置火上，加入适量清水煮沸，放入姜片、牛鳅鱼、杏仁、蜜枣，加盖，用文火煲1小时，然后放入木瓜，再煲30分钟，加入少许精盐，即可食用。

【功效】养阴清肺，化痰止咳。

【适宜】肺阴虚之咳嗽、干咳少痰者可食用。

乌梅

【别名】熏梅、桔梅肉、青梅。

【性味】性平，味酸。

【归经】归肝、肺、脾、大肠经。

【功效】生津止渴，开胃涩肠，消炎止痢。

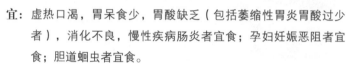

宜：虚热口渴，胃呆食少，胃酸缺乏（包括萎缩性胃炎胃酸过少者），消化不良，慢性疾病肠炎者宜食；孕妇妊娠恶阻者宜食；胆道蛔虫者宜食。

忌：感冒发热、咳嗽多痰，胸膈痞闷者忌食；菌痢、肠炎的初期忌食。妇女正常月经期以及怀孕妇人产前产后忌食之。

【按语】与砂糖煎水做成酸梅汤饮料清凉解暑，生津止渴，夏季宜食。

乌梅花生五味汤

【配方】生花生仁120克，乌梅3个，沙参15克，麦冬40克，天花粉3克，玉竹10克，地骨皮6克，蛋清2个，冰糖20克。

【制作】1.将生花生仁磨汁；乌梅、沙参、麦冬、玉竹、天花粉、地骨皮洗净，水煎，澄清去渣。2.将花生汁加入药汁中煮滚，并将冰糖、蛋清加入药汁中，搅散化开即成。

【功效】生津止渴，益气止汗。

【适宜】糖尿病患者伴口干、善饥、消瘦、易出汗者可食用。

红糖姜茶乌梅饮

【配方】生姜10克，乌梅肉30克，绿茶6克，红糖适量。

【制作】生姜、乌梅肉切碎，与绿茶共放保温杯中，以沸水冲泡，浸泡15分钟后加入红糖。

【功效】趁热顿服，每日3次，空腹食用。

【适宜】细菌性痢疾和阿米巴痢疾患者宜食。

梅子酱蒸排骨

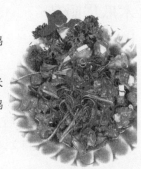

【配方】排骨300克，梅子酱、辣椒、姜、葱少许，盐、糖、鸡粉、麻油、胡椒粉、香油各适量。

【制作】1.将排骨斩成小件洗净，沥干水分；辣椒、姜、葱切米粒状。2.用姜、辣椒米、葱作料头，加入盐、糖、鸡粉、梅子酱、麻油、胡椒粉调味，将排骨拌匀，上碟，放入蒸笼蒸8分钟至熟，淋上香油，撒上葱花即可。

西瓜

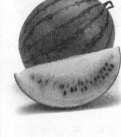

【别名】夏瓜、寒瓜。

【性味】性寒，味甘淡。

【归经】归心、胃、膀胱经。

【功效】生津，除烦，止渴，解暑热，清肺胃，利小便。

宜：高血压，急慢性肾炎或肾盂肾炎，黄疸肝炎，胆囊炎，以及水肿浮肿者宜食；盛夏酷暑，发热烦渴，或急性病高热不退，口干多汗，烦躁之时宜食；酒醉烦渴之时宜食；口疮之人宜食。

忌：胃寒疼痛或经常腹泻便溏者忌食；因西瓜中含有多量的果糖、葡萄糖、蔗糖，多吃西瓜会使血糖升高，加重病情，故糖尿病患者忌食；病后、产后以及妇女行经期间忌食。

【按语】立秋之后忌食。炎夏之际冰西瓜也不宜多食，其性大寒。

三鲜汁

【配方】西瓜500克，番茄500克，黄瓜500克，白糖30克。

【制作】1.将西瓜切开，取瓤，去籽；番茄用水洗净，去皮、切片；黄瓜去皮、籽洗净，切丝，共装入纱布袋内，绞取汁液，待用。2.汁液内加入白糖拌匀即成。

【功效】清热解暑。

【适宜】暑热烦渴或热性病发热不退者宜食。

澳洲杂果布丁

【配方】杂果（红瓤西瓜、苹果、杏、桃）250克，鸡蛋250克，鲜奶油、琼脂少许，白糖40克，葡萄酒适量。

【制作】1.将琼脂用凉水泡软，放入锅内，加清水适量，上火煮沸后过箩稍凉待用。2.将水果洗净，去皮、籽（核），切碎，加入白糖，再加入琼脂液及打成泡沫的蛋清，搅匀成布丁料。3.取盆，周围抹上葡萄酒，内放布丁料，入冰箱冷冻。4.食时，将鲜奶油打成泡沫，将布丁取出，奶油泡沫浇在上面即可。

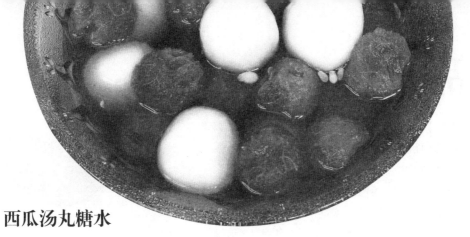

西瓜汤丸糖水

【配方】西瓜250克，糯米汤丸25粒，冰片糖100克，老姜1小块，清水800毫升。

【制作】1.用薯挖将西瓜肉挖出成西瓜丸；老姜去皮用刀略拍。2.烧水至开，放入糯米汤丸，慢火煮至所有汤丸都浮起熟透，捞起放入冷水中待用。3.将处理好的老姜放入砂锅内，加入清水煮开后，放入糯米汤丸和西瓜丸，加入冰片糖略煮至糖完全溶化即可。

【功效】解暑利尿。

【适宜】暑热尿黄者可食用。

【贴士】夏天冷冻后食用更加清凉。

毛豆炒西瓜皮

【配方】西瓜皮300克，毛豆100克，盐、花椒、油各适量。

【制作】1.西瓜皮削去外层硬皮和内层红瓤后切成丁，用少许盐腌片刻，滗去水待用。2.毛豆清洗干净，放入煮锅中，加入花椒、盐煮熟，然后取出沥干水分备用。3.炒锅入油，待油烧至八成热时，下瓜丁滑炒，然后再放入煮熟的毛豆一起滑炒，可依据个人口味调味。

瓜片炒肉丝

【配方】西瓜皮300克，瘦猪肉100克，红辣椒1个，水淀粉10克，花生油25克，葱、姜、盐、料酒、白糖、味精各适量。

【制作】1.将西瓜皮的绿色外皮和靠近瓤的白色软层削去，清洗干净，先片成薄片，再切成细丝，放入小盘内，撒上少许盐拌匀，腌10分钟后将瓜皮丝挤去水分。2.将瘦猪肉洗净，切成细丝，然后放水淀粉拌匀；辣椒去蒂和籽，洗净切成细丝；将葱、姜洗净，切成细丝。3.锅置火上，烧热后放入花生油，油烧至七成热时放入肉丝，迅速炒散至肉丝变色后放入葱丝、姜丝，加入料酒，炒匀后盛入碗中。4.锅中再倒入花生油，油热后，放入辣椒丝煸炒，炒出辣味，放入瓜皮丝、盐、白糖，煸炒几下，再倒入炒好的肉丝翻炒均匀，加入味精，炒匀盛入盘中即成。

【贴士】注意腌西瓜丝的时间不宜长，否则太咸会影响菜的味道。

甜瓜

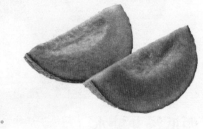

【别名】香瓜、果瓜。

【性味】性寒，味甘。

【归经】归心、胃经。

【功效】清暑热，解烦渴，利小便。

　　宜：夏季烦热口渴，或口鼻生疮，或中暑时宜食。

　　忌：脾胃虚寒，胃寒疼痛，腹泻便溏以及糖尿病人忌食；患有脚气病者忌食。

【按语】哈密瓜是甜瓜的一个变种，因产于我国新疆哈密等地区而得名，维吾尔语叫"库洪"。

哈密瓜汤丸糖水

【配方】哈密瓜250克，糯米汤丸25粒，冰片糖100克，老姜1小块，清水800毫升。

【制作】1.用薯挖将哈密瓜肉挖成密瓜丸；老姜去皮用刀略拍。2.烧水至滚放入糯米汤丸，慢火煮至所有汤丸都浮起熟透，捞起放入冷水中待用。3.将处理好的老姜放入砂锅中，加入清水煮滚后，放入已过冷水的糯米汤丸和密瓜丸，加入冰片糖略煮至糖完全溶化即可。

【贴士】挑选哈密瓜以有香味熟透为佳。

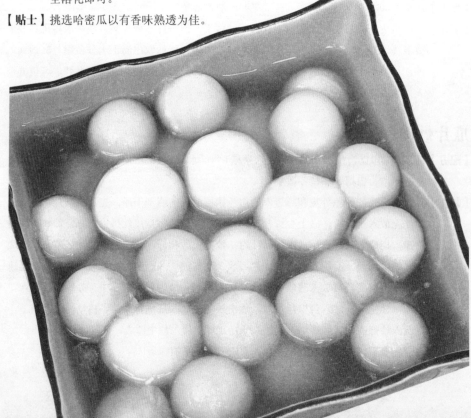

山竹

【别名】风果、都念子等。

【性味】性凉，味甘酸。

【归经】归脾、大肠、肺经。

【功效】清热泻火，生津止渴，化痰止咳。

宜：肺热咳嗽，痰浓色黄者宜食；高血压、高胆固醇血症、动脉硬化、冠心病者宜食；肾结石、胆结石者宜食；阴虚火旺，或内火偏重的口舌生疮、口干口苦、青春痘、脸部长痘、大便干燥、小便黄赤者宜食。

忌：山竹性偏寒，脾虚久泻者勿食；糖尿病人切勿食用；女子月经期间或有寒性痛经者勿食。

【按语】因山竹性凉，故不宜与其他凉性瓜果如西瓜、柿子等同食。

莲雾

【别名】爪哇蒲桃、点不（海南语）等。

【性味】性凉，味甘涩。

【归经】归脾、胃、大肠经。

【功效】清热凉血，利尿消肿。

宜：高血压病、发热病、肥胖症、糖尿病人宜食；小便不利，浮肿水肿者宜食。

忌：莲雾性偏凉，又利尿，故脾胃虚寒而腹泻便溏、小便失禁及尿频多尿者勿食为妥。

【按语】莲雾属于低糖水果，故糖尿病人可适当食用。

红毛丹

【别名】毛荔枝、毛召、海南韶子等。

【性味】性温，味甘。

【归经】归脾、大肠经。

【功效】滋养强壮，补血，止痢。

宜：体质虚弱，气血不足，营养不良，贫血患者宜食；血压偏低、神疲乏力、头晕气短者宜食；脾胃虚寒之慢性腹泻下痢者宜食。

忌：阴虚火旺者，如糖尿病、癌症、更年期综合征、红斑狼疮者，勿食为妥；内热偏旺，实火体质者，如高血压病、扁桃腺炎、青春痘、口臭口苦、便秘痔疮、支气管扩张者勿食为妥。

【按语】红毛丹的果核有毒，虽经炒熟，多食也会引起腹痛、头晕、发热、呕吐，严重者不能站立，以至发狂，故切勿食用。

277

火龙果

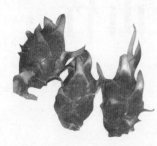

【别名】红龙果、青龙果、仙人掌果等。

【性味】性凉，味甘。

【归经】归胃、大肠经。

【功效】清火凉血，润肠通便，生津止渴。

　宜：高脂血症、肥胖症、脂肪肝者宜食；内热较重，阴虚火旺之烦躁口干、青春痘、牙周病、痔疮便秘者宜食；癌症病人、糖尿病病人宜食。

　忌：脾胃虚寒，腹泻便溏者勿食；女子月经期间，尤其有寒性痛经者勿食。

火龙果鸡蛋糖水

【配方】火龙果500克，鸡蛋3个，白糖100克，清水800毫升。

【制作】1.火龙果去皮，开边横切成片；鸡蛋原只用清水煮15分钟至熟透，取出去壳用蛋夹夹成蛋片待用。2.将处理好的火龙果片和白糖放入砂锅内，加入清水，烧开至糖完全溶化后，再放入处理好的鸡蛋片略煮即可。

【贴士】鸡蛋原只打入糖水内窝熟也可。

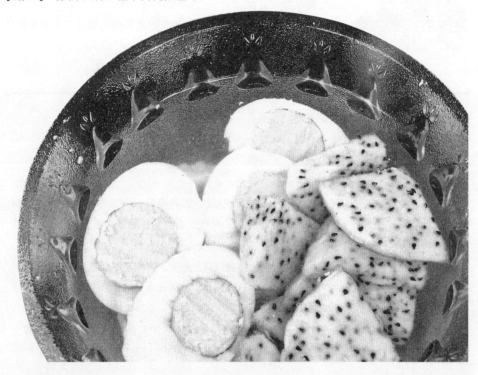

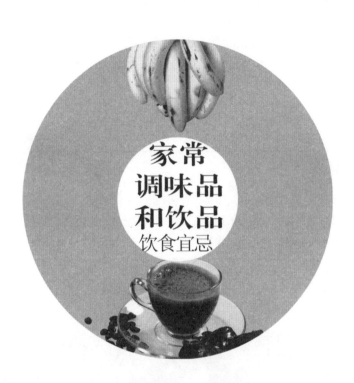

家常
调味品
和饮品
饮食宜忌

葱

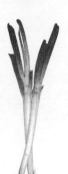

【**别名**】大葱、小葱、青葱、四季葱、京葱。

【**性味**】性温，味辛。

【**归经**】归肺、胃经。

【**功效**】散寒，健胃，发汗，祛痰，杀菌。

宜：伤风感冒，发热无汗，头痛鼻塞，咳嗽痰多者宜食；腹部受寒引起的腹痛腹泻者宜食；胃寒之食欲不振，胃口不开者宜食；孕妇宜食；头皮多屑而痒者宜食。烧鱼烧肉之时可作为调味。

忌：表虚多汗自汗者忌食；患有狐臭者忌食。

【**按语**】据前人经验，葱不可与蜂蜜、大枣、杨梅和野鸡一同食用。在服用中药地黄、常山、首乌之时，也忌食葱。

小葱拌豆腐

【**配方**】豆腐4块，香葱2根，盐、味精、香油各适量。

【**制作**】1.豆腐去皮切大小均匀的四方丁，焯水后控干水分；香葱切葱花。2.用盐、味精、香油连同豆腐、葱花一起拌匀即可。

【**贴士**】豆腐一定要焯水，控干水分。拌豆腐时要轻点，不然豆腐会碎。

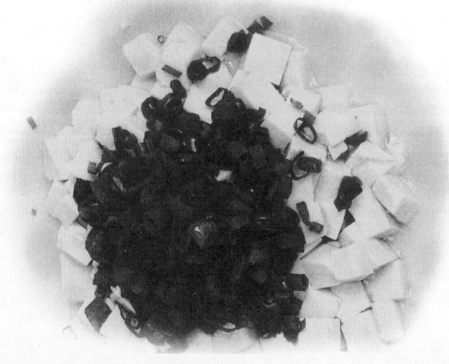

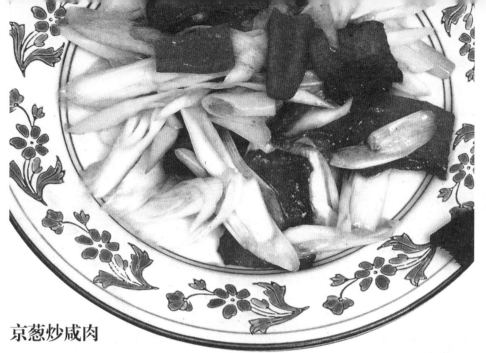

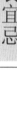

京葱炒咸肉

【配方】京葱200克，去皮五花肉400克，蒜头、红椒、八角少许，生抽、鸡粉、麻油、食盐、生粉、植物油各适量。

【制作】1.京葱去头，洗净，斜刀切片。2.五花肉整块用水煮熟，用食盐、八角腌4小时左右成咸肉。3.蒜头切蒜蓉；红椒切件。4.将腌制好的咸肉切片，然后抹匀生抽，用中度油温炸香捞起。5.锅底留油，加入蒜蓉、红椒、京葱爆香，加入咸肉，用鸡粉、麻油、生抽调味，用生粉勾芡上碟即可。

【贴士】五花肉蒸熟后切片再用盐腌制成咸肉将可大大减少腌肉时间（咸肉风味略差）。

葱白甜粥

【配方】大米50克，葱白、白糖各适量。

【制作】先煮大米，待大米将熟时把切成段的葱白及白糖放入即可。

【功效】解表散寒，和胃补中。

【适宜】风寒感冒者宜食（宜热食）。

葱姜豆豉饮

【配方】连须葱白30克，淡豆豉10克，生姜3片，黄酒30毫升。

【制作】将淡豆豉、生姜加水500毫升，加盖煎沸，加葱白，盖严文火煮5分钟，再加黄酒烧开即可。

【功效】解表和中。

【适宜】风寒感冒初期的头痛、恶寒、无汗者宜食。

【按语】上述原料均为辛温散寒之品，在感受风寒之后立即服用，效果明显。

老姜小葱汤

【配方】细香葱（小葱）2～3根，老生姜1片，红糖适量。

【制作】将细香葱、老姜片分别冲洗干净，置小锅内，加水1小碗，煎至半小碗，去渣留汤，加红糖少许即可。

【功效】发汗解表。

【适宜】小儿风寒感冒伴咳嗽者可食，宜趁热饮服。

【按语】服汤后需盖被发汗，故应避风。

芫荽

【别名】香菜、胡荽。

【性味】性温，味辛。

【归经】归肺、脾经。

【功效】发汗，透疹，消食，下气，属芳香健胃之佳蔬。

宜：小儿麻疹及风疹透发不快，或透而复没时宜食；食欲不振，胃呆腹胀者宜食。因为芫荽气味美可去腥臭，故在食用鸡、鸭、羊肉、鱼肉、猪肉等食物时适宜服食。

忌：民间认为芫荽乃发物，癌症患者忌食芫荽；气虚体弱和胃溃疡患者不宜多食；小儿麻疹已透发后即忌食；慢性皮肤疾病和眼病患者忌食。

【按语】流行性感冒流行传染期间或已患有流感时食用，可起到预防和治疗效果；据前人经验，服补药及中药白术、牡丹皮者，不宜同时食用芫荽。

芫荽黄豆汤

【配方】香菜（即芫荽）30克，黄豆10克，食盐少许。

【制作】1.取新鲜香菜洗净；黄豆洗净泡软备用。

2.先将黄豆放入锅内，加水适量，煎煮至熟软，再加入新鲜香菜同煮15分钟即成。

【功效】解表透疹。

【适宜】麻疹、透发不畅、感冒发热无汗、食滞胃痛、痞闷等症者宜食。也可治疗风寒感冒。

【按语】本药膳将香菜与黄豆配合，实为小儿风寒感冒的良方。

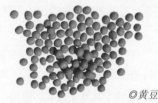

◎黄豆

芫荽爆炒鳝鱼

【配方】鳝鱼、芫荽各100克，植物油10克，葱、姜、味精及盐各适量。

【制作】1.鳝鱼洗净，去内脏，去头，斩段备用。2.芫荽择洗干净、切段；葱、姜洗净，葱切葱花，姜去皮、切丝，备用。3.油放热锅中，加葱花、姜丝煸炒出香味；下鳝鱼爆炒至将熟时，下芫荽、盐及味精翻炒至熟，出锅即可。

【功效】去湿、强筋壮骨。

【适宜】寒湿所致之脚痛筋痛者宜食。

芫荽竹蔗汤

【配方】竹蔗500克，芫荽50克。

【制作】1.竹蔗去皮节，切段；芫荽洗净备用。2.煲水适量，放入竹蔗公煮，将好时加入芫荽，片刻汤成可饮。

【功效】蔗浆甘寒，故有清热透表作用。

【适宜】风热外感者宜食。

芫荽豆腐鱼头汤

【配方】鱼头1只（约450克），豆腐1块，鲜菇、大肉姜、芫荽少许，盐、鸡粉、胡椒粉、麻油、绍酒、植物油各适量。

【制作】1.将鱼头洗净去鳃，一开二斩成两边；豆腐切小块；姜切姜片；芫荽洗净摘叶留头；鲜菇洗净用清水煮透捞起切片待用。2.将鱼头用少许盐擦匀，烧锅落油将鱼头煎至金黄色。3.原锅滤去余油，溅绍酒加入滚水猛火烧煮，放入豆腐、姜片、鲜菇片、芫荽梗，用中火将鱼头汤滚至奶白，用盐、鸡粉、胡椒粉、麻油调味，最后放入芫荽叶即可。

【功效】豆腐润燥生津；芫荽发汗透疹、消食下气；鱼头补益脾胃；合而为汤具有健胃消食的功效。

【适宜】夏秋季节胃纳欠佳者宜食。

【贴士】鱼头煎好溅酒后，用煲滚的清水煮鱼汤，汤色才会自然奶白。

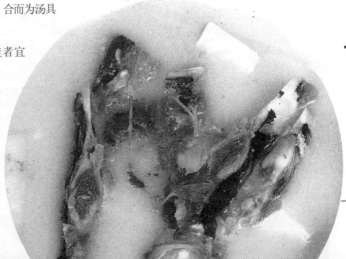

大蒜

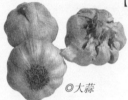

◎大蒜

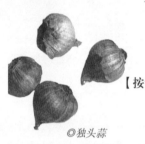

◎独头蒜

【别名】独头蒜、胡蒜、紫皮蒜。

【性味】性温，味辛。

【归经】归脾、胃、肺经。

【功效】健胃，杀菌，散寒。

宜：肺结核病人和癌症患者宜食；胃酸减少和胃酸缺乏者宜食；高血压和动脉硬化者宜食；职业病中的铅中毒者宜食；痢疾，肠炎，伤寒，副伤寒患者宜食；感冒和预防流感者宜食；百日咳患儿宜食；钩虫、蛲虫病人宜食；夏季宜食。

忌：阴虚火旺者，如经常出现面红，午后低热，口干便秘，烦热等忌食大蒜，因大蒜多吃可动火耗血；胃溃疡及十二指肠溃疡或慢性胃炎患者忌食大蒜，因大蒜可刺激胃黏膜，使胃酸增多；目疾，口齿喉舌疾病患者忌食大蒜，大蒜有碍视力。

【按语】据前人经验，大蒜忌与蜂蜜一同食用。大蒜防病治病，宜生用，不宜熟用，因大蒜素是一种挥发性油类，加热可被破坏。大蒜的茎叶又叫蒜苗、青茎，性温味辛，能醒脾气，消谷食。但多吃令人心胃嘈杂，伤肝损目。

蒜苗炒肉丝

【配方】青蒜苗250克，瘦肉150克，红椒少许，紫金酱、生抽、麻油、鸡粉、绍酒、生粉、蚝油、植物油各适量。

【制作】1.青蒜苗洗净，切段；红椒切成椒丝。2.瘦肉切成丝，用生粉、生抽略腌待用。3.烧锅落油，加入肉丝走嫩油至熟，捞起。4.锅底留油，加入紫金酱、青蒜苗、红椒丝略爆，溅绍酒，落肉丝，用蚝油、鸡粉、麻油调味，用生粉勾芡略略翻炒即可上碟。

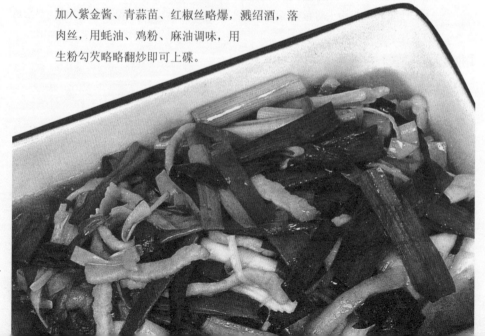

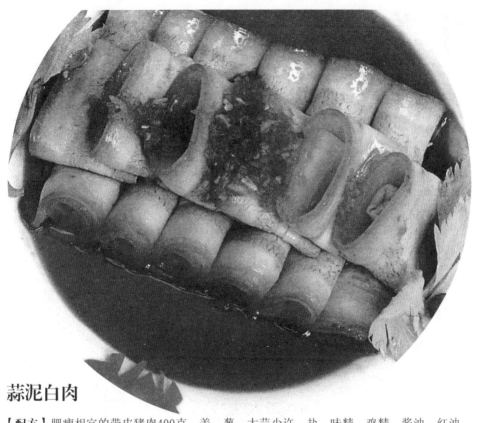

蒜泥白肉

【配方】肥瘦相宜的带皮猪肉400克，姜、葱、大蒜少许，盐、味精、鸡精、酱油、红油、香油、白糖各适量。

【制作】1.将姜、葱洗净；大蒜洗净剁成蒜米。2.将洗净的带皮肉加姜、葱在锅内煮至八成熟时关火，在锅内慢慢焖熟待用。3.将煮熟的肉切成大小均匀的片，然后一片片卷成筒状装盘。4.将盐、味精、鸡精、酱油、红油、香油、白糖、蒜米调成蒜泥汁淋于肉卷上即可。

【贴士】蒜泥要现拌现食，味才鲜美。肉片要薄，味才可进入。

◎独头蒜

大蒜糯米粥

【配方】紫皮大蒜50克，白糖100克，糯米100克。

【制作】先将大蒜剥皮待用；糯米淘洗干净后放入锅中，加水1000毫升，放入大蒜瓣，置火上烧开后转用文火熬煮成粥，调入白糖。

【功效】补脾和胃，收敛止痢。

【适宜】腹痛下痢，大便带黏液者宜食。

【禁忌】凡阴虚火旺以及目疾、咽痛者忌食。

生姜

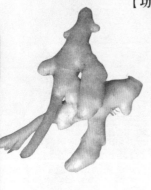

【别名】子姜、老姜、炮姜。

【性味】性温，味辛。

【归经】归肺、胃、脾经。

【功效】发汗散寒，温胃止呕，祛寒痰，解鱼、蟹、菌蕈毒。

宜：伤风感冒引起的头痛，全身酸疼，咳嗽吐白色黏痰，胃寒疼痛及寒性呕吐者宜食；食用鱼、蟹、菌蕈、野禽诸物中毒引起的腹痛吐泻者宜食；误食生半夏、生野芋、魔芋、生南星等发生中毒，口舌发麻者宜食；妇女产后食用可起到温经散寒、去瘀血而养新血的效果，有益健康；晕车、晕船者宜食；女性经期受寒时以及寒性痛经者宜食。

忌：阴虚内热，内火偏盛者忌食；患有目疾、痈疮和痔疮者不宜多食久食；肝炎患者忌食；多汗者忌食；糖尿病人及干燥综合征者忌食。据前人经验，怀孕妇女不可多食。

葱白姜糖饮

【配方】生姜片15克，葱白适量，红糖20克。

【制作】将葱白切成3厘米长的段（共3段），与生姜片一起，加水50毫升煮沸，加入红糖即可。

【功效】发汗解表，和中散寒。

【适宜】风寒感冒、发热头痛，身痛无汗者宜食。

©老姜

凉拌嫩子姜

【配方】嫩子姜130克，蒜子10克，青、红椒各1只，红油10克，盐3克，白糖5克，麻油1克。

【制作】1.嫩子姜去皮切片；蒜子切米；青、红椒去籽切片。2.将嫩子姜片、青椒片、红椒片加盐装盘，用保鲜膜封好，放入冰箱冰30分钟，拿出。3.盘中再加入蒜米，用红油、白糖、麻油调匀，静放10分钟，摆入碟内即可。

子姜焖鸭

【配方】鸭1只，子姜150克，葱100克，酱油、盐、麻油、糖、油各适量。

【制作】1.鸭宰杀去毛洗净切块；葱洗净打结；子姜洗净，部分切片，部分切段。2.鸭块入热油锅爆至水分全干，加入姜片及酱油、盐、麻油、糖拌炒入味，加水焖煮，再放入姜段。3.待汤水变浓，加入葱结，焖至汤水将干即可装盘食用。

【功效】滋补、养胃。

【适宜】脾胃虚寒、胃腔冷痛者可食用。

子姜炒腰片

【配方】猪腰2个，子姜、甘笋少许，青瓜1个，葱数段，油2汤匙，老抽1汤匙，姜汁酒1汤匙，麻油少许，盐1/2茶匙，糖1茶匙，生抽1汤匙。

【制作】1.猪腰纵剖开，切除白色臊筋，然后用水浸至猪腰发大涨起，在光滑腰面切交叉刀纹，再斜切片，放回清水中浸着备用。2.烧滚清水，加入姜片、葱段和酒，待水滚即放入猪腰烫约1分钟，捞出，用清水冲过，加老抽、姜汁酒、麻油拌匀。3.子姜、青瓜、甘笋均洗净，切片。4.烧热油，炒熟青瓜、甘笋、子姜，然后放入猪腰，加盐、糖、生抽迅速炒匀即成。

酱香子姜

【配方】子姜500克，精盐7克，甜面酱25克，白糖10克，味精1克，葱10克，麻油20克。

【制作】1.将子姜清洗干净，刮去姜表皮，用刀拍破，放入盘内加盐拌匀，腌渍半小时。2.将腌好的子姜洗净沥去水分，放在洁净的布上稍搓，除去多余的水分。3.将葱剥去老叶，去掉根须，清洗干净，切成马耳葱待用。4.净锅置火上，注入麻油，烧至四成热时，下入甜面酱煸出酱香味，起锅盛入碗中，加入味精、精盐、白糖调匀成酱汁。5.将酱汁倒入子姜中，拌均匀，装入盘中加入切好的葱即可。

山柰

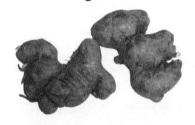

【别名】沙姜、山辣等。

【性味】性温，味辛。

【归经】归胃经。

【功效】温中散寒，开胃消食，理气止痛。

　宜：胃寒、心腹冷痛，肠鸣腹泻者宜食；纳谷不香，不思饮食，或停食不化者宜食。

　忌：阴虚火旺以及胃热偏重者忌食。

【按语】山柰性味功效犹如生姜，故也称沙姜。

沙姜焗芝麻鸡

【配方】芝麻鸡1只，沙姜8片，葱5条，笋肉160克，油2汤匙，姜汁酒1汤匙，盐焗鸡腌料1汤匙，水3/4杯，生抽1汤匙，糖1/2茶匙，生粉（拌水）1茶匙。

【制作】1.芝麻鸡宰好洗净斩开边，抹干，用姜汁酒、盐焗鸡腌料擦匀。2.用锅或瓦煲烧热油，爆香沙姜、葱及笋肉，拨平在煲内。3.将芝麻鸡放在上面，加入用生抽、糖、水调成的2/3的芡汁，盖上盖，用中慢火煮焗10分钟。4.将鸡拌匀以避免粘底，再焗10分钟。5.焗好后取出鸡，斩件后排碟内，再热锅，将剩余的芡汁拌入生粉水埋芡，淋于鸡件上即成。

豆豉

【别名】香豉。

【性味】性平，味咸。

【归经】归肺、胃经。

【功效】和胃，除烦，解腥毒，去寒热。

宜：豆豉作为家常调味品，适合烹饪鱼肉时解腥调味。豆豉又是一味中药，风寒感冒，怕冷发热，寒热头痛，鼻塞喷嚏，腹痛吐泻者宜食；胸膈满闷，心中烦躁者宜食。

忌：豆豉性味平和，诸无所忌。

【按语】伤风感冒者，豆豉配伍大葱或香葱和生姜煎服，即古代名方《葱豉汤》，并趁热服下，卧床盖被，汗出则愈；暑热烦闷者则配伍中药栀子煎汤代茶饮用，乃名方《栀子豉汤》，效验颇佳。

288

豉汁煲煮白鳝

【配方】白鳝1条（约500克），豆豉蓉、蒜、姜米、陈皮、盐、白糖、鸡精、花雕、清汤、蚝油、麻油、胡椒粉、生粉、老抽各适量。

【制作】白鳝剖洗干净切件，连同豆豉蓉蒜茸、姜米、陈皮茸，爆香，浇上花雕酒及汤，加上盐、白糖、鸡精、蚝油煮熟，撒上麻油、胡椒粉、老抽，用生粉水勾芡即可。

豆豉蒸排骨

【配方】排骨500克，淀粉3汤勺，豆豉1汤勺，辣椒粉1汤勺，酱油2汤勺，糖1汤勺，绍酒1汤勺，葱5段，姜4片。

【制作】1.排骨斩成小块，洗净沥干水分待用。2.起锅热油，爆香豆豉、葱、姜、辣椒粉，再加酱油、糖、绍酒调成汁待用。3.将排骨与刚才做好的调料加淀粉拌匀，放入蒸锅蒸30分钟出锅即可。

【贴士】排骨要纯肋排，斩小块；如果不能吃辣的，可以不放辣椒粉，改用蒜蓉豆豉酱（就变成蒜蓉豆豉蒸排骨了）；一定要爆香葱、姜。

豆豉生煎鸡

【配方】光鸡1只，豆豉、盐、味精、白糖、生抽、白酒、油各适量。

【制作】1.将光鸡洗净去骨切块，连同味料放入容器搅拌均匀，腌约10分钟。2.烧锅下油，将鸡块均匀排放在锅面，慢火煎熟即可。

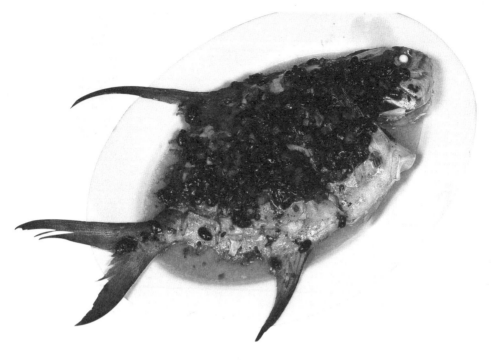

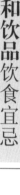

豉汁蒸鲳鱼

【配方】鲳鱼1条（约500克），豆豉、酱油、酒各1汤匙，姜3片，葱2条，辣椒1只，香油适量。

【制作】1.将鲳鱼去鳞劏好洗净，两面各切3刀。姜切末，葱切珠，辣椒切圆片。2.将酱油、酒与葱、姜、辣椒、豆豉调匀，均匀抹在鲳鱼两面，腌10分钟。3.烧热蒸锅水，放入鲳鱼，腌料放在鱼身上，隔水用大火蒸10分钟左右至鱼熟，加热香油淋在蒸好的鱼上即可。

食油

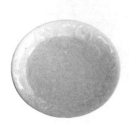

【别名】菜油、豆油、麻油、花生油、茶油。

【性味】性温，味甘辛。

【功效】补虚，润肠。

宜：血管硬化，高血压，冠心病，高脂血症，糖尿病，肝胆病人宜食；冬季寒冷地区及冷冻仓库工作者宜食；从事繁重体力劳动者宜食；胃酸增多症患者宜食；大便干燥难解，或蛔虫性肠梗阻患者宜食。

忌：由于胃肠功能紊乱不宜多吃食油，故菌痢、急性胃肠炎、腹泻者慎食。

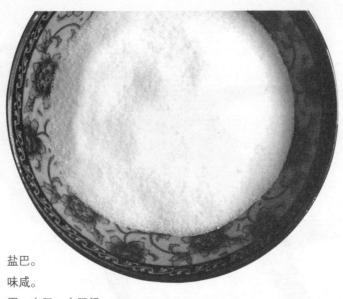

盐

【别名】食盐、盐巴。

【性味】性寒，味咸。

【归经】归肾、胃、大肠、小肠经。

【功效】清火，凉血，滋肾，坚齿。

宜：急性胃肠炎之呕吐腹泻者宜食；炎夏中暑多汗烦渴者宜食；咽喉肿痛，口腔发炎，齿龈出血者宜食；胃酸缺乏引起消化不良，大便干结和习惯性便秘者宜食。服用补肾中药者，宜食少许盐汤，以作引经之用。

忌：水肿者忌食；高血压病，心脏功能不全，肾脏病，慢性肝炎患者少食。

【应用】1.大汗或吐，泻后体内缺盐，少食恶心，体倦乏力，头昏，可以盐配白糖，以沸水化服。

2.肾阴虚或肾阳虚者，常以淡盐水送服补肾药（如六味地黄丸、肾气丸等）。

3.阴虚火旺，大便燥结者，可于空腹时服淡盐开水。

4.口腔发炎、牙龈肿痛者，可用淡盐水漱口。

酱

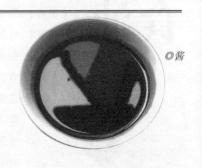

◎酱

【别名】面酱、豆酱、酱油。

【性味】性寒，味咸。

【归经】归胃、脾、肾经。

【功效】除热，解毒。

宜：适宜作为调味品食用，常人皆可食之。

忌：据民间经验，皮肤破损结痂时或脱痂时忌食，以免脱痂后局部色素沉淀。

醋

【别名】苦酒、米醋、食醋、陈醋。

【性味】性温，味苦酸。

【归经】归肝、胃经。

【功效】活血散瘀，消食化积，解毒。

　宜：慢性萎缩性胃炎，胃酸缺乏者宜食；预防和治疗呼吸道传染病，如流感、流脑、白
　　　喉、麻疹患者宜食；泌尿系结石，如肾结石、输尿管结石、膀胱结石者宜食；癌
　　　症，高血压病，小儿胆道蛔虫症剧烈腹痛，传染性肝炎患者宜食；吃鱼蟹类过敏，
　　　发风疹，遍身瘙痒者宜食；鱼骨鲠喉时宜食；醉酒者宜食。

　忌：脾胃湿盛，痿痹，筋脉拘挛，以及胃酸过多，泛吐酸水者和外感初起时忌食。

【按语】醋忌用铜具煎煮。

【应用】1.用于油腻食积，饮食减少或喜食酸物。可单服清稀的醋，或以本品拌蔬菜食，或
　　　　如《日华子本草》用生姜捣烂，以本品调食。

　　　　2.用于症瘕积聚。常以本品炮制三棱、莪术、鳖甲之类的活血祛瘀、软坚散结药
　　　　用，或将此类药方加入本品为丸服。

　　　　3.用于吐血、便血或衄血。可单服本品，或以本品和少量食盐凉拌马齿苋、马兰食。

　　　　4.用于食鱼、肉、蔬菜等食物所致的肠胃不适。可单服本品，或用大蒜捣烂，以本
　　　　品调食。

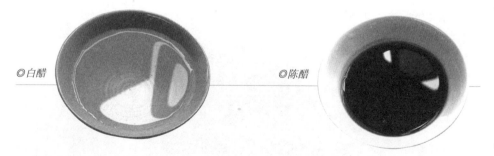

◎白醋　　　　　　　　　　　　　　　◎陈醋

白醋蒸鸡蛋

【配方】陈白醋1.5克，鸡蛋1个。

【制作】1.将鸡蛋打入碗中。2.将白醋放入其中。将放有白醋鸡蛋的碗置笼屉上，蒸熟即
　　　　成。

【功效】养心安神。

【适宜】心气虚，心血不足的心悸，失眠等患者宜食。

米醋萝卜片

【配方】生白萝卜250克，米醋适量，花椒、食盐、香油少许。

【制作】将萝卜洗净，切成小的薄片，放花椒、食盐少许，加米醋浸4小时即可。食用时淋
香油。

【功效】辛凉解表，消食解毒。

【适宜】便秘、高脂血症、脂肪肝、冠心病、动脉硬化者宜食，也可用于预防流行性感冒。

【按语】萝卜味甘、辛，入肺、胃、大肠经，可以顺气消食，止咳化痰，降燥生津，清凉止
渴，散瘀解毒，通利二便，是不可多得的保健良药。民间有"冬吃萝卜夏吃姜，一
年四季保安康"的说法。近几年来，国内外研究发现，白萝卜可以降低血脂、软化
血管、稳定血压，能够防治高脂血症、脂肪肝、冠心病、动脉硬化等疾病。国外不
少国家对萝卜的应用与开发已取得不少成果，各种萝卜饮料异军突起。萝卜可炒、
炖、腌制，食用方便。脾虚便溏、大便不成形、胃肠蠕动亢进的病人应该慎用，或
加入少量生姜之后再食用。

酸辣土豆丝

【配方】土豆400克，蒜头、红椒和青椒各少许，陈醋、辣椒酱、麻油、盐、鸡粉、生粉、
植物油各适量。

【制作】1.土豆去皮，切细丝；青、红椒洗净切丝；蒜头剁蓉。2.烧锅落油，爆香蒜蓉、辣
椒酱，再将土豆丝、青红椒丝落锅翻炒，用盐、鸡粉、麻油调味，最后加入陈醋用
生粉勾芡，即可上碟。

【贴士】陈醋要后下，尽量避免过分加热陈醋，以免影响陈醋香味和酸度。

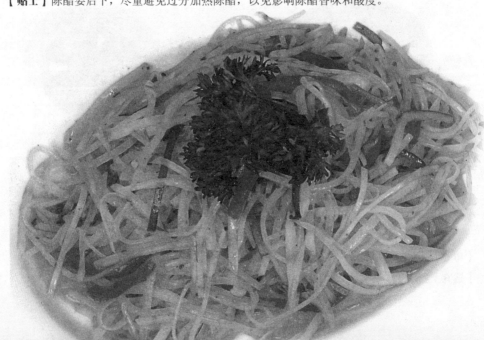

白糖

【别名】白砂糖、白洋糖、绵白糖。

【性味】性平，味甘。

【归经】归脾、胃、肝经。

【功效】润肺，生津，补中益气，解酒毒。

　宜：肺虚咳嗽，口干燥渴，以及醉酒者宜食；低血糖病人宜食。

　忌：糖尿病患者不能食糖；痰湿偏重者忌食；肥胖症患者忌食；晚上睡前不宜吃糖，特别是儿童，最容易坏牙。

【应用】1.用于肺燥咳嗽。如《食疗本草》，用本品同大枣、芝麻做丸服。亦可与沙参、梨、川贝母配伍，煎汤服。

　　　2.用于胃阴不足，口渴咽干。可与沙参、麦冬、玉竹或鲜藕、梨、柑子、西瓜等同用。

　　　3.用于脾胃虚弱，脘腹隐痛。如《随息居饮食谱》，用本品以沸水化为浓汤服。

冰糖

【性味】　冰糖为白砂糖煎炼而成的冰块状结晶，性平味甘。

【归经】　归脾、肺经。

【功效】　补中益气，和胃润肺，止咳化痰。

　宜：　可参照白砂糖。而冰糖的化痰止咳作用尤为显著。

冰糖炖香蕉

【来源】广东民间验方

【配方】香蕉2根，冰糖适量。

【制作】将香蕉去皮，加冰糖适量，隔水蒸。

【用法】每日服2次，连服数日。

【功效】清热润燥，解毒滑肠。

【适宜】习惯性便秘者宜食。

【按语】香蕉性寒，因此蒸熟使用才适用于脾虚便秘之人。

红糖

【别名】赤砂糖。

【性味】性温，味甘。

【归经】归脾、胃、肝经。

【功效】益气补血，缓中止痛，健脾暖胃，化食散寒，和血化瘀。

宜：妇女体虚，月经期受寒或贫血造成月经不调，痛经，腰酸，经色黯红有血块，以及孕妇、产妇宜食；低血糖患者宜食。

忌：痰湿偏盛，肥胖症，消化不良者忌食；糖尿病人及龋齿患者忌食。

【应用】1.用于脾胃虚弱，腹痛呕哕。可用本品同橘皮、生姜煎汤服。《摘元方》治痢疾病人饮食不进或呕逆，则以本品同乌梅煎汤服。

2.用于产后恶露不尽。可用本品同山楂煮醪糟食。

糖蜜红茶饮

【配方】红茶5克，蜂蜜、红糖适量。

【制作】将红茶放入保温杯，以沸水冲泡，盖上盖温浸10分钟，再调入蜂蜜、红糖，趁热饮用。

【功效】温中健胃，助消化。

【适宜】脾胃虚弱，胃纳不佳者可饮用。

胡椒红糖茶

【配方】胡椒1.5克，红糖15克，茶叶3克。

【制作】胡椒研末，红糖炒焦，与茶叶共用沸水冲泡饮用。

【功效】温中，止痢。

【适宜】脾胃虚寒之慢性腹泻者宜食。

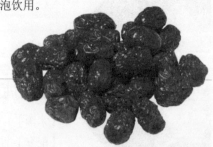

大枣红糖姜汤

【配方】红糖50克，生姜20克，大枣10粒。

【制作】1.大枣洗净，生姜洗净拍松。2.将红糖、大枣煎煮20分钟后，加入生姜盖严，再煎5分钟即可。

【功效】补气养血，温经活血。

【适宜】胞宫虚寒，小腹冷痛，月经量少色黯者宜食。

【按语】红糖、大枣既补气养血又温经活血；生姜辛温以助红糖之力。

饴糖

【别名】糖稀、麦芽糖。

【性味】性温，味甘。

【功效】补虚损，健脾胃，润肺止咳。

　宜：虚寒性胃痛，包括胃及十二指肠溃疡者宜食；慢性支气管炎肺燥干咳无痰者宜食；大便干结难解者宜食。

　忌：糖尿病患者忌食；内热较重，腹满呕逆者忌食；慢性牙病牙痛者忌食。

【应用】1.用于脾胃虚弱，少食乏力，腹痛。如《金匮要略》小建中汤，用本品与桂枝、白芍、生姜、大枣、甘草配伍。2.用于肺虚咳嗽，干咳咽痛，短气喘息。可单用本品，或以萝卜绞汁，同本品蒸化服。3.用于服乌头，附子等药过量引起的中毒或不良反应。如《千金方》即单用本品。

饴糖粥

【配方】饴糖30克，大米50克。

【制作】以大米煮粥，粥熟入饴糖，调匀。

【功效】健脾，和中，止痛。

【适宜】胃寒作痛者宜食。并可作产妇、小儿的补品。

饴糖炖鸡

【配方】生地黄30克，母鸡1只，饴糖、姜、盐、葱适量。

【制作】1.将母鸡宰杀，去毛，除内脏，洗净；把生地黄、葱、姜、盐放入鸡腹内，再灌入饴糖，缝合切口，鸡脯朝上放入锅内，加水适量。2.将锅置武火上烧沸，用文火炖煮至鸡肉熟即成。

【功效】滋阴补虚。

【适宜】体弱、阴虚者食用。

桂花

【别名】九里香、木犀花。

【性味】性温，味辛。

【归经】归肺、胃经。

【功效】温中散寒，暖胃止痛。

　宜：胃寒疼痛，嗳气饱闷者宜食；口臭，牙痛者宜食；慢性气管炎，痰饮喘咳者宜食。

　忌：桂花香味强烈，不宜多服。

桂花肚片

【配方】桂花30朵，熟猪肚500克，胡萝卜50克，葱、姜、蒜末、料酒、醋、精盐、味精、湿团粉、鸡汤、猪油各适量。

【制作】1.将桂花用清水洗净；猪肚切大片；胡萝卜切成片。2.炒锅中加入猪油烧至八成热时，放入猪肚及胡萝卜片，翻炒片刻捞出。3.炒锅中留少许底油，加入葱、姜、蒜末、肚片、胡萝卜片，烹入料酒、醋，加入鸡汤、精盐、味精，烧开后加入湿团粉勾芡，倒入桂花搅匀即可。

【功效】补益脾胃。

【适宜】脾胃虚弱或胃寒、胃痛者食用。

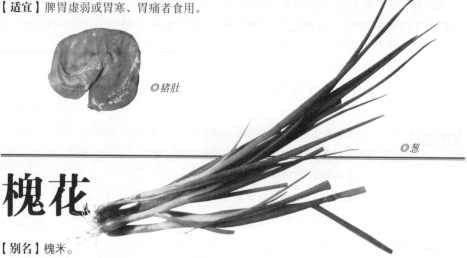

◎猪肚

◎葱

槐花

【别名】槐米。

【性味】性凉，味微苦。

【归经】归肝、大肠经。

【功效】清热，凉血，止血。

宜：高血压病，高脂血症，血管硬化者宜食；痔疮出血，大便带血，小便出血者宜食；糖尿病人，视网膜炎者宜食；银屑病患者宜食；颈淋巴结核患者宜食。

忌：槐花性凉，脾胃虚寒者忌食。

296

槐花茶

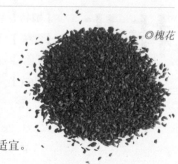

◎槐花

【配方】鲜槐花10克（干品20克）。

【制作】将槐花放入有盖杯中，用沸水冲泡。

【用法】当茶饮用，一般冲泡3～5次。

【功效】降脂降压，凉血止血。

【适宜】动脉硬化合并高血压或有脑血管破裂倾向者尤为适宜。

菊槐绿茶饮

【配方】菊花、槐花、绿茶各3克。

【制作】将菊花、槐花、绿茶放入瓷杯中，以沸水冲泡，盖严温浸5分钟饮用。

【用法】代茶饮服，每日数次。

【功效】疏风清热，平肝降压。

【适宜】高血压患者宜食。

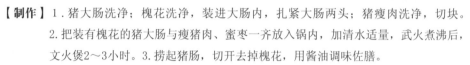

槐花煲肠

【配方】猪大肠500克，猪瘦肉250克，槐花90克，蜜枣2粒，酱油适量。

【制作】1.猪大肠洗净；槐花洗净，装进大肠内，扎紧大肠两头；猪瘦肉洗净，切块。
2.把装有槐花的猪大肠与瘦猪肉、蜜枣一齐放入锅内，加清水适量，武火煮沸后，
文火煲2~3小时。3.捞起猪肠，切开去掉槐花，用酱油调味佐膳。

【功效】清肠解毒，凉血止血。

【适宜】大肠燥热，大便下血，痔疮出血，便秘者宜食。

银槐大肠汤

【配方】金银花（干品）30克，槐花（干品）30克，鸡蛋花（干品）15克，鲜猪大肠300
克，盐适量。

【制作】1.以上材料洗净，将三种花纳入猪大肠内，并将大肠两端扎紧；然后放进砂锅内，
加进适量清水，用武火煮沸后，改用文火煮一个半小时。2.取出大肠，去净药材，
把大肠切件，再放进原锅中煮沸，加盐调味，待温后分次随量饮汤食肉。

【功效】清热解毒，去湿止泻。

【适宜】急性肠炎，急性痢疾，胃肠湿热之腹痛、腹泻，大便秽臭，肛门灼热者宜食。湿热
痔疮出血者也宜食。

【按语】非湿热症患者不宜饮用本食疗汤。

味精

【别名】味素。

【性味】性平，味酸。

【功效】调味，增加食物的鲜美味。

宜：神经衰弱、大脑发育不全、精神分裂症患者宜食；肝昏迷恢
复期、严重肝机能不全者宜食；胃溃疡及胃液缺乏者宜食；
智力不足及脑出血后遗的记忆障碍者宜食；癫痫小发作及精
神运动性发作者宜食；胃纳欠佳，食欲不振者宜食。

忌：在碱性食物、苦味食物中忌加味精；忌过多食用味精。

【按语】加入味精后忌高热久煮；宜在菜或汤将熟时加入。

胡椒

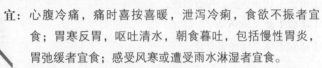

【别名】白胡椒、黑胡椒、川椒等。

【性味】性热，味辛。

【归经】归大肠、胃经。

【功效】除胃寒，消寒痰，化食积，解毒。

宜：心腹冷痛，痛时喜按喜暖，泄泻冷痢，食欲不振者宜食；胃寒反胃，呕吐清水，朝食暮吐，包括慢性胃炎，胃弛缓者宜食；感受风寒或遭受雨水淋湿者宜食。

忌：阴虚有火，内热素盛，干燥综合征，糖尿病以及咳嗽、吐血者忌食；咽喉口齿目疾和痔疮患者，忌食胡椒辛辣之品；高血压患者也不宜多吃胡椒。

【按语】同肉、鳖、蕈诸物同食可防食物中毒。

【应用】1.用于脾胃虚弱，少食不饥。可用鲫鱼煎汤，以本品和盐调味食之。

2.用于脾胃虚寒，脘腹冷痛，或呕吐、腹泻。如《百草镜》治腹痛，用本品纳大枣内蒸熟，共捣为丸服；《圣惠方》治呕吐，以本品同生姜煎汤服；《卫生易简方》治腹泻，以本品做饭丸服。

3.咖喱粉为胡椒、辣椒、生姜、肉桂、肉豆蔻、茴香、甘草等各种香辛食料干燥粉碎后混合，或粉碎焙炒至熟而成，其特性与胡椒类似。咖喱为印度语，即调味之意。

胡椒猪肚汤

【配方】猪肚1个，排骨250克，白胡椒粒1汤匙，酸菜80克，水1000毫升，盐或味精适量。

【制作】1.猪肚里、外洗净，与排骨同汆水待用。2.水煲滚，放入猪肚、排骨及白胡椒粒同煲至熟。3.排骨取去不用；猪肚取出切件再放回汤中，加入酸菜片煮数分钟即成，用盐或味精调味。

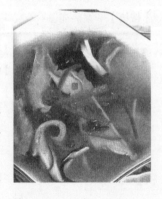

【功效】酸菜味酸，能消食、开胃；胡椒温中散寒，醒脾开胃；猪肚补虚损，健脾胃。三者合用，共奏健胃消食的功效。

【适宜】脾胃虚寒引起的消化不良、食欲不振、脘腹胀痛等患者宜食。

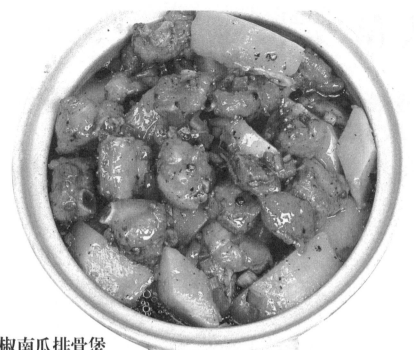

黑椒南瓜排骨煲

【配方】南瓜300克，排骨200克，黑胡椒适量，蒜蓉、葱榄、青红椒粒各少许，鸡蛋1只，豆豉、生抽、蚝油、鸡粉、盐、食糖、南乳、生粉、植物油、绍酒各适量。

【制作】1.南瓜去皮核切块状；排骨斩小件；黑胡椒压碎待用。2.南瓜块用油略炸待用。3.排骨件洗净，用盐、糖、南乳、鸡粉腌30分钟后加入鸡蛋、生粉拌匀；烧油锅将排骨炸至金黄色待用。4.烧砂锅下油，加入蒜蓉、葱榄、黑胡椒碎、青红椒粒炒香，再加入处理好的南瓜、排骨和清水同煮至南瓜、排骨都熟透，用生抽、蚝油、鸡粉、食糖、豆豉、绍酒调味，生粉勾芡即可。

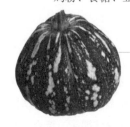

黑椒炒牛柳

【配方】牛里脊250克，酒、酱油、糖、淀粉少许，黑胡椒、麻油、蒜末、洋葱、植物油、蘑菇片各适量。

【制作】1.牛肉切粗条，加酒、酱油、糖、淀粉腌20分钟。2.用油爆香蒜末，加入牛肉翻炒，捞出沥油。3.留底油炒洋葱丝和蘑菇片，倒入牛肉、黑胡椒、酱油、麻油，快速翻炒即可。

八角

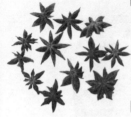

【别名】 八角大茴、大茴香。

【性味】 性温，味甘辛。

【归经】 归脾、肾经。

【功效】 散寒，理气，开胃。

宜： 胃寒呃逆，寒疝腹痛，心腹冷痛，小肠疝气痛者宜食；肾虚腰痛者宜食；脚气病人宜食。

忌： 阴虚火旺者忌食；眼病患者忌食；干燥综合征，糖尿病，更年期综合征，活动性肺结核者忌食；胃热便秘者忌食。

【按语】 作为调味品食用，可以芳香开胃，增进食欲。

八角五香卤肉

【配方】 肥瘦连皮猪肉1000克，老抽100克，绍酒250，鸡油150克，高汤2000毫升，冰糖渣、葱、姜、化猪油、八角、胡椒、花椒、三奈、草果、肉桂、盐各适量。

【制作】 1.猪肉刮洗干净，切成两三个大块，先用开水煮一下，除去血腥捞起；葱洗净切段；姜洗净切片。2.炒锅置旺火上，放入猪油、冰糖渣，炒至冰糖渣熔化起大泡时（呈不深不浅的糖色），掺汤下葱、姜、盐、老抽、绍酒等；同时将八角、胡椒、花椒、三奈、草果、肉桂装入用净布做成的香料袋内，放入锅内烧开，撇去浮沫后放入鸡油，熬出香味制成卤水。3.卤水制成后放入猪肉用大火烧开，再用小火将肉卤至肉香、质烂即成。

【贴士】 卤水制成后，可以多次使用，且越卤越香。但每次用后要烧开，撇去泡沫浮油，静置勿动，每卤一次，可根据口味酌加调味品。

小茴香

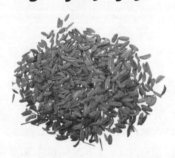

【别名】 香丝菜、谷茴香。

【性味】 性温，味辛。

【归经】 归肾、膀胱、胃经。

【功效】 理气开胃，解鱼肉毒。

宜： 小肠疝气痛，寒气腹痛，胃寒恶心呃逆呕吐者宜食；睾丸肿痛偏坠，睾丸鞘膜积液者宜食；孕妇产后乳汁缺乏者宜食；妇女月经期间小腹冷痛时宜食；肾虚腰痛，转侧不能或小便夜多者宜食。

忌： 发热者或有内火者，以及阴虚者忌食；干燥综合征，结核病，糖尿病，更年期综合征等阴虚内热者忌食。

【按语】 作为调味品食用；可以芳香开胃，增进食欲。

茴香鲫鱼

【配方】小茴香30克，鲫鱼4条，精制油50克，姜、蒜、葱各5克，味精10克，鸡精20克，胡椒粉5克，料酒20克，白汤2500克，盐适量。

【制作】1.鲫鱼去鳃、鳞和内脏，洗净，用盐、料酒、姜、葱码味，10分钟后入油锅炸至金黄色捞起。2.姜、蒜切成2毫米厚的指甲片；葱切成"马耳朵"形。3.炒锅置火上，下油加热，下姜、蒜、葱炒香，掺白汤，放鲫鱼、味精、鸡精、胡椒粉、料酒、小茴香烧沸，去尽浮沫，起锅入盆，上台即可。

【功效】行气止痛。

【适宜】疝气疼痛者宜食。

茴香卤腰子

【来源】《证治要诀》

【配方】（单份）猪腰子1只，小茴香6克，卤汁适量。

【制作】1.在热锅内将小茴香略炒片刻，待脆后捣成细末。2.将猪腰子撕去皮膜，洗净，用尖刀从侧面划一条长约3厘米的口子，再向里扩展成三角形，然后塞入茴香末，并用麻绳将开口处缠紧待用。3.将锅置中火上，倒入卤汁，调好味，放入猪腰煮沸后约30分钟即可起锅取出，解开绳子剖成两瓣，再除去腰臊，切片装盘即成。

【功效】小茴香散寒湿，止疼痛；猪腰子补肾气。药食合用，共奏补肾止痛之功。

【适宜】肾虚腰痛、寒湿腰痛者宜食。慢性肾炎及风湿腰痛患者宜食。

豆蔻

【别名】白蔻、蔻仁、白豆蔻、草豆蔻。

【性味】性温，味辛。

【归经】归脾、胃、肺经。

【功效】开胃理气，温中散寒，醒脾消食，属芳香性调料品。

宜：脾胃气滞，食欲欠香，不思纳谷，胸闷腹胀，嗳气反胃，舌苔厚腻者宜食。

忌：阴虚内热，或胃火偏盛，口干口渴，大便燥结者忌食；干燥综合征及糖尿病人忌食。

【按语】豆蔻是家常调味品，又是一味常用中药。

豆蔻牛奶饮

【配方】白豆蔻10克，牛奶200毫升，白糖20克。

【制作】1.白豆蔻去壳，研成细粉。2.牛奶用中火烧沸，加入白豆蔻粉，用文火煮5分钟，停火。3.把白糖加入牛奶内，搅匀即成。

【用法】每日2次，每次100毫升。

【功效】滋补气血，消食行气。

【适宜】病后体虚，胃纳欠佳者宜食。

紫苏

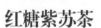

【别名】苏叶、紫苏叶。

【性味】性温，味辛。

【归经】归肺、脾经。

【功效】和中开胃，消炎化食，散寒解毒。

　宜：感冒风寒，恶寒发热，咳喘气喘者宜食；胸腹胀满，肠鸣腹泻，食欲不振者宜食；孕妇胎动不安者宜食；同鱼虾蟹煮食，可解鱼蟹毒；脚气病患者食之亦宜。

　忌：体质虚弱，自汗多汗者忌食。

【按语】紫苏是家常调味品，常用于制作家常菜，如紫苏炒田螺，紫苏蒸鱼头等；紫苏也是一味常用中药。

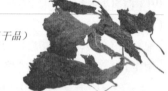

◎紫苏（干品）

红糖紫苏茶

【来源】《百病食疗大全》

【配方】紫苏叶、红糖各适量。

【制作】紫苏叶晒干揉成粗末，每次用16克左右，放入茶杯中，加红糖，沸水冲泡。

【用法】代茶饮。

【功效】发表散寒。

【适宜】风寒外感者可饮用。

槟榔生姜紫苏粥

【配方】紫苏叶12克，槟榔10克，生姜15克，粳米100克，食盐适量。

【制作】1.将紫苏叶、粳米洗净；生姜、槟榔洗净切成薄片。2.将紫苏叶、生姜、槟榔一同放进砂锅内，加适量清水，用中火煮煎40分钟后，取药汁。然后将药汁与粳米一齐放进砂锅内，用文火煮至熟，加盐调味即可。

【功效】行气化滞，和胃止呕。

【适宜】溃疡病，慢性胃炎，消化不良，胃下垂，胃反流等病患者宜食。

【按语】病症属湿热性质者不宜食用本粥。

◎麻仁

麻仁紫苏粥

【配方】紫苏10～15克，麻子仁10～15克，粳米100克。

【制作】先将紫苏、麻子仁捣烂成泥，然后加水慢研，滤汁去渣，再同粳米煮为稀粥食用。

【功效】润肠通便。

【适宜】老人、产妇、病后、体质虚弱等大便不通或大便燥结难解者宜食。

冰糖紫苏粥

【配方】紫苏10～15克，粳米50克，冰糖少许。

【制作】1.将紫苏研细加水熬，沉淀取汁备用。2.将粳米洗净，加水熬煮成粥，临熟前投入紫苏汁调匀，可加入冰糖少许以调味。

【用法】早餐用之。

【功效】止咳定喘。

【适宜】慢性支气管炎，症见咳喘、痰多、食少者宜食。

丁香

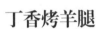

【别名】鸡舌香、公丁香、丁子香。

【性味】性温，味辛。

【归经】归胃、脾、肾经。

【功效】温胃散寒，善止呕逆，开胃进食。

　　宜：寒性胃痛、反胃呃逆、呕吐者宜食；口臭者宜食。

　　忌：胃热引起的呃逆或兼有口渴口苦口干者不宜食用；热性病及阴虚内热者忌食。

【按语】丁香是家常调味品，可以芳香开胃，增进食欲。丁香也是一味常用中药。由丁香、茴香、桂皮、花椒、干姜（或沙姜，或八角，或草果）等原料研磨而成的"五香粉"，则是家常调味香料，多用于卤菜，既增加香味，又增进食欲。丁香不宜与中药郁金同食。

丁香烤羊腿

【配方】山羊后腿1只约（3000克），姜末30克，甜面酱20克，黄瓜片50克，葱白段80克，烧饼12个，胡椒粉5克，盐20克，丁香10克，味精10克，花生油200克，葱末30克，芝麻油20克 。

【制作】1.羊腿洗净，用竹签在两面戳10个孔，放入精盐、味精、胡椒粉、葱、姜揉透，腌渍1小时。2.将羊腿放入烤盘，丁香镶入肉孔内，再放入花生油和清水共250克，置烤盘于烤箱内，用温火烤至汤干，肉熟呈金黄色，取出刷上芝麻油，全腿上桌。3.亮相之后，切片装盘，在盘两端用黄瓜片点缀，跟烧饼、甜面酱碟、葱白段碟上桌。

【贴士】烧饼是用大米煮熟为饭，取出趁热捣成泥，捏成团，擀成直径15厘米、厚0.5厘米的圆饼即为饼。放在栗炭火上烘烤起泡取下，抹上芝麻花生酱、辣椒油、甜酱油即食。亦可夹上烤羊肉或卤牛肉、油条，则风味更佳。

丁香艾叶煮鸡蛋

【配方】丁香3克，艾叶20克，鸡蛋2个，白糖6克。

【制作】1.丁香去杂质；艾叶洗净，切碎；鸡蛋煮熟去壳。2.将丁香、艾叶、鸡蛋同放锅内，加水适量，置武火上烧沸，再用文火炖煮15分钟，滤去药渣，加入白糖搅匀即成。

【用法】每日1次，每次吃1个鸡蛋，喝汤。

【功效】健脾胃，止痛。

【适宜】虚寒型胃痛患者宜食。

丁香卤鸭

【配方】鸭子1只(约1000克)，丁香5克，肉桂5克，豆蔻5克，生姜15克，葱20克，盐3克，卤汁500克，冰糖30克，味精1克，香油25克。

【制作】1.将鸭宰杀后，去毛和内脏，洗净。2.丁香、肉桂、豆蔻用水煎熬两次，每次水沸后20分钟即可滤去药汁，取两次药汁合并倒入锅内。3.姜、葱洗净，姜拍破，同鸭子、药汁一起放入锅中，用文火煮至六成熟，捞起稍凉，再放入卤汁锅内，用文火卤熟后捞出。4.取适量卤汁放入锅内，加盐、冰糖、味精拌匀，放入鸭子，在文火上边滚边浇卤汁，直到卤汁均匀地粘在鸭子上，色泽红亮时取出，抹上香油，切块装盘即成。

橘皮

【别名】红皮、陈皮、贵老等。

【性味】性温，味苦辛。

【归经】归肺、脾、胃经。

【功效】理气，开胃，化痰，健脾。

宜：胸闷腹胀、食欲不振、消化不良、呕吐呃逆者宜食；高脂血症、高胆固醇血症、冠心病、动脉硬化、高血压者宜食；肥胖病、脂肪肝、胆囊炎、胆石症者宜食；急慢性气管炎、咳嗽多痰者宜食；急性乳腺炎者（中医称吹乳或乳痛）宜食。

忌：体弱气虚者、阴虚火旺者、燥咳无痰者、咳血吐血者勿食。

【按语】橘皮是家常调味品，又是一味常用中药，据中医经验，橘皮以陈年辛辣之气稍和者为好，故称"陈皮"，且以广东化州所产的橘皮为最佳。

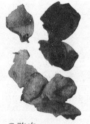
◎陈皮

304

陈皮红枣饮

【配方】陈皮10克，红枣10粒。

【制作】红枣去核，与陈皮一同加水煎取汁。

【用法】当茶饮用。

【功效】健脾胃、补气血、化痰湿。

【适宜】急慢性支气管炎患者宜食。

陈皮炒牛肉丝

【配方】牛肉250克，油、陈皮、葱丝、姜丝、芹菜、红辣椒各适量。

【制作】陈皮用水浸泡10个小时待用。2.将牛肉洗净切丝，过油，至七八分熟后，再倒入陈皮，稍加搅拌即可盛出。3.再将葱丝、姜丝、芹菜、红辣椒过油，稍加煎炒，倒入陈皮牛肉丝，拌匀即可。

【功效】理气健脾，燥湿化痰。

【适宜】痰湿壅盛、咳嗽痰多、胸腹胀满、呕恶食少、呃逆、腹泻等症者宜食。

【按语】牛肉甘、温，富含维生素A、维生素B、蛋白质等营养元素。陈皮的挥发油有刺激性，有祛痰和扩张支气管的功能，对呼吸道的一些病症也有良好的治疗效果。陈皮又能温和地刺激胃肠道的平滑肌，从而促使消化液的分泌和消除肠道胀气，这使得牛肉中丰富的维生素A、维生素B等营养元素更易被人体吸收。

陈皮大枣竹叶饮

【配方】陈皮5克，大枣5粒，竹叶5克。

【制作】将陈皮、大枣、竹叶水煎服。

【用法】每日1剂，分2次饮服，连服3～5剂。

【功效】健脾益气，止涎。

【适宜】小儿流涎者宜食。

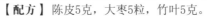
◎墨鱼

陈皮墨鱼瘦肉粥

【配方】陈皮6克，墨鱼骨12克，瘦猪肉100克，白米适量。

【制作】将陈皮、墨鱼骨、瘦猪肉、白米共煮粥。

【适宜】脾胃气虚、泛酸过多者宜食。

陈皮乌梅烧排骨

【配方】陈皮10克，乌梅30克，排骨250克，料酒、姜、葱、盐、素油、白糖各适量。

【制作】1.将陈皮、乌梅洗净；排骨洗净，剁成块；姜洗净切片，葱洗净切花。2.将砂锅置武火上烧热，加入素油，六成热时下入姜、葱爆锅，随即投入排骨，炒变色，加入陈皮、乌梅，下入白糖、盐、料酒，加水淹过排骨，烧置排骨熟透即成。

【用法】佐餐食用，每日1次，每次吃排骨约50克。

【功效】收敛生津。

【适宜】慢性腹泻者宜食。

陈皮草果煲牛肉

【配方】陈皮3克，草果6克，鲜肉200克，食盐、生姜各适量。

【制作】1.将鲜牛肉洗净切小块；草果、陈皮洗净；生姜洗净去皮切丝。2.将以上材料放进砂锅内，加适量清水。先用武火煲沸后，改用文火煲1小时，加盐调味，饮汤食牛肉。

【功效】温脾暖胃，祛寒除湿，消食止痛。

【适宜】虚寒性胃痛，腹胀满，脾虚食欲不振，手足冷感者宜食。

【按语】热性胃痛或饮食停滞已经化热者，则不宜饮用。

草果

【别名】草果仁等。

【性味】性温，味辛。

【归经】归脾、胃经。

【功效】芳香开胃，消食化积，行气散寒。

　　宜：脘腹冷痛、食积不化，或饮食不香、呕吐反胃者宜食。

　　忌：气虚或血虚的体弱者切勿多食，以免耗伤正气；阴虚火旺者也不可服，防其温燥伤阴。

【贴士】煮制卤菜时，加用草果、桂皮、陈皮、荜拨、砂仁、山奈、葱、姜等多种香料成分，可增强口感。

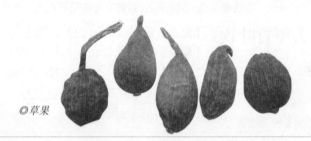

◎草果

草果豆蔻乌鸡汤

【配方】乌鸡1只（约重500克），草果、草豆蔻各5克。

【制作】鸡洗净，草果、草豆蔻入其腹内，以竹签缝好切口，加水煮熟，调味食。

【功效】温中健胃。

【适宜】孕妇虚寒腹痛者可食用。

【按语】乌鸡含有17种氨基酸，其中有人体不可缺少的赖氨酸、多种维生素和硒、铁等矿物质，还含大量极高滋补保健价值的黑色素，而且其胆固醇含量极低，是高蛋白、低脂肪的高级补品，有较强免疫功能。

荜拨

【别名】鼠尾等。

【性味】性热，味辛。

【归经】归脾、胃经。

【功效】湿中散寒，下气止痛，醒脾开胃。

　　宜：脾胃虚寒所致的不思饮食、心腹冷痛、呕吐泛酸、肠鸣泄泻者宜食。

　　忌：阴虚火旺者，包括糖尿病、结核病、红斑狼疮、更年期综合征者勿食为妥；气虚体弱、发热高烧者忌食。

荜拨煮黄鱼

【配方】鲜黄鱼1条，荜拨、砂仁、陈皮、胡椒各10克，葱、盐、油、酱油各适量。

【制作】1.将鱼宰杀洗净；把荜拨、砂仁、陈皮、胡椒装入鱼腹，并加入葱、盐、酱油两面抹匀。2.锅放油烧热，下鱼煎一下，加水适量，煮熟即可。

【功效】益气补中，行气开胃。

【适宜】食道癌、胃癌患者宜食。

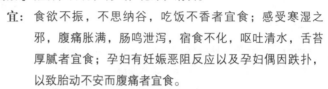

◎黄鱼

砂仁

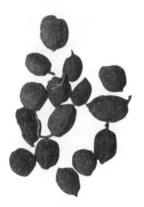

【别名】缩砂蜜、春砂仁。

【性味】性温，味辛。

【归经】归脾、胃经。

【功效】醒脾，开胃，行气，化滞，消食。

　宜：食欲不振，不思纳谷，吃饭不香者宜食；感受寒湿之邪，腹痛胀满，肠鸣泄泻，宿食不化，呕吐清水，舌苔厚腻者宜食；孕妇有妊娠恶阻反应以及孕妇偶因跌扑，以致胎动不安而腹痛者宜食。

　忌：阴虚有热，肺结核活动期，支气管扩张，干燥综合征者，以及妇女产后忌食。

【按语】砂仁是一味家常芳香调味佐料，常用于烹制卤菜等，同时又是一味常用中药。

砂仁煮肚条

【配方】猪肚100克，砂仁10克，猪油20克，胡椒粉3克，花椒2克，姜10克，葱白10克，盐3克，料酒15克，味精1克，豆粉15克，清汤500毫升。

【制作】1.将猪肚洗净，下沸水锅煮透捞出，刮去内膜。2.另锅中掺入清汤，放入猪肚，再下生姜、葱白、花椒、料酒煮至熟，撇去浮沫，起锅切成条状。3.再将原汤烧沸，放入切好的肚条及砂仁米搅拌，加入盐、猪油和味精，撒入胡椒粉，用水豆粉勾芡，炒匀即成。

【功效】醒脾开胃，利湿止呕。

【适宜】脾胃虚弱，食欲不振者宜食。

砂仁蒸鲫鱼

【配方】鲜鲫鱼1条，砂仁3克（研末），油、盐、豆粉各适量。

【制作】先将鲜鲫鱼去鳞和肠，洗净，用油、盐同砂仁末一起放入鱼腹内，再用豆粉封住刀口，放在碟上，用碗盖紧，隔水蒸熟即可食用。

砂仁粥

【配方】砂仁5克，硬米100克。

【制作】取粳米淘净，以常法煮粥，待粥煮熟时，调入砂仁细末，略煮5分钟即可。

【用法】早、晚空腹食用。

【功效】暖脾胃，助消化，止呕。

【适宜】脾胃虚寒、妊娠呕吐、脘腹胀满、食欲不振者宜食。

【按语】砂仁辛温，能化湿开胃、温脾止泻、理气安胎。适用于妊娠初期恶心、呕吐者。

肉桂

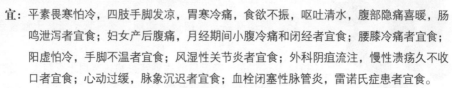

【别名】官桂、桂皮。

【性味】性热，味甘辛。

【归经】归肾、脾、膀胱经。

【功效】温中散寒，健胃暖脾，通利血脉。

　　宜：平素畏寒怕冷，四肢手脚发凉，胃寒冷痛，食欲不振，呕吐清水，腹部隐痛喜暖，肠鸣泄泻者宜食；妇女产后腹痛，月经期间小腹冷痛和闭经者宜食；腰膝冷痛者宜食；阳虚怕冷，手脚不温者宜食；风湿性关节炎者宜食；外科阴疽流注，慢性溃疡久不收口者宜食；心动过缓，脉象沉迟者宜食；血栓闭塞性脉管炎，雷诺氏症患者宜食。

　　忌：内热较重，内火偏盛，或阴虚火旺者忌食，舌红无苔者亦忌；干燥综合征，更年期综合征患者忌食；大便燥结，或患有痔疮者忌食；患有出血性疾病者忌食；妇女怀孕期间忌食。

【按语】肉桂在春夏之季忌食。肉桂是家常调味香料，常用于烹制卤菜，同时也是一味常用中药。

【应用】1.脾胃虚弱，少食不饥者宜食。可用本品研末服，或用小茴香、山柰、花椒配合，作调味品用，亦可奏效。

　　　　2.脾胃虚寒，脘腹冷痛，或呕吐、腹泻者宜食。可单用本品研末服，或分别配伍小茴香、花椒、生姜、橘皮、砂仁、白术。

　　　　3.风湿痹痛，跌打损伤，或产后血瘀腹痛者宜食。可与祛风湿或活血止痛药配伍。

肉桂炖鸡肝片

【配方】肉桂3克，雄鸡肝1具，生姜、米酒、食盐、味精、葱、清水各适量。

【制作】1.将肉桂研末，鸡肝切片，待用。2.将肉桂末、鸡肝片放入碗内，加入生姜、葱、米酒、食盐、味精、清水，隔水炖熟即可。

【功效】饮汤吃鸡肝，睡前2小时1次服完。

【适宜】小儿遗尿肾阳不足者宜食。

肉桂饴糖苹果酱

【配方】红苹果600克，肉桂棒4根，饴糖150克，细砂糖100克，柠檬2个，兰姆酒100毫升。

【制作】1.柠檬洗净榨出果汁备用；苹果去皮去核后切成丁状备用。 2.将苹果丁放进耐酸的锅子中，加入柠檬汁、兰姆酒及肉桂棒用中火煮滚。 3.转成小火加入饴糖继续熬煮，熬煮时必须用木勺不停地搅拌。 4.待饴糖完全熔化后便可加入细砂糖，继续拌煮至酱汁呈浓稠状时，即可熄火取出。

花椒

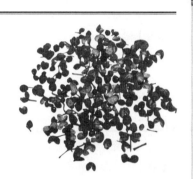

【别名】川椒、椒红、山椒。

【性味】性温，味辛，有小毒。

【归经】归脾、肺、肾经。

【功效】芳香健胃，温中散寒，解鱼腥毒。

　宜：胃部及腹部冷痛，食欲不振，呕吐清水，肠鸣便溏者宜食；哺乳妇女断奶之时宜食（其法可用花椒6~15克，加水400~500毫升，浸泡后煎煮浓缩成250毫升，然后加入红糖50~100克，日服数次，约1~3次可回乳）；中老年人强身健体者宜食；女子寒性闭经和寒性痛经者宜食；风湿性关节炎者宜食；蛔虫病腹痛者宜食；肾阳不足，小便频多者宜食。

　忌：阴虚火旺者忌食；孕妇忌食。

【按语】花椒是家常调味品，还是一味传统中药，有类似人参、鹿茸的强壮功效，中老年人内分泌机能衰退者宜食。

花椒粥

【配方】花椒5克，粳米50克。

【制作】1.花椒水煎10分钟，取汁。2.取粳米以常法煮粥，粥将熟时加入花椒汁略煮即可。

【用法】空腹趁热服用。

【功效】温胃，散寒，止痛。

【适宜】脾胃虚寒之胃脘部冷痛者宜食。

【按语】花椒温中散寒，有局部麻醉作用，故能止牙齿疼痛；粳米甘平益胃。花椒其味甚香，本品作为膳食，有散风寒、止牙痛之功，又细软适口，可解牙痛病人进食之苦。

川椒鸡片

【配方】去骨鸡腿肉350克，珍珠叶少许，川椒酱25克，盐、味精、老抽、料酒、蛋清、湿淀粉、花生油各适量。

【制作】1.将鸡腿肉片成大片，然后切块，加少许盐、味精、老抽、料酒、蛋清、湿淀粉浆好。2.炒锅置于火上，加入花生油，待油温升至七成热时将珍珠叶炸脆捞出，沥油，围在盘子的边缘。3.原锅置于火上，油温六成热时，下入鸡块，滑透后捞出。4.留少许底油，下入川椒酱煸炒，再下入滑好的鸡翻裹均匀，淋少许明油，盛盘中即成。

【功效】温中补虚。

【适宜】胃寒、气血虚者宜食。

川椒炸龙虾

【配方】活龙虾750克，生葱50克，川椒末1克，味精适量，干生粉40克，湿生粉10克，绍酒15克，酱油15克，麻油5克，上汤100毫升，香菜25克，油适量。

【制作】1.先将龙虾原只洗干净，剖开两边，挑去虾屎，连壳斩件；头部外壳去掉不用，去干净鳃，然后也斩件；虾脚斩段用刀轻拍一下。2.将全部材料用碟盛起，加入酱油、绍酒拌匀，然后加入干生粉，拌匀候用。3.生葱剁蓉，和川椒末起锅下少量油把它炒香至葱呈金黄色，盛入小碗，沥油，加入上汤、酱油、味精、麻油、湿生粉调成碗芡候用。4.起锅下油把龙虾下锅炸至熟倒回笊篱沥油，再将龙虾倒回原锅，把先调好的碗芡落锅抛几抛，上碟，碟边伴香菜即成。

【功效】芳香健胃，温中去寒。

【适宜】脾胃虚寒者食用。

◎龙虾

花椒肉

【配方】猪肉500克，汤500毫升，菜油500克（实耗100克），姜、葱、干辣椒、酱油、花椒、白糖、绍酒、盐各适量。

【制作】1.猪肉洗净，切成小方丁，用盐、绍酒、葱（洗净切段）、姜（洗净拍松）、酱油，与肉丁拌和均匀，腌渍约20分钟；干辣椒去蒂去籽，切成长节。2.炒锅内下菜油烧至八成热，将肉丁（取去姜、葱）放入，炸约5分钟捞起（不要把水汽炸得过干）。3.锅内留油少量，烧至七成热，下干辣椒节、花椒炒至呈红色时，将白糖、汤及肉丁下入锅收汁，视肉丁软和、汤干时起锅即成。

【功效】补中益气，温中散寒。

【适宜】中气不足或脾胃虚寒者宜食。

芥末

【别名】芥辣粉。

【性味】性温，味辛。

【归经】归肺、胃经。

【功效】温中散寒，行气开胃，增进食欲。

宜：肺寒咳喘多痰、胸胁胀满以及渗出性胸膜炎者宜食；胃寒胃痛反胃、呕吐呃逆、食欲不振、饮食不香者宜食。

忌：肺气虚弱和肺经有热，包括肺结核、支气管扩张、支气管哮喘、肺炎、肺气肿、肺心病和矽肺者勿食为妥；阴虚火旺者，包括干燥综合征、红斑狼疮、癌症、糖尿病、结核病、更年期综合征等，切勿多食。

芥末黄鳝

【配方】黄鳝600克，凉瓜300克，姜、葱、辣椒少许，日本豉油、日本芥末、盐、糖各适量。

【制作】1.将黄鳝宰杀好洗净，去中骨，切成片，沥干水分。2.将凉瓜切开边，去掉瓜瓤，直刀横切成薄片；姜切姜丝；葱切葱丝；辣椒切椒丝。3.凉瓜用少许盐、糖略腌飞水，放在深碟中，再落清水把黄鳝片飞水至仅熟上碟，撒上姜、葱、椒丝即可（用日本豉油、日本芥末佐食）。

【功效】凉瓜甘凉，鳝爽脆，东洋风味。

【适宜】黄鳝飞水时不宜过熟，否则黄鳝肉不脆，影响口感。

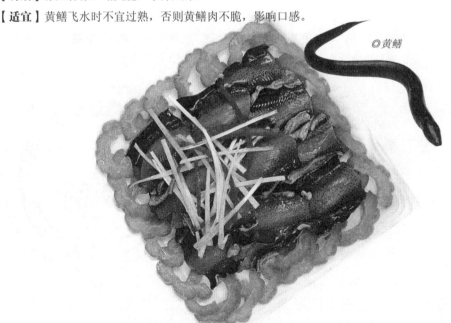

◎黄鳝

茶

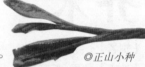
◎正山小种

【别名】有绿茶、红茶、乌龙茶、铁观音、单丛茶、普洱茶之别。

【性味】有温凉之分。

【归经】归心、肺、胃经。

【功效】清热解毒，消食解腻，利尿排毒，清心明目，提神益思，减肥健美，强心抗癌。

  宜：高脂血症，高血压病，冠心病，动脉硬化，心动过缓，糖尿病者宜饮；吃油腻饮食
或奶类食品过多，感到胃部饱满，口中黏腻之时宜饮；发热口渴，肠炎腹泻，头痛
目昏，小便不利者宜饮；肝炎，肾炎，白血病，贫血，夜盲症及人体各部位的癌症
病人宜饮；饮酒多，宿醒未解者宜饮；长期吸烟者宜饮，因为烟草中含尼古丁，喝
茶可解慢性尼古丁中毒；肥胖症患者宜饮；嗜睡症患者宜饮。

  忌：习惯性便秘者忌饮茶；失眠者临睡觉前不宜饮浓茶，以免引起失眠；胃寒者不宜饮
绿茶，更不能饮冷茶，因其性寒，可导致胃寒痛复发；怀孕妇女以及产妇在哺乳期
忌饮浓茶；服用人参、西洋参、威灵仙、土茯苓，以及安眠药和含铁质补血药时，
忌用茶水送服，以免影响药效。

【按语】宜饮清淡温热之茶，热茶入胃后促进胃液分泌，有助于对食物的消化；饮茶多忌浓
忌冷，也忌饮隔夜茶。茶有时也作为调味品，如烹制茶叶蛋、茶香鸡等。

【应用】1.用于风热上犯，头目昏痛，或多睡好眠。可单用本品泡服，或与其他药物配伍，
如《日用本草》治外风头痛，即以本品同川芎、葱白煎汤服。2.用于暑热烦渴。可
单用本品，或同乌梅以沸水泡服。亦可与金银花同用。3.用于油腻食积、脘闷不
饥。可单用本品，或同山楂煎汤服。4.用于热淋，小便短亦不利。可单用本品，或
与海金沙配伍，如《圣济总录》海金沙散。5.用于热毒痢疾，或腹泻。可单用本
品，或与乌梅煎服。《本草别名》治腹泻，则以本品与醋配合。

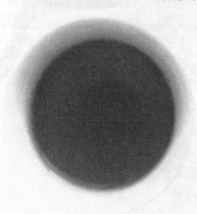
◎正山小种

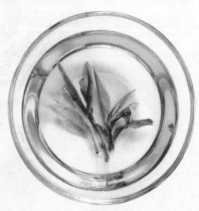
◎黄山毛峰

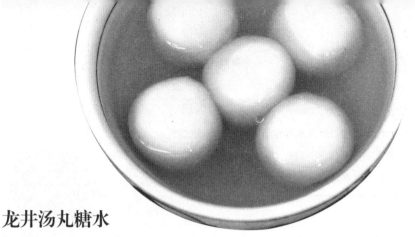

龙井汤丸糖水

【配方】龙井茶5克，麻蓉汤丸25粒（速冻成品汤丸），冰片糖100克，老姜1小块，开水适量。

【制作】1.用开水将龙井茶叶泡成茶水，滤去茶渣；老姜去皮用刀略拍。2.烧水至开，放入麻蓉汤丸，慢火煮至所有汤丸都浮起熟透，捞起放入冷水中待用。3.砂锅内加入泡好的龙井茶水煮滚后，再放入已过冷水的麻蓉汤丸和冰片糖，略煮至糖完全溶化即可。

【功效】清热解毒，利尿降脂。

【适宜】高血脂、高血压、肥胖者宜食。

【贴士】也可先泡好茶叶水并冰冻，再将煮好的汤丸放入冻茶中，或茶水中不再放糖口感更佳。

茶叶蛋

【配方】绿茶适量，鸡蛋数只。

【制作】上二味共加水适量煎煮，蛋熟即可。

【用法】吃鸡蛋，每次1只，每日2次，连用数日。

【功效】祛热降火。

【适宜】风热型急性结膜炎患者宜食。

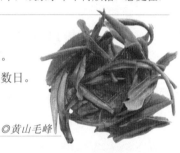

◎黄山毛峰

盐茶

【配方】绿茶15克，食盐6克。

【制作】水煎，去渣。

【用法】洗眼。

【功效】明目去障。

【适宜】治眼云翳风火，新久皆效。

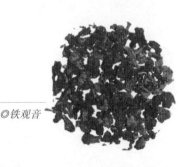

◎铁观音

萝卜姜汁蜜茶

【来源】《美食茶水百例经典》

【配方】萝卜100克，鲜姜、蜂蜜各30克，陈茶3克。

【制作】将萝卜、鲜姜捣烂，取萝卜汁1小杯和姜汁1汤匙，与蜂蜜及陈茶混在一起，用沸水冲泡。

【用法】代茶饮，饭前服，一日3次，连服3日。

【功效】清热，止痢。

【适宜】赤白痢疾患者宜食。

冰糖莲子茶

【来源】《美食茶水百例经典》

【配方】莲子30克，茶叶5克，冰糖适量。

【制作】将茶叶泡汁；莲子用温水浸泡数小时后加冰糖炖烂，倒入茶汁，拌匀即可。

【功效】健脾利湿。

【适宜】久痢、泄泻患者宜食。

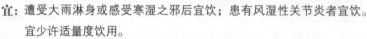

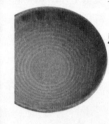

酒

【性味】性温，味甘苦辛。

【功效】散寒气，通血脉。

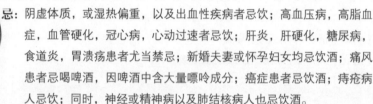

◎铁观音

宜：遭受大雨淋身或感受寒湿之邪后宜饮；患有风湿性关节炎者宜饮。宜少许适量度饮用。

忌：阴虚体质，或湿热偏重，以及出血性疾病者忌饮；高血压病，高脂血症，血管硬化，冠心病，心动过速者忌饮；肝炎，肝硬化，糖尿病，食道炎，胃溃疡患者尤当禁忌；新婚夫妻或怀孕妇女均忌饮酒；痛风患者忌喝啤酒，因啤酒中含大量嘌呤成分；癌症患者忌饮酒；痔疮病人忌饮；同时，神经或精神病以及肺结核病人也忌饮酒。

【按语】作为调味品，烹调时酌加些酒，则味香气浓，增加口感。

【应用】1.用于痹证肢体拘挛疼痛，常以本品浸泡威灵仙、木瓜、蛇肉等祛风湿、通经络药用，或以本品送服此类药剂。

2.用于气血不足、血脉不能宣通，脉结、代。如《伤寒论》炙甘草汤，以本品和水煮人参、地黄、桂枝、甘草等药服用。

3.用于胸痹，胸部隐痛，胸痛彻背。用本品与栝楼、薤白同煎服。

4.用于阴寒内盛，腹部冷痛。可用本品小量调服。

香糟肉

【配方】五花猪肉500克，香糟50克，化猪油、葱段、姜片、盐、八角、冰糖渣、酱油。

【制作】1.将五花肉刮洗后切成小块。2.把切好的猪肉放进砂锅里，加水淹没肉2厘米；水煮开后撇去浮沫，再放入葱段、姜片、花椒、盐、八角、酱油、香糟。3.另用砂锅放油炒冰糖渣，将冰糖渣炒成不深不浅的糖汁后，倒入砂锅内搅匀；用微火将猪肉烧至皮肉杷烂，汤汁减少即成。

【适宜】血脂不高者可适量食用。

【按语】香糟可用醪糟代替。香糟是酿造黄酒剩下的酒糟，具有同黄酒一样的浓香气味，且越陈越香，颜色越浓，可用于制作各种糟制食品。

醪糟也即甜酒糟，是用糯米和酒曲酿制而成，可用于制作各种糟制食品或糖水。

清酒蒸大蚬

【配方】大蚬500克，清酒1支，姜2片，盐少许。

【制作】1. 大蚬放入清水与金属同浸约2小时后洗净。2. 将大蚬放入砂锅内，加入姜，注入清酒至盖过大蚬，撒少许盐作调味。3. 隔水蒸约10分钟至大蚬熟即可。

【适宜】常人可食用，但尿酸多者忌用。

【贴士】浸泡贝壳可放一些金属品，例如与刀同浸，这样贝壳里的沙就会乖乖吐个精光。

米酒炒虾

【配方】米酒250克，鲜海虾400克，葱、生姜、菜油、精盐适量。

【制作】1. 将海虾洗净，去壳，放入米酒中，浸泡10分钟；葱洗净切花，姜洗净切片。2. 将锅烧热注入菜油，烧六成熟，放入葱花爆锅，然后投入海虾，加盐、生姜，连续翻炒至熟既成。

【用法】当菜食用。

【功效】补肾兴阳，强筋健骨。

【适宜】肾阳虚弱、阳痿不举、举而不坚、滑精、腰痛者宜食。

米酒蒸螃蟹

【配方】螃蟹500克，米酒2汤匙，熟花生油、酱油适量。

【制作】将螃蟹洗净，放锅内加盖蒸之，将熟时加入米酒，再蒸片刻即成。

【用法】食蟹肉并饮汁，蟹肉可蘸熟花生油、酱油调味。

【功效】行气活血，止痛。

【适宜】产妇恶露排出不畅，下腹隐隐作痛者宜食。

【按语】本方四季可用。但少数过敏性体质患者食螃蟹后全身会起风团瘙痒，这些人不适宜用本方。

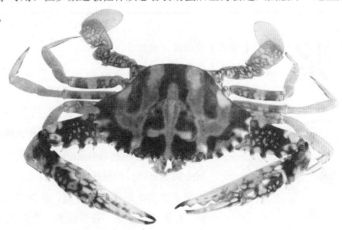

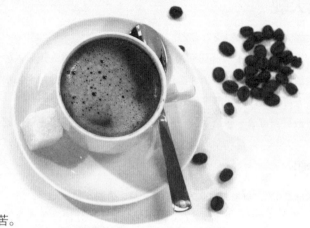

咖啡

【性味】性温，味甘苦。

【功效】强心，利尿，兴奋，提神醒脑。

宜：精神萎靡不振，神疲乏力，嗜睡多睡以及春困者宜饮；慢性支气管炎，肺气肿，肺原性心脏病人宜饮；宿醒未消，酒醉者宜饮。

忌：失眠之人临睡前忌饮；高血压、冠心病人和消化道溃疡患者忌饮；小儿和孕妇忌饮；服用西药痢特灵、异烟肼时忌饮。

蛋奶咖啡

【配方】咖啡9克，白糖30克，蛋黄1个，牛奶100毫升。

【制作】1.先把蛋黄与白糖揉和，制取蛋黄混合物。2.然后分别将咖啡、牛奶煮沸，再和蛋黄混合搅拌均匀即成。

【功效】健脑提神，滋养身体。

【禁忌】高血压病患者少饮为宜。

豆浆

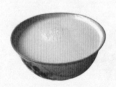

【别名】豆腐浆、腐浆。

【性味】性平，味甘。

【功效】补虚损，润肠燥，清肺火，化痰浊。

宜：中老年体质虚弱，营养不良者，以及青少年儿童宜饮；老年慢性支气管炎，虚劳咳嗽，痰火哮喘者，或老人便秘者宜饮；身体衰弱而又患有心血管疾病，如高血压、冠心病者宜饮；糖尿病患者宜饮。

忌：胃寒，饮食之后不适或作闷，反胃者忌食；患有慢性肠炎，易腹泻，腹胀，夜尿频多，遗精梦泄者忌饮。

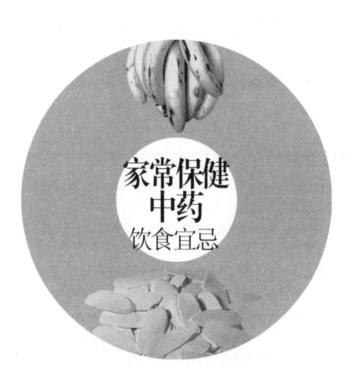

家常保健中药
饮食宜忌

海马

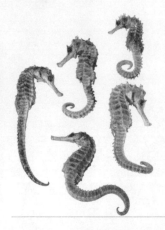

【别名】 龙落子。

【性味】 性温，味甘。

【归经】 归肝、肾经。

【功效】 补肾壮阳，活血理伤。

宜： 肾阳不足，老人虚弱，久喘不止，虚喘哮喘，男子阳痿不育，性功能减退，孕妇难产（产妇子宫阵缩无力而难产时），妇女宫寒不孕者宜食；跌打损伤后内伤疼痛者宜食。

忌： 海马性温助阳，故阴虚火旺者忌食；男子性欲过旺，性功能亢进者忌食；海马能温通任脉，又有活血作用，故孕妇忌食。

鸡肉虾仁蒸海马

【配方】 海马10克，白木耳10克，鹿茸粉3克，鸡脯肉150克，虾仁50克，鹌鹑蛋10只，盐、味精、黄酒、干淀粉、鸡蛋清、麻油各适量。

【制作】 1.把海马放在清水中漂洗干净，捞出备用。2.把白木耳放入清水中浸泡，再上笼蒸，蒸熟后取出备用。3.将鸡脯肉切成丁，把虾仁和鸡丁放在一起剁成鸡肉虾蓉，加少许盐、味精、黄酒拌匀，再加1只鸡蛋清使劲搅拌。然后再放少许干淀粉拌匀备用。4.把鸡肉、虾蓉铺在大盘上，将海马、鹌鹑蛋排列其上，蒸15分钟。5.把泡好蒸过的白木耳放进炒锅里，烧热后，放少许盐、味精，加锅盖煮开，捞出作围边。炒锅里要留少许汤汁。6.在白木耳的汤汁里放入鹿茸粉，再加水淀粉勾芡，出锅浇在海马鹌鹑蛋上即成。

【功效】 补肾壮阳，健腰。

【适宜】 肾虚腰膝酸软，疲倦乏力者可食用。

海马炖羊骨

【配方】 羊骨（羊小排）2根，老姜3片，海马2只，山茱萸3克，当归3克，何首乌3克，菟丝子6克，枸杞子6克，玉竹15克，料酒100毫升，盐1/2茶匙。

【制作】 1.羊骨洗净，放入滚水氽烫，冲净、沥干；老姜片洗净。2.将海马、山茱萸、当归、何首乌、菟丝子、枸杞子、玉竹放入锅中，加入羊骨、料酒、盐、老姜片，加水没过材料。3.炖煮20分钟即可食用。

【功效】 补肾壮阳，健腰强筋骨。

【适宜】 肾气虚弱之阳痿或腰酸腿软者可食用。

虾仁海参烧海马

【配方】海马20克，虾仁50克，鸡肉100克，海参50克，生姜10克，上海青50克，花生油10克，盐5克，味精2克，胡椒粉少许，绍酒2克，清汤、湿生粉适量，熟鸡油1克，蚝油5克。

【制作】1.将海马洗净；虾仁洗净抹干水；鸡肉、海参切片；生姜切片；上海青洗净去老叶。2.锅内加水，烧开后加入绍酒、蚝油、海参片，用中火煨透，倒出待用；上海青烫熟摆入碟边。3.另烧锅下油，放入姜片、虾仁、鸡肉片炒香，加入海参片、海马，注入清汤。4.调入盐、味精、胡椒粉，烧至入味，然后用湿生粉勾芡，淋入熟鸡油，倒在上海青上即成。

【适宜】脾胃虚弱之体倦乏力，性功能低下者可食用。

山药

【别名】山药、淮山。

【性味】性平，味甘。

【归经】归肺、脾、肾经。

【功效】健脾胃，补肺气，益肾精，滋养强壮。

宜：一切体虚，病后虚羸，脾胃气虚者宜食；慢性脾虚便溏，长期腹泻，食欲不振，神疲倦怠，妇女脾虚带下者宜食；肺肾不足所致的虚劳咳喘，遗精盗汗，夜尿频多者宜食；糖尿病患者口渴、多尿、善饥者宜长期食用；慢性肾炎及小儿遗尿者宜食。

忌：因为山药具有清淡滋补，性质平和，补而不滞，不热不燥的特点，所以诸无所忌。

【按语】山药干品是一味常用中药，而鲜山药则常作为蔬菜类食用。

山药煮鸡杂

【配方】鸡杂150克，山药（去皮）、胡萝卜各50克，炸鱼丸子、干蘑菇、韭菜各25克，海带20克，食盐、料酒、豆油各适量。

【制作】1.干蘑菇水浸后切丝；韭菜洗净，切段；胡萝卜去皮，切长方形薄片备用。2.鸡杂洗净，切丁；炸鱼丸子过水，去油后切长方形薄片。3.山药用明矾洗去黏液，在研钵中捣烂如泥；海带洗净，切段。4.将海带段、鸡杂粒及蘑菇丝一起倒入锅内，加水煮一会儿，再加入胡萝卜片，再煮一会儿后加入料酒、食盐及豆油，放入炸鱼丸子。5.将山药泥搓成小丸，放入锅中，最后放进韭菜段，煮一会后去火，用汤碗盛出即可。

【功效】健脾补肾，滋养强壮。

【适宜】脾虚胃弱、腰膝腿软或产后乳汁不足、乳房发育不良者宜食。

鲜淮山排骨煲

【配方】鲜淮山250克，鲜排骨250克，冬菇件、炸蒜子、红椒件、姜片少许，食盐、鸡粉、美极抽、蚝油、植物油、麻油、生粉各适量。

【制作】1.鲜淮山刨去皮洗净，横切2cm块状，烧水加入淮山件和少许食盐将淮山煮熟捞起待用。2.排骨洗净沿骨边切条再横斩3cm宽排骨件，用鸡粉、蚝油、生粉拌匀腌10分钟待用。3.烧砂锅落油放入冬菇件、炸蒜子、红椒件、姜片炒香，再加入淮山、排骨和少量上汤加盖煮至排骨熟透，用鸡粉、美极抽、蚝油调味，生粉水勾芡，加几滴麻油即可原煲享用。

【贴士】鲜淮山去皮切件后遇空气容易起锈色，用稀盐水浸泡可防止。

冰镇话梅山药

【配方】山药400克，话梅10克，白糖、白醋适量。

【制作】1.选精壮山药，去表皮，置清水中洗净，切成规则长方形备用。2.在盛器中加入白糖、白醋、话梅，加温水拌匀置于冰箱待用。3.将炒锅加水烧开，投入山药片，余水后捞出沥干，放入以上待用盛器中，浸泡1小时左右，再移入冰箱（5℃左右）冷藏1小时，取出装盘。

【功效】消食开胃，生津止渴。

【适宜】夏季胃纳差，口干渴者宜食。

莲藕煮山药

【配方】嫩莲藕100克，鲜山药100克，生姜5克，苦瓜200克，色拉油5克，盐3克，味精1克，白糖1克，清汤适量。

【制作】1.嫩莲藕去皮切片；鲜山药去皮切片；生姜去皮切丝；青菜洗净。2.烧锅下油，放入姜丝，注入清汤，待汤开时，投入莲藕片、山药片，用中火煮。3.待煮至莲藕、山药熟透时，下苦瓜，调入盐、味精、白糖煮透，盛入汤锅内即成。

【功效】清热、凉血、健脾胃。

【适宜】口腔溃疡者食用。

【贴士】莲藕与山药含淀粉较多，所以切好后应立即用清水泡好，否则容易变色。

山楂

◎鲜山楂

【别名】山里红、红果、酸楂。

【性味】性微温，味酸甘。

【归经】归脾、胃、肝经。

【功效】开胃消食，化滞消积，活血化瘀，收敛止痢，降血脂降血压。

宜：伤食后引起的腹满饱胀，尤其是肉类食积不化，上腹疼痛之人宜食；中老年心血管疾病患者宜食，包括老年心脏衰弱，高血压，冠心病，心绞痛，高脂血症，阵发性心动过速等；各种癌症患者宜食；细菌性痢疾，肠炎者宜食；小儿乳食积滞者宜食；肥胖症，坏血病（维生素C缺乏症），病毒性肝炎，脂肪肝，急慢性肾炎，绦虫病患者亦宜食。

忌：脾胃虚弱者忌食；龋齿患者不宜多食山楂；服用人参或西洋参期间忌食山楂；糖尿病人忌食；山楂味酸有敛性，胃及十二指肠溃疡和胃酸过多者切忌多食，以免因酸多加重病情；各种炎症患者也应忌食，因其酸敛之性会影响炎症的吸收；妊娠妇女，习惯性流产和先兆流产患者禁食山楂，以免伤胎坠胎。

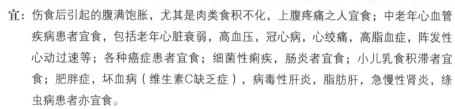

山楂核桃饮

【配方】核桃仁150克，山楂50克，白糖200克，清水500毫升。

【制作】1. 核桃仁加水少许，用石磨磨成浆，装入容器中，再加适量凉开水调成稀浆汁。

2. 山楂去核，切片，加水500毫升煎煮30分钟，滤出头汁，再煮取二汁。3. 将一、二汁合并，复置火上，加入白糖搅拌，待溶化后再缓缓倒入核桃仁浆汁，边倒边搅匀，烧至微沸即可。

【功效】补肺肾，润肠燥，消食积。

【适宜】肺虚咳嗽、气喘，便秘，食积等患者宜食。也可作为冠心病、高血压、高脂血症及老年便秘等患者的保健饮料。

山楂荷叶饮

【配方】山楂15克，荷叶12克，水1000毫升。

【制作】将山楂、荷叶加水煎煮即成。

【用法】代茶饮用。

【功效】活血化瘀，消导降脂，清暑除烦。

【适宜】高血压兼有高脂血症患者宜食，尚可作夏季消暑饮料。

【按语】山楂、荷叶均有降血脂、减肥作用，是受欢迎的食品。此饮色味俱佳，方便易行，畅饮无害。但胃及十二指肠溃疡者禁用。

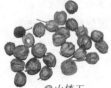
◎山楂干

山楂拌海带

【配方】水发海带300克，鲜山楂100克，白砂糖30克，葱、姜、料酒各适量。

【制作】1.海带洗净，放锅中，加葱、姜、料酒、清水，先用旺火烧开，再用小火炖烂。2.将海带捞出切成细丝；山楂去核，也切成丝。3.将海带丝加白糖拌均匀，装入盘内，撒上山楂丝，再撒上一层白糖即可。

【功效】散结利水，消食化积。

【适宜】甲状腺肿大、下肢浮肿或食滞腹胀者宜食。

山楂炒猪肉

【配方】去皮猪肉500克，去核山楂250克，鲜姜、葱、料酒、酱油、植物油、白糖、花椒各适量。

【制作】先将山楂放入锅，加入2000毫升水共煮。2.将猪肉煮至7成熟捞出待凉，切成1寸长，浸在用酱油、黄酒、葱、姜、花椒调成的汁中，1小时以后沥干。3.在炒锅内放适量植物油用文火烧热，放肉条炒至肉色微黄时，用漏勺捞出，沥去油。4.将煮锅内的山楂放油锅内略翻炒，再将肉条放入同炒，加白糖，用文火收干汤汁即可起锅装盘。

菊花山楂茶

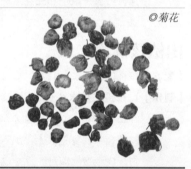

◎菊花

【配方】菊花15克，生山楂20克，泽泻20克，田七5克。

【制作】水煎或开水冲泡10分钟即可。

【用法】每日1剂，代茶饮用。

【功效】清热，消食，降脂。

【适宜】冠心病、高血压、高脂血症、肥胖患者宜食。

322

木瓜

【别名】宣木瓜、红木瓜、土木瓜、海棠梨、铁脚梨（为蔷薇科植物贴梗海棠或冥楂的果实，果长圆形，木质，芳香。植物形态为落叶灌木或小乔木）。

【性味】性温，味酸甘。

【归经】归肝、脾经。

【功效】去湿，舒筋，和胃。

宜：慢性萎缩性胃炎之胃痛口干，消化不良，舌苔少者宜食；产妇缺奶者宜食；胃肠平滑肌痉挛疼痛和四肢肌肉痉挛者宜食；风湿筋骨痛，跌打扭挫伤，或暑湿伤人，吐泻交作，筋脉挛急（转筋），以及脚气者宜食。

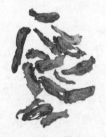

◎木瓜（干品）

忌：小便淋涩疼痛患者忌食木瓜。

木瓜生姜粥

【配方】木瓜片20克，生姜片10克，蜂蜜30克，粳米100克。

【制作】将木瓜片装入布袋，与淘净的粳米、洗净的生姜片同入锅中，加水适量，煮成稠粥，粥将成取出药袋，趁温兑入蜂蜜，调匀即成。

【功效】祛湿舒筋。

【适宜】风湿性关节炎患者可食用。

燕窝

【别名】燕菜、燕根。

【性味】性平，味甘微咸。

【归经】归肺、胃、肾经。

【功效】益气养阴，补虚润肺，化痰止咳。

宜：虚损痨瘵，体质衰弱，气阴两伤，营养不良，阴虚内热，以及久痢久疟，噎嗝反胃者宜食；老年慢性支气管炎，肺气肿，支气管扩张，肺结核，咳嗽痰喘，咯血吐血者宜食；癌症患者，以及癌症病人放疗、化疗后宜食，尤其适宜食道癌、胃癌者食用；高血压病，高脂血症，冠心病，动脉硬化者宜食；体虚多汗自汗盗汗者宜食；糖尿病及干燥综合征患者宜食；贫血，白细胞减少症，神经衰弱者宜食；老人肾虚小便频多者宜食；小儿营养不良，小儿痘疹，小儿久泻者宜食。

忌：肺胃虚寒或外感表邪者忌食。

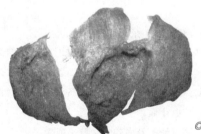

◎燕窝

冰糖燕窝汤

【配方】燕窝3克，冰糖30克，清水250毫升。

【制作】1.取燕窝放入盅内，用50℃的温水浸泡至燕窝松软时用镊子钳去燕毛，捞出，用清水洗净后沥干水分，撕成细条，放入干净的碗中待用。2.锅中加入清水约250克，下冰糖，置文火上烧开溶化，撇去浮沫，用纱布滤除杂质，倒入净锅中，下燕窝，再置中火上煮约35分钟至燕窝熟软，倒入碗中即成。

燕窝鸽蛋汤

【配方】燕窝30克，奶汤1500毫升，鸽蛋24克，鸡清汤250毫升，熟火腿丝6克，料酒6克，精盐4克。

【制作】1.将燕窝拣去毛，拣去杂质（要保持燕窝的完好）。2.将鸽蛋放瓦钵内加水淹浸加盖用纱布密封（避免鸽蛋熟时爆裂），用中火蒸熟取出，放入冷水中冷却，剥去蛋壳（要保持鸽蛋完整）。3.将锅烧热入油，烹料酒，加入鸡清汤和盐，烧开后将燕窝用漏勺盛着放入锅内煨1分钟，取出后用洁净毛巾吸干水分，放在清汤中间，排列整齐，把鸽蛋镶在燕窝四周，火腿放在燕窝上面。4.将锅洗净放在火上，加入奶汤烧至微沸后，撇去汤面浮油，从燕窝边轻轻倒入，保持燕窝外形完美。

【功效】益气养阴，润肺养颜。

【适宜】气阴两虚或肺气虚者宜食。常食有润肺养颜、美容之效果。

荷叶

【别名】荷钱。

【性味】性平，味苦涩。

【归经】归心、肝、脾经。

【功效】解暑热，清头目，止血。

宜：炎夏天热中暑，眩晕脑胀，头昏头痛和暑湿泄泻者宜食；吐血，咯血，痰中带血，鼻出血，尿血，大便出血，妇女崩漏者宜食；妇人产后宜食；肥胖症患者宜食；高脂血症，动脉硬化，脂肪肝患者宜食。

忌：胃寒疼痛，或体虚气弱者忌食。

冰糖荷叶粥

【配方】大米200克，鲜荷叶1张，冰糖适量。

【制作】1.先用洗净的大米熬粥，煮至八成熟时将洗净的荷叶盖在粥面上，加上锅盖，再用文火熬至粥熟，最后调入冰糖即可。2.亦可先将荷叶煎水，再放米按一般熬粥法；或将荷叶剪碎用纱布包起来（撕成条状不散落也成）同米共煮，粥成将荷叶捞出。

【功效】清暑利湿，凉血止血。

【适宜】夏季暑热，脾虚泄泻及血热出血症者宜食。

荷叶八宝蒸饭

【配方】糯米、柿饼、冬瓜糖、莲子、桂圆肉、乌枣、葡萄干、白糖、猪油适量。

【制作】1.先将糯米洗净煮成饭备用。2.干果均切成丁，然后用白糖、猪油与糯米饭一起拌匀，等量分成若干份。3.用鲜荷叶包起来装碗蒸30分钟，扣入大碗即成。

【功效】补脾胃，益气力。

【适宜】各种慢性病患者或气力不足，需补充营养或夏季胃纳欠佳者可适量食用。

蒸荷叶肉

【配方】猪肉400克，荷叶、甜面酱、酱油、绍酒、葱、姜丝、大米、桂皮、八角、花椒各适量。

【制作】1.将猪肉皮面用火烤焦，放入热水内浸泡，刮去焦皮洗净，切成长5.5厘米、宽3厘米、厚0.6厘米的片，放入盛器内，加入甜面酱、酱油、绍酒拌匀待用。2.将葱、姜丝、大米、桂皮、八角、花椒放入炒锅内，用微火炒黄，晾凉后再压成碎粒，放入碗内冲入少量沸水待用。3.荷叶截去茎杆，裁为8.5厘米的圆片，放入沸水内余过，取出晾凉。4.再将肉片同碎米粒拌匀，每块肉均用一片荷叶包好，排列在碗内入笼蒸熟，取出摆入盘内即成。

【特点】荷香袭入，猪肉软嫩酥烂，鲜香味美，营养丰富。

荷花炒首乌肝片

【配方】荷花2朵，首乌粉20克，猪肝200克，豆粉20克，小油菜20克，盐3克，味精2克，葱5克，姜3克，蒜3克，油适量。

【制作】1.把荷花洗净，切成3厘米见方的片；姜切片，葱切段，蒜切片；小油菜切段待用。2.将炒锅至武火上烧热，放入油烧至六成热时下入猪肝（用首乌粉、豆粉抓匀）滑炒，随后放入葱、姜、蒜、荷花，调味至熟即成。

【功效】养心，益肾，乌须发。

【适宜】心肾虚之心悸，腰硬膝软，头发早白者宜食。

薏苡仁

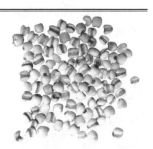

【别名】薏米、六谷米、药玉米、菩提珠。

【性味】性凉，味甘淡。

【归经】归脾、肺、肾经。

【功效】健脾，补肺，化湿，抗癌，去疣，美容。

   宜：各种癌症患者宜食；各种关节炎患者宜食；急慢性肾炎水肿、癌性腹水、面浮肢肿者宜食；脚气病浮肿者宜食，因为薏苡仁含维生素B_1的量比大米多得多；各种疣赘及美容者宜食，如青年性扁平疣、寻常性赘疣、传染性软疣、青年粉刺疙瘩以及其他皮肤营养不良粗糙者；肺痿、肺痈者宜食。

   忌：薏苡仁性味平和，补虚抗癌，诸无所忌。但据前人经验，妇女怀孕早期忌食。

藿香薏苡仁绿豆粥

【配方】绿豆、薏苡仁各30克，藿香5克，粳米100克。

【制作】1.将薏苡仁、绿豆、粳米淘洗干净，加清水共煮为稀粥。2.另将藿香单煎，取少许药汁，粥熟后加入调匀，稍煮片刻即可。

【功效】解暑，芳香化湿。

【适宜】暑湿症、暑湿困阻中焦者宜食，症见发热烦渴、汗出溺短、身重如裹、胃脘痞满者可食用。

【按语】寒湿困脾者不宜用。

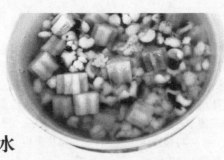

薏米芡实香芋糖水

【配方】薏米50克,芡实50克,芋头250克,冰片糖150克,清水1250毫升,老姜1小块。

【制作】1.芋头去皮洗净切方粒;芡实、薏米用清水浸泡2小时后取出洗净;老姜去皮用刀略拍待用。2.将处理好的芡实、薏米、老姜放入砂锅内,加入清水,加盖慢火煮30分钟。3.锅内放入芋头粒再煮20分钟左右至芋头熟透粉焓,最后放入冰片糖略煮至糖完全溶化即可。

【适宜】脾胃湿重,便溏或妇女白带多者可食用。

【贴士】芡实以选用广东肇庆地区产没有用硫磺熏过的为佳。用波纹刀切芋头粒更加美观。

薏苡仁粥

【配方】薏苡仁30克,白糖适量。

【制作】将薏苡仁洗净,置于砂锅内加适量清水,先用武火烧沸后再用文火煨熬,待薏苡仁熟烂后加入白糖即成。

【功效】健脾利湿,消肿。

【适宜】水湿肿满、脾虚不运等症的肥胖者宜食。

薏苡仁兔肉汤

【配方】薏苡仁50克,兔肉200克,料酒10克,姜5克,葱10克,盐3克,味精2克,芝麻油15克,清水2500毫升。

【制作】1.将薏苡仁洗干净,去杂质;兔肉洗干净,剁成长块;姜拍松;葱切段。2.将薏苡仁、兔肉、姜、葱同放入炖锅内,加入清水2500毫升,放武火上烧沸,再用文火煮30分钟至兔肉熟烂,加入盐、味精、料酒、芝麻油即可。

【适宜】脾胃虚弱,胃纳差,大便溏者可食。

薏米香菇饭

【配方】生薏米50克,香菇50克,粳米250克,油豆腐3块,青豆半小碗,油、盐各适量。

【制作】1.取生薏米洗净浸透心;温水发香菇,香菇浸出液沉淀滤清备用;香菇、油豆腐切成小块。2.将薏米、香菇、粳米、油豆腐、香菇浸出液等加入盆中混匀,加油盐调味,撒上青豆上笼蒸熟即可。

【功效】健脾利湿,消肿。

【适宜】脾胃湿重,痰多或水湿肿满,小便不利者可食用。

薏米蜜橘羹

【配方】薏米150克，无核蜜橘200克，白糖、糖桂花、水淀粉各适量。

【制作】1.将无核蜜橘剥去外皮，掰成瓣，用刀片去薄皮，切成小丁。2.薏米用清水洗净放碗内浸泡2小时，备用。3.坐锅上火，倒入清水适量，加入薏米煮开，移至微火上慢煮，待薏米浮起，即烂。4.加白糖、糖桂花，放入蜜橘丁烧开，用水淀粉勾稀芡，盛在碗内即成。

【功效】此汤羹以薏米与橘子相合而成。薏米，其性味甘淡，有健脾利湿、清热排脓之功。橘子能理气润肺。二料合用，则具健脾润肺利湿之功效。

【适宜】肺结核、风湿性关节炎等病人宜食。健康人食之能健体强身。

薏米豆腐羹

【配方】鲜豆腐100克，薏米50克，米仁根150克。

【制作】将鲜豆腐、薏米、米仁根放入锅内，加水煮成羹即成。

【功效】清热利湿。

【适宜】脾胃湿热或风湿热者宜食。

莲子

【别名】藕实、莲蓬子。

【性味】性平，味甘涩。

【归经】归心、脾、肾经。

【功效】益心，补肾，健脾，止泻，固精，安神。

宜：体质虚弱，心慌，失眠多梦，遗精者宜食；脾气虚，慢性腹泻者宜食；癌症病人放疗化疗后宜食；妇女脾肾亏虚的白带过多者宜食。

忌：大便干结难解，或腹部胀满者忌食。

【按语】莲子同其他健脾益气食品，诸如山药、芡实、扁豆、薏苡仁、菱实等同食效果更好。

长春甘露

【配方】莲子、鲜百合各100克，元肉、枸杞子各25克，鸡蛋4只，冰糖200克，陈皮1片，清水4杯。

【制作】1.鲜百合洗净待用；元肉浸软，洗净盛起。2.莲子用清水浸1小时，加水煮酥后捞起，枸杞子洗净。3.鸡蛋煮熟，去壳，去黄，只要蛋白，切粗粒。4.冰糖加清水煮滚；陈皮浸软刮瓢。5.将全部材料放入炖盅内，隔水大火炖2小时即可食用。

【特点】莲子、百合、元肉、枸杞子等健胃益肾，对身体有补益的效果，故用"长春甘露"命名。

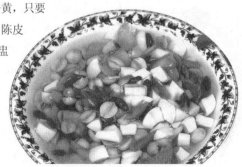

鲜莲子红萝卜鹌鹑蛋糖水

【配方】鲜莲子100克，红萝卜300克，鹌鹑蛋12只，老姜1小块，冰片糖150克，清水1000毫升。

【制作】1.将鲜莲子洗净；红萝卜去皮洗净切1厘米方粒；老姜去皮用刀略拍。2.鹌鹑蛋原只用清水煮5分钟左右至熟透，取出去壳待用。3.将处理好的鲜莲子、红萝卜粒、老姜放入砂锅内，加入清水加盖慢火煮20分钟左右至鲜莲子粉烂，再放入处理好的鹌鹑蛋和冰片糖，略煮至糖完全溶化即可。

【功效】清心安神。

【适宜】心火盛之失眠者可食用。

【贴士】莲子留心有一定清心火作用，但口感略带苦味。

清心莲子饮

【来源】《和剂局方》

【配方】酸枣仁24克，麦门冬24克，地骨皮24克，灯芯草24克，炙甘草10克，石莲肉23克，茯苓23克，黄芪23克，人参23克。

【制作】将上述药材研成粗末。

【用法】每次9克，水煎服。

【功效】清心安神，补虚，润肺。

【适宜】心火盛之失眠或气阴两虚之气短，汗多者可饮用。

芦根

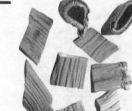
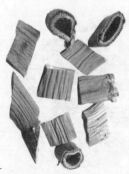

【别名】顺江龙、芦柴根、甜梗子、芦通。

【性味】性寒，味甘。

【归经】归肺、胃经。

【功效】清热，生津，除烦，止呕。

宜：热性病人口干烦渴，小便赤涩者宜食；肺痈，肺脓疡，大叶性肺炎，肺痿，支气管扩张咳嗽多痰，咳痰黄稠腥臭者宜食；胃热呕吐，噫嗝，呃逆及口臭，牙龈出血者宜食；胆结石，黄疸，尿酸性疾患和痛风者宜食；小儿麻疹，小儿麻痹症发热期，以及预防乙型脑炎，白喉，流行性感冒时宜食；河豚中毒及其他鱼蟹中毒者宜食。

忌：脾胃虚寒，腹泻便溏者忌食。

芦根粥

【配方】芦根30克，粳米50克。

【制作】1.将粳米淘净，芦根洗净。2.把芦根放入锅内，加清水适量，用武火烧沸后，转用文火煮10分钟，去渣留汁，待用。3.粳米、芦根汁放入另一锅内，用武火烧沸后，转用文火煮至烂成粥。

【用法】每日一次，早晨空腹食用。

【适宜】小儿胃热而引起的呕吐等症患者宜食。

鲜芦根薏米粥

【配方】鲜芦根60～100克，薏米、粳米各30克，冬瓜仁20克，淡豆豉15克。

【制作】先将鲜芦根、冬瓜仁、淡豆豉洗净，煎取药汁，去渣，再与洗净的粳米、薏米合煮为粥。

【适宜】小儿肾炎水肿者可食用。

芦根焖兔肉

【配方】兔肉500克，鲜芦根100克，冬瓜100克，生姜20克，细盐、酱油、醋、香油各适量。

【制作】1.将兔肉洗净，切成大块。2.将鲜芦根洗净，切成2厘米长的段；冬瓜不刮皮，洗净，切成2厘米见方的块，用净纱布包好；生姜切片。3.将兔肉、芦根、冬瓜块、生姜一同放入锅内，加适量清水煮开后改成小火焖煮，煮熟后将大块兔肉捞出。4.将兔肉切成细丁，加酱油、醋、香油调匀，盛盘即可食用。

【适宜】肺热咳嗽或肺燥干咳者可食用。

黄精

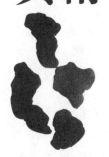

【别名】鸡头参、黄鸡菜、山姜。

【性味】性平，味甘。

【归经】归肺、脾、肾经。

【功效】补中益气，滋补强壮，健筋骨，降血糖，降血压。

宜：气血不足，贫血，病后体虚，神经衰弱，目暗，精神萎靡，腿脚软弱无力者宜食；糖尿病人，高血压病人宜食；肺痨咳血，肺虚干咳者宜食；癌症，白细胞减少症，再生障碍性贫血，脂肪肝，头发早白，药物中毒性耳聋患者宜食。

忌：脾胃虚寒，腹泻便溏者忌食；痰湿痞满气胀，食欲不振，以及舌苔厚腻者忌食。

黄精炖瘦肉

【配方】黄精50克，猪瘦肉200克，葱、姜、料酒、食盐各适量。

【制作】1.将黄精、猪瘦肉洗净，切块备用。2.将黄精和猪瘦肉块放入砂锅内，加水适量，放入葱、生姜、食盐、料酒，隔水炖熟即可食用。

【适宜】阴虚体质及心脾阴血不足所致的食少、失眠等症者宜食。

黄精熟地煲脊骨

【配方】猪脊骨500克，黄精50克，熟地50克。

【制作】1.将猪脊骨洗净、斩件；黄精、熟地分别用清水洗净，与猪脊骨一齐放入砂锅内。

2.锅内加清水适量，武火煮沸后，改用文火煲2～3小时，调味供用。

【适宜】用于肾精不足之眩晕，症见眩晕耳鸣，腰膝酸软，健忘失眠，倦怠神疲者可食。

冬虫夏草

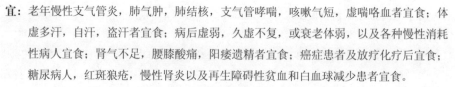

◎黄精

【别名】冬虫草、虫草、炉草、雅扎贡布。

【性味】性温，味甘。

【归经】肺经，肾经。

【功效】补虚损，益精气，止咳化痰，抗癌抗老。

　宜：老年慢性支气管炎，肺气肿，肺结核，支气管哮喘，咳嗽气短，虚喘咯血者宜食；体虚多汗，自汗，盗汗者宜食；病后虚弱，久虚不复，或衰老体弱，以及各种慢性消耗性病人宜食；肾气不足，腰膝酸痛，阳痿遗精者宜食；癌症患者及放疗化疗后宜食；糖尿病人，红斑狼疮，慢性肾炎以及再生障碍性贫血和白血球减少患者宜食。

　忌：冬虫夏草温和平补，能平补阴阳，诸无所忌。

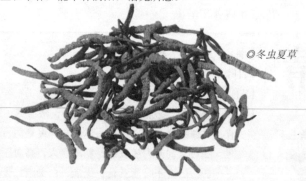

◎冬虫夏草

虫草煮鸭子

【配方】嫩肥鸭1000克，虫草8克，葱段、绍酒、味精、姜、川盐、鸭汤各适量。

【制作】1.将净鸭从背尾部横着开口，去内脏，割去肛门，放入沸水锅内煮尽血水，捞出斩去鸭嘴、鸭脚，将鸭翅扭翻在背上盘好。2.虫草用30℃温水泡15分钟后洗净。3.将竹筷削尖，在鸭胸腹部斜戳小孔，每戳一孔插入一根虫草，逐一插完后盛入大品锅中（鸭腹部向上），加绍酒、姜、葱、川盐、鸭汤，将锅盖严上笼蒸3小时至炽，拣去姜葱，加入味精，原锅上席。

【功效】补肺益肾，养精气，抗衰老，常食可提高身体免疫力，有抗衰老之效。

【适宜】病后体虚或慢性咳嗽症，肾气不足之腰膝酸软，疲倦乏力或各种慢性病的康复者可食用。

虫草蒸鹌鹑

【配方】鹌鹑8只，冬虫夏草8克，生姜10克，葱10克，胡椒粉3克，盐3克，鸡汤300毫升。

【制作】1.将冬虫夏草择去灰屑，用温水洗净。2.鹌鹑宰杀后去毛、内脏和头爪，洗净沥干水分，放入沸水锅内氽一下捞出晾凉。3.生姜、葱洗净，姜切片、葱切段。4.将每只鹌鹑的腹内放入冬虫夏草1～4条，然后逐只用绳缠紧，放入盆内，放入葱、姜、胡椒粉和盐，注入鸡汤，用温棉纸封口，上笼蒸约40分钟取出，揭去棉纸即成。

【功效】补虚损，益精气，壮体质。

【适宜】体质虚弱者宜食。

阿胶

【别名】驴皮胶。

【性味】性平，味甘。

【归经】归肺、肝、肾经。

【功效】补血，滋阴，安胎，润肠。

宜：贫血，营养不良，体质虚弱者宜食；妇女月经不调，或月经过多不止，崩中漏下，怀孕妇女胎动不安，或产后虚弱者宜食；支气管扩张或肺结核，咳嗽咯血者宜食；老年人，体虚者，病后产后大便干燥者宜食；中老年人因缺钙引起的抽搐者宜食；进行性肌营养不良者宜食；血小板减少性紫癜，再生障碍性贫血，功能性子宫出血患者宜食。

忌：脾胃虚寒，腹泻便溏及慢性肠炎者忌食。

【按语】新熬制的阿胶忌食，以免热重上火。

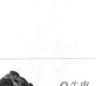
◎牛肉

阿胶煮牛肉

【配方】阿胶15克，牛肉100克，米酒20毫升，生姜10克。

【制作】将牛肉去筋切片，与生姜、米酒一起放入砂锅，加水适量，用文火煮30分钟，加入阿胶煮至溶解即可。

【用法】每日1剂，吃肉喝汤。

【功效】滋阴养血，温中健脾。

【适宜】血虚之月经不调、经期延后、头昏眼花、心悸少寐、面色萎黄或胎动不安者宜食。

【按语】阿胶甘平，能补血止血、调经安胎；牛肉补脾生血，与阿胶配伍能温中补血，配伍生姜、米酒，更增健脾和胃之功。可用于脾虚，气血不足诸症。

阿胶党参红枣粥

【配方】阿胶粉10克，红枣20枚，党参20克，粳米100克。

【制作】1.将红枣洗净，去核；粳米淘洗干净。2.锅置火上，放入清水、红枣、粳米，用文火煮粥，粥成调入阿胶粉，溶化即成。

【功效】补气养血。

【适宜】血虚、贫血者可食。

◎党参

红糖阿胶麦冬粥

【配方】阿胶30克，麦门冬15克，糯米100克，红糖适量。

【制作】1.先将阿胶捣碎，备用；将麦门冬切碎，以冷开水捣绞取汁。2.糯米洗净，加适量水煮粥，待粥煮熟时，放入捣碎的阿胶、麦冬汁、红糖，边煮边搅匀，视粥稠胶化即可。

【用法】每日1剂，早晚温热服食。

【功效】滋阴补血。

【适宜】阴虚不足者可食用。

蛤蚧

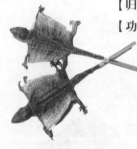

【别名】蛤蛇、大壁虎、石牙。

【性味】性平，味咸。

【归经】归肺、肾经。

【功效】补肺气，益精血，助阳道，止咳喘。

宜：老年体质虚弱，肺气肿，肺原性心脏病，咳嗽虚喘者宜食；肺痿，肺结核，肺痨久咳，行动气促者宜食；男子阳痿遗精者宜食；泌尿系结石患者宜食。

忌：风寒感冒咳嗽气喘，或大叶性肺炎或气胸之咳喘气短者忌食；阴虚火旺体质者忌食。

蛤蚧回春酒

【配方】蛤蚧15克，人参15克，淫羊藿30克，枸杞子30克，益智仁20克，上等米酒1500毫升。

【制作】将蛤蚧、人参、淫羊藿、枸杞子、益智仁及米酒置于瓶中，加盖密封，60天后可以服用。

【用法】每晚睡前饮约30毫升。

【功效】补气养肾，壮阳益智。

◎人参

【适宜】肾阳虚衰之性功能低下或肾虚、记忆力下降者宜食。

参桃蛤蚧炖鸡

【配方】鸡肉250克，人参15克，蛤蚧1只，胡桃肉20克。

【制作】1.鸡肉洗净、切块；人参、蛤蚧、胡桃肉分别用清水洗净，人参切厚片。2.将鸡肉块、人参片、蛤蚧、胡桃肉一齐放入炖盅内，加清水适量，炖盅加盖，置锅内用文火隔水炖2～3小时，调味供用。

【功效】益气补肾，纳气平喘。

【适宜】肺虚气喘、呼吸短促、气短乏力、食欲不振、神疲倦怠者宜食。

地黄

【别名】生地黄、熟地黄、山白菜、婆婆奶。

【性味】性凉，味甘苦。

【归经】归心、肝、肾经。

【功效】滋阴，养血，凉血。

宜：阴虚发热，口干渴，阴伤便秘者宜食；妇女月经不调，血崩，胎动不安者宜食；肾阴不足，虚火上炎之咽喉干痛者宜食；湿疹，荨麻疹，神经性皮炎等皮肤红斑者宜食。

忌：地黄性凉，脾虚腹泻、胃虚食少者忌食。

【按语】地黄忌与萝卜、葱白、薤白、韭白一同食用。地黄忌用铜铁器皿煎服，适宜选用砂锅煎煮服食。

地黄炖蜜糖

【配方】人参15克，生地黄90克，白茯苓60克，蜜糖30克。

【制作】1.生地黄洗净，切成小粒；白茯苓洗净，碎成小粒，一齐放锅内，加清水适量煲1小时，取汤约1碗半，用炖盅盛装。2.人参洗净，切片，放入盛有生地黄、白茯苓汤的炖盅内，炖盅加盖，文火隔水炖3～4小时，取出待稍凉，加入蜜糖溶化后饮用。

【功效】滋阴润肺，益气补脾。

【适宜】虚劳肺阴亏损者宜食。

生地绿豆煲排骨

【配方】生地黄50克，绿豆100克，白萝卜1个，排骨500克，盐、清水适量。

【制作】1.生地黄、绿豆分别用清水洗净；白萝卜刨皮切角状，洗净备用。2.排骨斩件洗净，于沸水中煮5分钟，捞起沥干水分。3.煲内放入生地黄、绿豆、白萝卜，注入适量清水，大火煲滚，再放入排骨，以慢火煲2小时，加盐调味，即可饮用。

【功效】清热凉血，解毒。

【适宜】皮肤热毒、热疮者宜食。

双地双冬人参酒

【来源】《美食美酒百例经典》

【配方】生地黄、熟地黄、天冬、麦冬、人参、白茯苓各50克，酒500毫升。

【制作】将原料一起研碎后倒入瓷缸中，入酒中浸泡3天，再以文火煮沸，以酒黑色为度。

【用法】每天饮30～50毫升，少量多次饮用为宜。

【功效】乌须黑发，养悦容颜。

【适宜】脾肾两虚，须发早白，未老先衰者宜食。

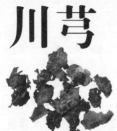

川芎

【别名】台芎、抚芎。

【性味】性温，味辛。

【归经】归肝、胆经。

【功效】祛风寒，止头痛。

宜：风寒头痛，风热头痛，偏头痛，血管神经性头痛者宜食。

忌：高血压性头痛，脑肿瘤头痛，肝火头痛，以及阴虚火旺者均忌食。

川芎白芷鱼头汤

【配方】川芎15克，白芷15克，鳙鱼头1个（约200克），生姜、葱、食盐、绍酒、味精各适量。

【制作】1.将川芎洗净，切片；白芷洗净，切片；鳙鱼头去鳃，洗净。2.将川芎、白芷、鱼头放入锅内，加生姜、葱、绍酒、水，将锅置武火上烧沸，再用文火炖熟即成。食用时放盐，加味精少许。

【功效】祛风寒，止头痛。

【适宜】风寒头痛或血管性头痛者可食用。

川芎浸凤爪煲

【配方】三黄鸡鸡脚400克，川芎10克，淮山片20克，冬菇件、葱榄、姜片、红椒丝少许，鸡粉、美极抽、食盐、绍酒、植物油、上汤、麻油各适量。

【制作】1.将鸡脚洗净剁去脚甲，烧水放入鸡脚煮熟捞起待用。2.川芎洗净；淮山片用清水浸20分钟待用。3.烧砂锅落油，放入冬菇件、葱榄、姜片炒香，溅绍酒，加入鸡脚、川芎、淮山片、适量上汤，慢火煮至鸡脚刚焖，加几滴麻油，少许食盐调味即可。

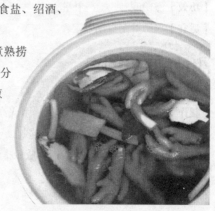

【功效】祛风寒，止头痛。

【适宜】风寒头痛或血管性头痛、偏头痛者可食用。

川芎元贝炖海参

【配方】水发海参300克，猪脊骨200克，元贝5只，川芎3克，葱3根，红辣椒1只，盐适量，麻油数滴。

【制作】1.海参切片，放入葱、红辣椒的沸水中飞去腥味后捞起，沥干水分，装入炖盅。2.猪脊骨切成块，在沸水中飞去血秽后，与元贝、川芎一起放入炖盅。3.盅内调入盐，加入适量沸水，隔水炖约1小时。4.起锅前除去药渣、猪脊骨，滴入麻油即可。

【功效】活血行气，壮阳祛痿。

【适宜】气血阻滞或肾阳虚之阳事不举者宜食。

白芍

【别名】芍药、将离。

【性味】性凉，味苦酸。

【归经】归肝、脾经。

【功效】补血，止痛，敛汗。

宜：血虚阴虚之人胸腹胁肋疼痛，肝区痛，胆囊炎胆结石疼痛者宜食；泻痢腹痛，妇女行经腹痛者宜食；自汗易汗盗汗者宜食；腓肠肌痉挛，四肢拘挛疼痛，不安腿综合征患者宜食；同甘草配合用可以缓解各种胸腹及四肢疼痛。

忌：白芍性寒，虚寒性腹痛泄泻者忌食；小儿出麻疹期间忌食；服用中药藜芦者忌食。

饴糖芍药粥

【配方】芍药30克，大米100克，饴糖适量。

【制作】将芍药加水煎取汁液3次，再用其药汁加大米熬煮成粥，临食时加入饴糖拌匀即可。

【功效】芍药补肝养阴作用明显；大米、饴糖健脾益胃。

【适宜】慢性肝炎，肝阴不足者宜食。

芍药鸡肉汤

【配方】白芍15克，鸡肉200克，当归15克，熟地25克，枸杞子15克，淮山20克，炙甘草5克。

【制作】1.把白芍、当归、熟地、枸杞子、淮山、炙甘草分别用清水洗净，放入锅内，加清水适量，用文火煮1小时，汤成去渣留汁，备用。2.鸡肉洗净切片，放入药汤内，用文火煮至肉熟，调味后趁温热食用。

【功效】滋肾益阴，和营养血。

【适宜】血虚引起的月经后期患者宜食。症见月经来潮延后，量少色淡，伴小腹隐隐作痛，面色萎黄，头晕心悸，舌质淡，苔薄，脉虚细者宜食。

黄芪

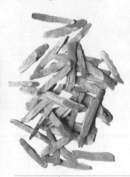

【别名】北芪、独根、箭芪。

【性味】性微温，味甘。

【归经】归肺、脾经。

【功效】补虚，益气，止汗。

宜：气血不足，气短乏力，表虚而易患感冒，自汗多汗者宜食；内伤劳倦，脾虚泄泻，脱肛，子宫脱垂，以及一切气虚体弱者宜食；慢性溃疡，久不收敛，以及老烂腿者宜食；慢性肝炎，慢性肾炎，白血球减少者宜食；糖尿病患者宜食。

忌：发热病者，急性病者，热毒疮疡者，阳气旺者，以及食滞胸闷，胃胀腹胀者忌食。

黄芪淮山炖乳鸽

【配方】乳鸽1只，黄芪60克，淮山150克，陈皮6克，红枣8枚（去核），生姜3片。

【制作】将乳鸽去毛及内脏，洗净，与黄芪、淮山、陈皮、红枣、生姜一起放入炖盅内，加开水适量，文火炖3小时，调味吃肉饮汤。

【功效】补中益气。

【适宜】各种慢性病所致之中气不足者宜食。

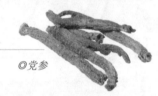

◎党参

黄芪炖羊肉

【配方】羊肉500克，黄芪、当归头、党参各25克，姜3片，葱2条，料酒、盐适量。

【制作】1.羊肉洗净，放入开水中略烫，取出切片。2.黄芪、当归头、党参洗净，放入纱布袋装好；葱洗净，切段。3.煲滚适量清水，放入羊肉、黄芪、当归头、党参、葱、姜、料酒，用猛火煲开，改小火煲2小时，下盐调味即可。

【适宜】血虚及病后、产后气血不足、腰酸肢冷者可食。

黄芪灵芝炖瘦肉

【配方】黄芪20克，灵芝20克，红枣10个，猪瘦肉400克，料酒、精盐、味精、葱段、姜片、猪油、肉汤各适量。

【制作】1.将猪肉洗净，放沸水锅中焯一下，捞出洗净血水切片待用。2.将灵芝洗净切片；黄芪用干净的湿布抹净，切段；红枣去核。3.锅中放猪油烧热，放入肉片煸炒至水干，烹入料酒，加入姜、葱、肉汤，用武火烧沸，加入灵芝、黄芪、红枣改为文火炖至肉熟透，放精盐、味精调味出锅即成。

【适宜】气血不足，气短乏力，平素易出汗、易感冒者可食用。

天麻

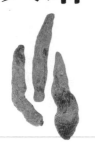

【别名】水洋芋、自动草、冬彭。

【性味】性平，味甘。

【归经】归肝经。

【功效】熄风，止眩晕。

宜：眩晕眼花，天旋地转，头风头痛，肢体麻木，或半身不遂者宜食；神经衰弱，血管神经性头痛，突发性耳聋，中心性视网膜炎患者宜食；脑动脉硬化，老年性痴呆，颈椎病，美尼尔氏综合征者宜食。

忌：天麻性平，味甘无毒，诸无所忌。

天麻炖猪脑

◎猪脑

【配方】天麻20克，猪脑1个。

【制作】猪脑洗净，与天麻一起放瓦盅内，加水适量，隔水炖熟服食。

【用法】每天或隔天1次，3～4次显效。

【功效】平肝熄风，开窍，通血脉。

【适宜】高血压、眩晕、神经衰弱、脑血管意外后遗半身不遂及语言障碍等患者宜食。

【按语】本方四季可用。猪脑必须新鲜。

天麻煮鲤鱼

【配方】天麻30克，川芎10克，茯苓10克，鲜鲤鱼1尾（1500克），酱油、料酒、食盐、味精、白糖、胡椒粉、香油、葱、姜、水豆粉适量。

【制作】1.将鲜鲤鱼去鳞、鳃和内脏，洗净装入盆中。2.将川芎、茯苓切成大片，用第二次米泔水泡上；再将天麻放入泡过川芎、茯苓的米泔水中浸泡4～6小时，捞出天麻，置米饭上蒸透，切成片待用。3.取一盆，将天麻片放入鱼头和鱼腹内，然后放入葱、绍酒、酱油、姜，加入适量清水后，上笼蒸熟。4.将鱼蒸好后拣去葱和姜，另用水豆粉、清汤、白糖、食盐、味精、胡椒粉、香油烧开勾芡，浇在天麻鱼上即成。

【功效】平肝熄风，定惊止痛。

【适宜】神经衰弱，高血压引起之眩昏、头痛者宜食。

天麻炖鱼头

【配方】大鱼头2个，天麻50克，云腿100克，姜片少许，油、绍酒、精盐、清水各适量。

【制作】1.将鱼头洗净，除去鱼鳃等污物，对剖；天麻洗净，沥干水备用。2.坐锅上火，油热后爆香姜片，溅酒，倒入鱼头，封煎去除鱼腥，约1～2分钟后取出，放在吸油纸上，吸去多余油分待用。3.注8碗清水于炖盅内，先放鱼头于盅底，之后放入天麻和云腿，隔水炖至水沸时，改用中至慢火，炖1～2小时，再放入适量盐便成。

【功效】宁神定惊，平肝熄风。

【适宜】神经衰弱，眩晕头痛者宜食。

天麻母鸡烧牛尾

【配方】天麻10克，牛尾2条，母鸡600克，肘子、干贝、火腿、葱、姜少许，清水、白酒、香油、淀粉各适量。

【制作】1.将母鸡、肘子下锅煮汤。2.天麻洗净，放入罐内加清水上笼蒸透后切片；将牛尾按骨节缝剁开，放入锅内加清水、葱、姜、白酒煮开，去其异味。3.锅内放入煮好的母鸡、肘子、天麻片及汤，再放入牛尾、火腿、干贝，调好色味，用文火煨2小时左右，待熟后将牛尾捞出，去骨留肉整齐地码入盘中。4.将天麻片镶上，把原汁内的母鸡、肘子等料挑出，用淀粉勾芡，淋香油，浇入盘中即可。

【功效】祛风湿，止痛，行气活血。

【适宜】头晕，头痛，风湿痛者宜食。

党参

【别名】三叶菜、中灵草、潞党。

【性味】性平，味甘。

【功效】补虚益气，健脾养胃，润肺生津。

宜：体质虚弱，气血不足，面色萎黄，以及病后产后体虚者宜食；脾胃气虚，神疲倦怠，四肢乏力，食少便溏，慢性腹泻者宜食；慢性肾炎蛋白尿者宜食；慢性贫血，萎黄病，白血病，血小板减少性紫癜以及佝偻病患者宜食。

忌：党参性平，益气健脾，诸无所忌。

【按语】在服用中药藜芦者，不宜同时再吃党参。

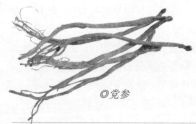

◎党参

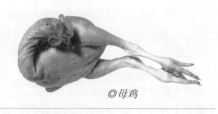

◎母鸡

党参炖母鸡

【配方】母鸡1只（约1500克），党参50克，枸杞子25克，红枣10枚，大酱150克，陈皮10克，姜片4片，精盐10克。

【制作】1.将鸡放血、煺毛、去内脏洗净，在开水锅中煮一下，去血污，捞出用清水冲洗干净，控干水。2.将鸡放入炖盅内，放入清水淹没鸡，加枸杞子、陈皮、党参、红枣、大酱、姜片、精盐拌匀，盖上盖，放入蒸锅屉上，蒸2.5小时至入味，出锅。

【功效】补气补血。

【适宜】气血虚弱之疲倦乏力，贫血，面色萎黄者可食用。

党参瘦肉汤

【配方】猪瘦肉500克，党参60克，生地黄30克，麦冬30克，红枣30个。

【制作】1．党参、生地黄、麦冬、红枣（去核）洗净。2．猪瘦肉洗净，切块。3．把猪瘦肉、党参、生地黄、麦冬、红枣一起放入锅内，加清水适量，武水煮沸后，文火煲1小时，调味供用。

【功效】增液润燥，养胃生津。

【适宜】热病伤津之人宜食，症见口渴、便秘、舌干红，老人阴液不足诸症，或糖尿病渴饮者也宜食。

◎麦冬

太子参

【别名】孩儿参、童参。

【性味】性微温，味甘。

【归经】归脾、肺经。

【功效】补肺，健脾，益气。

宜：肺气虚咳嗽痰少，久咳不愈者宜食；脾胃气虚不思饮食，神疲乏力，胃弱，消化不良，慢性腹泻者宜食；神经衰弱，体虚自汗，以及病后、产后体弱未复者宜食。

忌：太子参补脾肺，性质平和，诸无所忌。

【按语】在服用中药藜芦者，不宜同时再吃太子参。

太子参煮海蜇

【配方】太子参20克，海蜇50克，枸杞子20克，菜胆100克，姜5克，葱10克，盐5克，鸡汤800毫升，素油30克。

【制作】1．把太子参洗净，去杂质；海蜇洗净，切成细丝；菜胆洗净，切段；姜切丝；葱切段。2．把锅置武火上烧热，加入素油至六成热时下姜、葱爆香，放入太子参、盐、鸡汤煮25分钟后下海蜇和菜胆，煮熟即成。

【功效】补气血。

【适宜】气血虚之神疲乏力宜食。

339

太子参田鸡瘦肉汤

【配方】田鸡500克，瘦猪肉1000克，太子参60克，百合30克，罗汉果半个。

【制作】1．田鸡去皮、内脏，斩件备用；瘦猪肉洗净，斩件。2．太子参、百合、罗汉果洗净，放入锅内，加清水适量，武火煮沸后，放入瘦猪肉、田鸡，转文火煲1～2小时至熟，调味供用。

【功效】补气养阴安神。

【适宜】气阴虚之失眠、体倦乏力者可食用。

人参

【别名】红参、白参。

【性味】性温，味甘微苦。

【归经】归脾、肺经。

【功效】补气生血，健脾益胃，强心提神。

宜：身体瘦弱，劳伤虚损，气血不足，喘促气短者宜食；脾胃气虚，食少倦怠，大便滑泄，慢性腹泻者宜食；体虚惊悸，健忘，头昏，贫血，神经衰弱，男子阳痿，女子崩漏者宜食。

忌：体质壮实，及热性病人忌食；高血压者伴有头昏脑胀，口苦咽干，性情急躁，大便干结，以及肝阳偏亢之人忌食；糖尿病伴有口干作渴，多饮多食，小便赤热，舌红乏津者忌食；阴虚火旺之人口鼻干燥，手足心热，烦躁失眠，口鼻出血，以及咯血咳血者忌食；干燥综合征患者忌食；初生婴幼儿忌食。

【按语】服用中药藜芦者忌食。在食用人参期间，忌吃山楂、萝卜及饮茶。人参忌用铁锅煎煮。

人参雪梨瘦肉汤

【配方】瘦肉300克，雪梨1个，人参、麦冬共约30克，枸杞子10克，盐适量。

【制作】1. 瘦肉放入开水中煮5分钟，取出洗净，切块。2. 雪梨洗净、去皮、核，切大块；人参、麦冬、枸杞子洗净。3. 煲滚适量清水，放入瘦肉、人参、麦冬、枸杞子，用猛火煲滚，改小火煲1.5个小时。4. 加入雪梨再煲1小时，下盐调味即可。

【功效】益气滋阴。

【适宜】气阴两虚之疲倦乏力者宜食。

人参炖母鸡

【配方】鲜活母鸡1只（约1500克），人参1根（约20克），蘑菇50克，青豆20克，枸杞子20克，红枣10个，生姜20克，盐10克，白糖5克，味精3克，清水适量。

【制作】1. 鲜活母鸡放血宰杀，褪毛，去内脏、尾尖、爪子，从腹部剖开（背连背），放入清水中浸泡，捞出，控干。2. 将人参放进碗里，加清水100毫升，加盖，放入蒸锅中，急火隔水蒸30分钟，使参汁溶于汤中，待用。3. 蘑菇水发后，去蒂，洗净，切片；枸杞子、青豆、红枣洗净；生姜去皮，洗净，切片，待用。4. 瓷盆中放入浸泡洗净的鸡，加清水淹没鸡，再放入蘑菇片、青豆、红枣、姜片、盐、白糖、人参汤及味精，上蒸锅用急火蒸50分钟后取出，把人参放在蒸好的鸡背上。5. 食用时，人参可根据就餐人数临时切片分尝即可。

【功效】补气养血，滋补强身。

【适宜】体虚或病后康复者宜食。

红参炖鸽子

【配方】鸽子2只，红枣10颗，红参10克，黄精30克，盐少许，生姜1小片。

【制作】1.鸽子宰洗干净，除去脚爪、尾臊和内脏，用沸水飞去血秽，装入炖盅。2.炖盅内加入黄精、红枣、生姜，调入盐，倒入能盖过鸽面的沸水。3.红参切片，撒在面上，隔水约炖90分钟即成。

【功效】补气健脾，养血安神。

【适宜】脾虚或气血不足者宜食。

◎人参

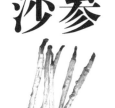

沙参

【别名】珊瑚菜。

【性味】性凉，味甘微苦。

【归经】归肺、脾经。

【功效】养阴清肺，利咽喉，祛痰止咳。

宜：肺结核，或其他热性病之后，干咳无痰，盗汗，低烧不退者宜食；肺阴不足，或肺热咽干，口渴，声音嘶哑者宜食；教师、广播员、歌唱演员宜食；癌症患者宜食；糖尿病，干燥综合征患者宜食。

忌：寒痰咳嗽，或风寒咳嗽，咳有白色清痰者忌食。

【按语】在服用中药藜芦时，忌食沙参。

沙参百合粥

【配方】沙参30克，百合30克，白米60克，冰糖适量。

【制作】1.先取沙参煎取药汁，去渣，入白米煮为稀薄粥，粥熟加入冰糖烊化即可。2.或用新鲜沙（用量加倍）洗净切片，煎取浓汁，再同白米、冰糖加水煮成稀粥。

【功效】养阴润燥，清肺化痰，生津止渴。

【适宜】肺热肺燥，干咳少痰，久咳声哑，胃阴不足，津少咽干，或热病后津伤口渴等症者宜食。

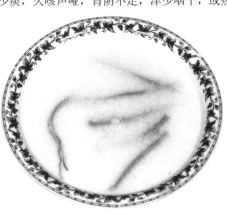

沙参玉竹煲老鸭

【配方】光老鸭1只（约600克），沙参60克，玉竹60克，生姜2片。

【制作】1.沙参、玉竹洗净；老鸭洗净，斩件。2.把光鸭、沙参、玉竹、生姜放入锅内，加清水适量，武火煮沸后，文火煲2小时至鸭熟烂，调味供用。

【功效】滋阴清补。

【适宜】肺阴虚之久咳或体质虚弱之乏力者可食用。

沙参玉竹心肺汤

【配方】猪心肺1具，沙参15克，玉竹15克，盐3克，味精1克，葱25克。

【制作】1.将沙参、玉竹择净后用清水漂洗，再用纱布包好备用。2.将猪心肺用清水冲洗干净，挤尽血水，同沙参、玉竹一起下入砂锅，葱洗净入锅，加清水适量，先用武火烧沸，移文火炖1.5个小时。3.待猪心肺熟透，加味精、盐调味即成。

【功效】润肺止咳、养胃生津。

西洋参

【别名】花旗参。

【性味】性凉，味甘微苦。

【归经】归心、肺、肾经。

西洋参

【功效】补气阴，清虚热，生津止渴。

宜：体质虚弱，阴虚火旺，气阴两虚，肺虚久咳，神疲倦怠者宜食；干燥综合征，糖尿病，慢性肝炎，肝硬化而气阴不足者宜食；癌症患者亦宜。

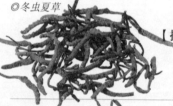

◎冬虫夏草

忌：胃寒疼痛，舌苔发白者忌食。

【按语】夏季炎热时宜食。服用西洋参期间，忌食萝卜和茶。西洋参忌用铁器煎煮。在服用中药藜芦时，忌同时吃西洋参。

洋参虫草鸡汤

【配方】西洋参20克，冬虫夏草15克，鸡1只，姜10克，葱10克，盐10克，白酒适量，清水1500毫升。

【制作】1.把西洋参润透切片；虫草洗净，用白酒浸泡；鸡宰杀后，去毛、内脏及爪；姜切片；葱切段。2.把鸡放入炖锅内，加入西洋参、虫草于鸡腹内，放入姜、葱、盐，注入清水。3.把炖锅置武火上烧沸，用文火炖煮1小时即成。

【功效】益气，补肝肾，止咳喘。

【适宜】肝硬化，阳痿，遗精，喘咳短气，腰膝酸软，神疲少食患者宜食。

西洋参粟米粥

【配方】西洋参3克，大枣10枚，粟米100克。

【制作】1.将西洋参洗净，置清水中浸泡一夜后切碎；大枣洗净。2.将西洋参、大枣、粟米及浸泡西洋参的清水一起倒入砂锅内，再加些清水，文火熬60分钟即成。

【功效】益气补血。

【适宜】气虚体弱，四肢无力，面色苍白无光泽者宜食。

◎西洋参

茯苓

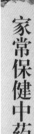

【别名】松薯、松苓。

【性味】性平，味甘。

【归经】归心、脾、肾经。

【功效】健脾胃，利水消肿，抗衰老，抗癌。

　　宜：小便不利，脾虚食少，大便泄泻，水肿胀满，包括心原性水肿，肾炎水肿，癌性水肿，脚气水肿者宜食；老年人及癌症病人宜食；肝病，糖尿病，肥胖病，脱发以及美尼尔氏综合征患者宜食。

　　忌：茯苓性平健脾，诸无所忌。

【按语】但据前人经验，凡属中气下陷、虚寒滑精者忌食。

茯苓粥

【配方】茯苓粉15克，粳米100克，味精、食盐、胡椒粉各适量。

【制作】将粳米淘洗干净，加茯苓粉，放锅内加水适量，置武火烧开，后移文火上，煎熬至米烂，再放入味精、食盐、胡椒粉调味即成。

【功效】健脾利湿。

【适宜】老年脾胃虚弱之下肢浮肿、肥胖症、小便不利、慢性腹泻等症患者宜食。

党参茯苓炖鸡

【配方】母鸡1只，党参50克，白术、茯苓各15克，砂仁3克，蔻仁、生姜各9克，食盐、味精各适量。

【制作】1.宰鸡，去毛及内脏，洗净后在鸡肚腹内放入洗净的党参、白术、茯苓、砂仁、蔻仁及生姜，用线缝合，口朝上放在砂锅内。2.锅内加适量水炖鸡至熟，弃药渣，加食盐、味精调味即可。

【功效】健胃和胃，补肾益精。

【适宜】脾肾亏虚引起的胃纳差、腹胀、便溏、体倦乏力者宜食。

当归

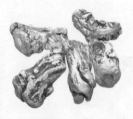

【别名】干归。

【性味】性温，味甘辛。

【归经】归心、肝、脾经。

【功效】补血，调经，润肠。

宜： 妇女月经不调，痛经闭经，崩漏，或产后出血过多，恶露不下，腹胀疼痛者宜食；血虚体弱，气血不足，头痛头晕者宜食；老年肠燥便秘者宜食。

忌： 慢性腹泻，大便溏薄者忌食。

当归炖猪脚

【配方】猪脚1只（约500克），当归30克，枸杞子30克，米酒250克，清水5碗。

【制作】1.将猪脚洗净，切成3～4厘米厚件备用。2.用开水将猪脚烫一下，等水开后捞起备用。3.将猪脚放入炖锅内，加入清水、枸杞子、当归和米酒，用中火炖煮约1小时即可起锅。

【功效】养血润经，润肠通便。

【适宜】血虚之月经不调、闭经或便秘者可食用。

当归焖牛腩

【配方】牛腩750克、水发香菇25克，净冬笋150克，当归25克，党参30克，蒜末1克，姜末0.5克，绍酒50克，白糖10克，酱油15克，味精10克，胡椒粉1克，猪骨汤750毫升，芝麻油1克，花生油50克。

【制作】1.将牛腩洗净，下沸水锅煮20分钟捞出，切成块；冬笋切块；香菇切片；当归用纱布包好。2.炒锅置旺火上，下花生油烧热，先放入蒜末、姜末煸炒片刻，再放入牛腩、冬笋、香菇，加绍酒、白糖、酱油翻炒均匀，然后倒入猪骨汤，待烧沸时一并倒入砂锅。3.锅内加当归，置于微火上焖至肉烂汁黏时拣去当归，加味精调匀起锅装碗，淋上芝麻油，撒上胡椒粉即成。

【功效】补气养血。

【适宜】气血虚弱之眩晕、疲倦乏力者可食用。

当归炖母鸡

【配方】母鸡1只(约1000克)，当归5克，姜10克，葱10克，盐3克，料酒10克。

【制作】1.鸡宰杀后去毛，剖腹洗净，剁去爪，用开水烫透，再放入凉水中洗净，沥干水分。2.当归洗净，切片。3.姜、葱洗净，姜拍破、葱切段待用。4.将当归、姜、葱装入鸡腹内，肚腹朝上放入砂锅，加适量水、盐、料酒等置武火上烧开，再改用文火炖至鸡肉熟烂时即成。

【适宜】气血虚弱之面色苍黄、眩晕、疲倦乏力者可食用。

肉苁蓉

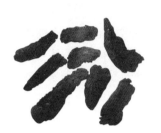

【别名】金笋、大芸。

【性味】性温，味甘酸咸。

【归经】归肾、大肠经。

【功效】补肾气，益精血，润肠燥，通大便。

宜：男子阳痿，遗精，早泄，精子稀少不育者宜食；妇女带下，月经不调，不孕症，四肢不温，腰膝酸痛者宜食；体质虚弱的老年人宜食；产后便秘，体虚便秘，病后便秘及老人便秘者宜食；高血压者宜食。

忌：大便溏薄者忌食；性功能亢进者忌食。

肉苁蓉羊肉粥

【配方】肉苁蓉30克，精羊肉60克，粳米60克，细盐少许，葱白2茎，生姜3片。

【制作】分别将肉苁蓉、精羊肉洗净后切细，先用砂锅煎肉苁蓉，取汁去渣，入羊肉、粳米同煮，待煮沸后，加入细盐、葱白、生姜，煮为稀粥。

【功效】补肾助阳，健脾养胃，润肠通便。

【适宜】肾阳虚衰所致的阳痿遗精，早泄，女子不孕，腰膝冷痛，小便频数，夜间多尿以及平素体质赢弱，老年人阳虚便秘者宜食。

海参肉苁蓉炖瘦肉

【配方】肉苁蓉90克，猪瘦肉90克，海参60克，枸杞子30克。

【制作】1.肉苁蓉洗净，浸软；海参浸发，洗净，切丝；枸杞子洗净；猪瘦肉洗净，切片。

2.把肉苁蓉、海参、枸杞子及猪瘦肉一起放入炖盅内，加开水适量，炖盅加盖，用文火隔水炖3~4小时，调味供用。

【功效】补肾益精，养血润肠。

【适宜】精血亏损，或病后、产后阴血不足，症见赢弱便秘，或消渴，肾虚阳痿者宜食。

【禁忌】阴虚便溏及实热便秘者不宜用本汤。

肉苁蓉炖鸡

【配方】小公鸡1只，肉苁蓉30克，料酒、精盐适量。

【制作】将鸡宰好，洗净切块；肉苁蓉洗净滤干，放入纱布袋内，扎紧袋口，与鸡肉共入砂锅内，加料酒和适量清水，用武火煮沸，再用文火慢炖至鸡肉熟烂，加盐调味。

【功效】补肾，助阳。

【适宜】肾阳虚衰、阳痿、早泄、滑精、尿频或遗尿者宜食。

石斛

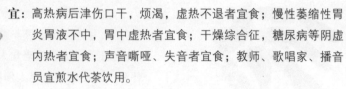

【别名】金钗花、千年润。

【性味】性寒，味甘淡。

【归经】归胃、肺、肾经。

【功效】清热，益胃，生津，养阴。

宜：高热病后津伤口干，烦渴，虚热不退者宜食；慢性萎缩性胃炎胃液不中，胃中虚热者宜食；干燥综合征，糖尿病等阴虚内热者宜食；声音嘶哑、失音者宜食；教师、歌唱家、播音员宜煎水代茶饮用。

忌：石斛性寒，胃寒疼痛、舌苔发白者忌食。

【按语】炎夏天热时煎水代茶饮用，可起到清热养阴、生津止渴的效果。

石斛煮花生米

【配方】花生米250克，石斛25克，盐3克，八角1.5克，山柰1.5克。

【制作】1.将石斛洗净，切成约1厘米长的节。2.花生米除去霉烂颗粒，洗净沥干。3.锅内注入适量清水，放入盐、八角、山柰，待盐溶化后倒入花生米，同时将石斛入锅，置武火上烧沸后，移至文火煮约1小时，待花生米熟透装盘即成。

【功效】养阴润燥，清热生津。

【适宜】肺胃阴虚、咽干津少、舌上无苔、咳嗽痰少、肠燥便秘者宜食。

石斛川贝炖螺

【配方】青螺(石螺)1500克，猪脊肉9克，石斛6克，川贝6克，盐少许。

【制作】1.青螺吐泥、洗净，用沸水烫熟，捞起，汤汁滤清后留用。2.挑出螺肉，用淡盐水洗净，沥干，装入炖盅。3.猪脊肉切成连块，用沸水飞去血秽。4.螺汁同石斛和川贝先用一小锅约煲20分钟后，除去药渣，滤清药汁，待用。5.将药汁倒入炖盅内，再将猪脊肉放于盅内的螺肉面上，约炖1小时后，调入盐即可食用。

【功效】滋阴润燥，清肺化痰。

【适宜】肺燥干咳少痰者宜食。

石斛黄豆汤

【配方】石斛20克，黄豆300克，姜、精盐、葱各适量。

【制作】1.将黄豆用清水浸泡一夜，去泥沙、杂质，洗净，石洗净，切3厘米长的段；姜拍松；葱切段。2.将石斛、黄豆、姜、葱放入锅内，加水适量，置武火上烧沸，再用文火35分钟后加盐、调味即成。

【功效】滋阴清热，益精明目，美容驻颜。

杜仲

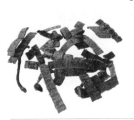

【别名】扯丝皮、丝棉皮。

【性味】性温，味甘。

【归经】归肝、肾经。

【功效】补肝肾，壮腰膝，强筋骨，安胎。

宜：中老年人肾气不足，腰脊疼痛，腿脚软弱无力，小便余沥者宜食；妇女体质虚弱，肾气不固，胎漏欲堕及习惯性流产者保胎时宜食；小儿麻痹后遗症，小儿行走过迟，两下肢无力者宜食；高血压患者宜食。

忌：杜仲性味平和，补益肝肾，诸无所忌。

杜仲炒腰花

【配方】灸杜仲12克，猪腰子250克，料酒25克，葱、味精、食盐、酱油、大蒜、生姜、白糖、花椒、猪油、菜油、水豆粉各适量。

【制作】1.猪腰一剖两片，割去腰筋膜，切成腰花。2.杜仲加水100毫升煎成浓汁液，除去药渣；姜切片；葱切段。3.锅内加入素油烧热，将姜、葱放入油锅内炸香，放入猪腰花略炒，加入药液、料酒、食盐、酱油、味精、白糖、花椒、炒匀，用水豆粉勾薄芡即成。

【功效】补肝肾，降血压。

【适宜】肾虚腰痛、老年耳聋、高血压等症患者宜食。

杜仲川断煮猪尾

【来源】《饮食疗法》

【配方】杜仲30克，川断25克，猪尾1～2条，精盐适量。

【制作】猪尾去毛洗净，与川断、杜仲放入陶瓷器皿中，加水煮至猪尾熟透，调入精盐即可。

【功效】补肾固精。

【适宜】肾虚遗精，甚则滑精，面色萎黄或苍白，精神萎靡，头晕目眩，腰酸耳鸣等症患者宜食。

烧烤杜仲猪腰

【来源】民间验方

【配方】杜仲15克，猪腰4个。

【制作】1.将生杜仲切成段片。2.用竹片将猪腰破开洗净，然后把切好的杜仲片装入猪腰内，外用湿草纸将猪腰包裹数层。3.将用草纸包好的猪腰放入柴灰火中慢慢烧烤，烧熟后取出，除去草纸即成。

【功效】壮腰补肾。

【适宜】肾虚腰痛者宜食。

甘草

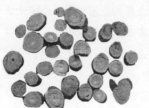

【别名】甜草、甜根子。

【性味】性平，味甘。

【归经】归脾、胃、肺经。

【功效】益气健脾，清热解毒。

宜：脾胃虚弱，食少便溏，胃及十二指肠溃疡者宜食；心悸怔忡，神经衰弱者宜食；妇人脏燥，喜悲伤，欲哭，多欠伸者宜食；血小板减少性紫癜者宜食。阿狄森氏病，席汉氏综合征，尿崩症，支气管哮喘，先天性肌强直，血栓性静脉炎患者宜食。

忌：腹部胀满者忌食。

【按语】忌与海藻和羊栖菜一同食用。在服用大戟、甘遂、芫花等中药期间忌食甘草。

甘草墨鱼煮苋菜

【配方】生甘草10克，墨鱼100克，白糖30克，苋菜100克。

【制作】1.把生甘草洗净，切片；墨鱼洗净，切块；苋菜洗净，切段。2.把甘草、墨鱼放锅内，加水300毫升。3.将锅置武火上烧沸后改用文火煮25分钟，下入苋菜、白糖煮熟即成。

【功效】清热解毒，滋阴养血。

【适宜】热毒疮疖者宜食，或下痢腹痛者可食。

甘草桔梗茶

【配方】甘草20克，苦桔梗100克。

【制作】将苦桔梗、甘草研成末，细筛分包，每包10克，备泡茶用。

【功效】化痰止咳，宣肺降气。

【适宜】肺热咳嗽或咽痛者可食。

白术

【别名】山姜。

【性味】性温，味甘苦。

【归经】归脾、胃经。

【功效】健脾胃，进饮食，止虚汗。

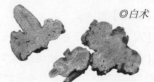

◎白术

宜：脾胃气虚，不思饮食，倦怠无力，慢性腹泻，消化吸收功能低下者宜食；自汗易汗，老小虚汗，以及小儿流涎者宜食。

忌：胃胀腹胀，气滞饱闷者忌食。

白术芡实粥

【配方】炒白术10克，金樱子10克，芡实15克，粳米30克。

【制作】将炒白术、金樱子以及芡实水煎取汁200毫升，再与粳米同煮粥食用。

【功效】健脾补肾，止遗止泻。

【适宜】小儿遗尿肺脾气虚型患者宜食，或慢性腹泻者可食。

白术八宝母鸡汤

【配方】炒白术、云苓、党参、白芍各5克，熟地、当归各7.5克，川芎3克，炙甘草2.5克，母鸡1只（约1000克），猪肉、猪杂骨各750克，葱、姜、黄酒、味精、盐各适量。

【制作】1.将党参、云苓、炒白术、炙甘草、熟地、白芍、当归、川芎装入纱布袋内扎紧口，备用。2.鸡宰杀后去毛及内脏，洗净；猪肉洗净，捶破杂骨；姜拍破；葱切成节，待用。3.将猪肉、鸡肉、纱布药袋、杂骨放入锅内，用武火烧沸后撇去浮沫，加姜葱、料酒，转用文火炖至肉烂。4.将汤中的纱布药袋捞出不用，捞出鸡、猪肉分别切成小块，再放入锅内，加少许盐、味精搅匀即成。

【功效】补气，养血，健脾，活血。

【适宜】气血两虚、面色萎黄、食欲不振、四肢乏力等症者宜食。

鸡内金

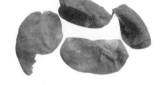

【别名】鸡肫皮。

【性味】性平，味甘。

【归经】归脾、胃经。

【功效】健脾胃，助消化。

宜：小儿疳积，形体消瘦，面色萎黄，不思纳谷，腹大腹胀者宜食；脾胃虚弱，食积胀满，消化不良者宜食；肠结核、骨结核者宜食。

忌：鸡内金健脾胃，性味平和，诸无所忌。

白术内金红枣糕

【配方】白术、鸡内金各10克，干姜1克，红枣30克，陈皮10克，面粉500克，白糖300克，酵母适量。

【制作】1.将白术、鸡内金、干姜、红枣、陈皮洗净，放入砂锅内，加水煎取药汁，去渣。
2.将面粉、白糖和酵母一起置面盆内，加入药汁合匀，揉成面团，待发酵后做成糕坯，上笼用武火蒸30分钟即可。

【功效】健脾养胃，助消化。

【适宜】脾胃虚弱所致的食欲不振、消化不良、泄泻、食后胃痛等症者宜食。

内金牛肚双芽粥

【配方】鸡内金10克，牛肚100克，谷芽、麦芽各30克，大米50克，盐、味精各少许。

【制作】1.将鸡内金、谷芽、麦芽同装纱布袋待用。2.将牛肚用沸水焯透刮洗干净，切成小丁；将大米淘洗干净，备用。3.将大米、纱布袋、牛肚丁一起放入锅内加水煮至烂熟，加盐、味精服食。

【用法】空腹温热服食。

【适宜】小儿疳积及消化不良患者宜食。

何首乌

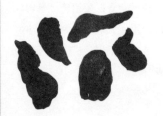

【别名】黄花乌根。

【性味】性微温，味甘涩。

【归经】归心、脾、肺经。

【功效】补肝肾，益气血，乌须发，通便秘。

　　宜：中老年人肝肾不足，头昏眼花，腰膝软弱，须发早白者宜食；血虚头晕，神经衰弱者宜食；病后产后及老年人阴血不足而肠燥便秘者宜食；高血压，高脂血，动脉硬化，冠心病人心悸，气短，胸闷者宜食；慢性肝炎，糖尿病，皮肤瘙痒症者宜食。

　　忌：大便溏薄者忌食。

【按语】何首乌忌用铁器煮食。据前人经验，首乌忌同猪肉、羊肉、萝卜、葱、蒜一并食用。

首乌鸡蓉蒸蛋

【配方】何首乌15克，乌鸡肉90克，鸡蛋2只，姜、盐、味精、黄酒适量。

【制作】1.首乌切丝装入纱布袋封口；鸡肉剁成蓉；姜切成细末；鸡蛋打匀备用。2.首乌加清水500毫升用文火煮1小时，弃药留汁，与鸡肉、姜末一起倒入蛋中，加盐、黄酒、味精搅匀，上笼蒸熟即成。

【功效】补肝肾，益气血。

【适宜】老年人肝肾不足、头晕眼花，视力下降、体倦乏力者可食用。

红枣首乌粥

【配方】何首乌30克，粳米(大米)100克，桑椹子15克，红枣10颗，清水800毫升。

【制作】1.将红枣洗净，去核，切片；何首乌洗净，烘干打成细粉。2.把大米洗净放入锅内，加入何首乌粉、红枣、清水，用武火烧沸后改文火煮40分钟即成。

【功效】补益肝胃，养血乌发。

【适宜】中老年人肝血不足、体倦、健忘、头发无光泽者可食用。

【按语】用作高血压常吃膳食，春天食用更佳。

锁阳

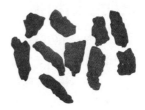

【别名】锈铁棒、黄骨狼。

【性味】性温，味甘。

【归经】归肝、肾经。

【功效】补肾虚，润肠燥。

 宜：中老年人肾虚阳痿，遗精，早泄及腰膝软弱无力者宜食；老年人大便燥结者宜食。

 忌：大便溏薄者忌食；性功能亢进者忌食。

锁阳粥

【配方】锁阳15克，粳米60克。

【制作】1.将锁阳洗净，切成薄片。2.粳米淘净，与锁阳共入锅中，加水适量，先用武火煮沸，再用文火煎熬35分钟，以粳米稠烂为度。

【用法】可供早晚餐食用。

【功效】补肾助阳，润肠通便。

【适宜】肾阳虚衰，阳痿，遗精，腰痛和老年阳虚气弱所致便秘者宜食。

决明子

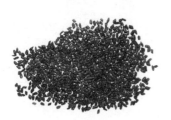

【别名】羊角豆、千里光、马蹄子、草决明。

【性味】性凉，味甘苦。

【归经】归肝、肾经。

【功效】清肝热，明目。

 宜：风热和肝火目赤肿痛，青盲，雀目，以及急性结膜炎者宜食；高脂血症，高血压病人宜食；慢性习惯性便秘者宜食。

 忌：大便溏薄腹泻者忌食。

【按语】适宜夏季泡茶当饮料食用。

决明子女贞汤

【配方】女贞子15克，黑芝麻、桑椹子、草决明各20克，泽泻9克。

【制作】将女贞子、黑芝麻、桑椹子、草决明及泽泻加水共煎，去渣留汁。

【用法】早晚空腹温服，日1剂。

【功效】滋补肝肾，清养头目，润肠通便。

【适宜】肝肾阴虚所致的头晕目花，便秘及动脉硬化症患者宜食。

决明子饴糖粥

【配方】草决明0.2克，粳米30克，饴糖5克。

【制作】先将决明子炒焦，加水煎沸后改小火煎20分钟，去渣取汁，与淘洗干净的粳米一同煮成稀粥，调入饴糖即成。

【用法】每日早晚餐食用。

【功效】清肝明目，润肠通便。

【适宜】风热或肝火所致之目赤肿痛或老年人习惯性便秘者宜食。

白茅根

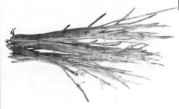

【别名】茅草根、甜草根、寒草根、地节根。

【性味】性寒，味甘。

【归经】归肺、胃、小肠经。

【功效】清热，利尿，凉血，止血。

宜：急性肾炎，急性肾盂炎，膀胱炎，尿道炎等泌尿系感染者宜食；咯血，鼻出血，小便出血者宜食；高血压病人宜食；急性发热性病人烦热口渴者宜食；急性传染性黄疸肝炎者宜食；小儿麻疹者宜食。

忌：茅根性寒，故脾胃虚寒、腹泻便溏者忌食。

茅根豆浆饮

【配方】白茅根30克，豆浆250毫升，白糖20克，清水150毫升。

【制作】1.把白茅根洗净，放入炖杯内，加水用文火煎煮25分钟，去渣留汁待用。2.把豆浆放入炖杯内，用文火煮5分钟，加入白茅根汁液，烧沸，加入白糖搅匀即成。

【用法】每日4次，每次饮60毫升。

【功效】生津止渴，清热利尿。

【适宜】热病后口干口渴，小便不制者宜食。

白茅根竹蔗马蹄红萝卜汤

【配方】鲜茅根50克，竹蔗100克，马蹄5粒，红萝卜1根，猪骨500克，盐适量。

【制作】1.鲜茅根洗净；竹蔗洗净切小节；马蹄洗净削皮；红萝卜洗净刨皮切小块；猪骨洗净飞水。2.将以上材料同放锅中，加入适量清水置武火上烧沸，再用文火煲2～3小时，加盐调味即成。

【功效】生津止渴，清热利尿。

【适宜】肺热咳嗽，咽痛或急性肾盂肾炎之尿频尿急者；或暑热天气作为清热生津之最佳饮料。

茅根菠萝速溶饮

【配方】鲜茅根250克，鲜菠萝汁500克，白糖100克。

【制作】1.鲜茅根加水适量，煎煮30分钟，去渣，继续以小火煎煮浓缩至将要干锅时，加入鲜菠萝汁。2.再加热至稠黏时，停火，待温，拌入干燥的白糖粉把煎液吸净，混匀，晒干，压碎，装瓶备用。

【用法】每次10克，以沸水冲化，顿服。每日3次。

【功效】清热利湿。

【适宜】急性肾炎水肿患者宜食。

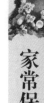

茅根粥

【配方】鲜茅根200克(干茅根50克)，大米200克。

【制作】先将茅根洗净，加水适量，煎煮30分钟，捞去药渣，再加淘净的大米，继续煮成粥。

【用法】分顿1日内食用。

【功效】清热解毒，利水消肿。

【适宜】水肿、小便不利等患者宜食。

金樱子

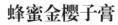

【别名】糖罐子、山石榴、糖刺果。

【性味】性平，味酸涩。

【归经】归肾、膀胱、大肠经。

【功效】涩肠止泻，固精缩尿。

宜：脾虚之久泻久痢者宜食；肺虚喘咳，自汗盗汗者宜食；男子滑精早泄，遗尿，或小便频数者宜食；妇女体虚带下，白带过多和子宫脱垂者宜食。

忌：感冒发烧，糖尿病患者，或有实火邪热者忌食；便秘或大便干燥者亦忌。

蜂蜜金樱子膏

【配方】金樱子100克，蜂蜜200克。

【制作】1.将金樱子洗净，加水煮熬2小时，滗出汤后再加水煮，如此4次。将4次汤合，继续煮熬蒸发，由稀转浓，加入蜂蜜拌匀，冷却后去沫即可。

【功效】补肾益精，止带。

【适宜】肾气亏虚引起的梦遗滑精，遗淋白浊，小便不禁，女子带下者宜食。

金樱子白术粥

【配方】金樱子10克，炒白术10克，芡实15克，粳米30克。

【制作】将炒白术、金樱子及芡实洗净，水煎取汁200毫升和粳米同煮粥食用。

【适宜】小儿遗尿肺脾气虚型患者宜食。

金樱子粥

【配方】金樱子30克，山药30克，白糖适量，硬米100克。

【制作】先将金樱子、山药洗净，加水煮约30分钟，去渣取汁与淘洗干净的粳米一同煮粥，
待粥熟时加入白糖即成。

【用法】每日服1剂。5～7天为一疗程。

【功效】固精涩肠，益精髓，养气血。

【适宜】肾虚精滑、泄痢脱肛、妇女肾虚带下者宜食。

菊花

【别名】甜菊花、茶菊花。

【性味】性凉，味甘苦。

【归经】归肺、肝经。

【功效】养肝明目，疏风清热。

宜：高血压病人头痛，头昏眩晕，眼底出血，以及冠心病人
宜食；炎夏季节头昏脑胀，口干目赤者宜食。

忌：胃寒病者忌食。

【按语】宜选择味甘质优的白菊花，尤以杭白菊为佳。味苦的野
菊花忌食。

菊花烧鱼丸

【配方】白菊花100克，鲜鱼肉250克，熟火腿、鲜蘑菇、烫熟的小豌豆各50克，鸡蛋清2
只，细盐、葱花、姜片、清水各适量。

【制作】1.将净鱼肉斩成细腻的鱼蓉，加细盐、味精、白胡椒粉、清水、蛋清、少量猪油，
顺着同一个方向用力搅和成"鱼胶子"。2.净锅内加冷水，用手抓一把鱼胶子，挤
出一只一只的鱼丸，放入锅内上火煮至将沸，端离火待用。3.净锅烧热，加少许
油，放入葱花、姜末煸香即加鲜汤、细盐，烧沸后下水生粉勾芡，使汤汁略有黏
性，再把鱼丸、熟火腿（切丝）、蘑菇（切丁）、豌豆、菊花推匀，淋上少许油增
光即成。

【功效】清肿降压。

【适宜】高血压病人午后头痛或血脂高者可食用。

双花饮

【配方】 银花50克，菊花50克，山楂50克，精制蜜500克。

【制作】 1.将银花、菊花择选干净，用水淘洗后放在洁净的锅内；山楂择选后洗净，一同放在锅里，注入清水，用文火沸烧约30分钟，即可起锅，滤出煎液待用。 2.将所需蜂蜜倒入干净的锅内，用文火加热保持微沸，炼至色微黄，粘手成丝即成。3.将炼制过的蜂蜜缓缓倒入熬成的汁内，搅拌均匀，待蜂蜜全部溶化后，用纱布二层过滤去渣，冷却后即成。

【功效】 清热解暑，降脂降压。

【适宜】 伤暑身热、烦渴、眩晕、火毒目赤、咽痛、疮疖等症宜食。可作高血压、高脂血症、冠心病、痢疾、化脓性感染患者之饮料。

【按语】 此饮更是夏季优良的清凉饮料。

菊花地黄酒

【配方】 甘菊花2000克，生地黄1000克，当归500克，枸杞子500克，大米3000克，酒曲适量。

【制作】 1.将甘菊花、当归、生地黄、枸杞子入锅中，加水煎汁，用纱布过滤待用。2.将大米煮至半熟沥干，和药汁混匀蒸熟，再拌适量酒曲，装入瓦坛中，四周用棉花或稻草保温发酵，直到味甜即成。

【用法】 每日2次，每次3汤匙，用开水冲服。

【功效】 养肝平肝。

【适宜】 肝肾不足的头痛、头晕、耳鸣目眩，手足震颤等症患者宜食。

金银花

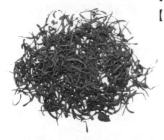

【别名】 二宝花、双苞花。

【性味】 性寒，味甘。

【归经】 归肺、胃经。

【功效】 清热，解暑，抗炎。

宜： 炎夏酷暑，头昏头晕，口干作渴，多汗烦闷者宜食；皮肤感染，痈疽疔疮，丹毒，腮腺炎，化脓性扁桃体炎者宜食；小儿夏天宜食，以防痱毒；多种感染性疾病，如肠炎、菌痢、麻疹、肺炎、乙脑、流脑、急性乳腺炎、败血症、阑尾炎、外伤感染者宜食。

忌： 脾胃虚寒，腹泻便溏者忌食；阴寒脓肿如慢性骨髓炎，慢性淋巴结核，阴疽等患者忌食。

蜜糖金银花饮

【配方】 金银花30克，蜂蜜50克。

【制作】 先将金银花煎汁，去渣，放凉，入蜜溶化即可。

【功效】 清热解毒，润燥利咽。

【适宜】 热毒疮疖或咽炎咽痛者宜食。

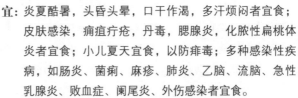

银花丝瓜消暑汤

【配方】丝瓜1条，金银花15克，竹笙5朵，盐2小匙。

【制作】1. 丝瓜削皮洗净，切块。2. 竹笙以清水泡发后，剥去帽网部分，挤干水分，切小段。3. 金银花冲净，先入锅加5碗水煮沸。4. 再加入丝瓜和竹笙，煮至丝瓜熟透，加盐调味即可。

【功效】清热解暑。

【适宜】暑热外感者宜食。

薄荷

【别名】升阳菜、番荷菜。

【性味】性凉，味甘辛。

【归经】归肺、肝经。

【功效】疏散风热，清利头目，芳香辟秽。

宜：外感风热，头痛目赤，咽喉肿痛者宜食；口疮口臭，牙龈肿痛，以及风热瘙痒者宜食。

忌：阴虚血燥体质，或汗多表虚者忌食；脾胃虚寒，腹泻便溏者切忌多食久食。

【按语】炎热酷暑之季当作清凉饮料食用可防治中暑。薄荷煎汤代茶饮用，切忌久煮。

薄荷白菜

【配方】圆白菜300克，薄荷叶（中药房有售）30片，葱头85克，橙子3个，熟芹菜末5克，杏仁10克，山楂糕60克，生菜油100克，白醋10克，白砂糖75克，发粉糊50克，肉豆蔻粉（中药房有售）3克，盐适量。

【制作】1. 把圆白菜洗净，切细丝，放入水中泡5分钟，取出，控水；再把葱头横切成片，越薄越好，撒上盐揉搓一下，用冷水泡2分钟，取出，控水；把橙子去皮，横切成2毫米厚的薄片；杏仁去皮，切碎。2. 将白砂糖、白醋、肉豆蔻粉、盐、圆白菜丝、葱头片、橙子片放在一起拌匀后，放在盘一边。3. 把山楂糕改切成薄荷叶大小，每片5毫米厚，共15片，用两片薄荷叶夹住1片山楂糕，然后沾上发粉糊，下七成热的油锅中，炸至金黄色捞出，沥油，在炸好的薄荷叶坯一面上用筷子扎上两个眼(扎眼目的是能挂住糖)，但不能扎透，有眼一面朝上，撒上砂糖，放在盘的另一边。4. 盘中间放熟芹菜末即成。

【功效】疏风祛热，利咽喉

【适宜】风热外感，头痛，咽喉肿痛者可食用。

薄荷粥

【配方】薄荷15克（新鲜的可用30克），白米60克，冰糖适量。

【制作】1.取薄荷煎汤备用。2.用白米煮粥，待粥将成时加入冰糖及薄荷汤，再煮一二沸即可。

【适宜】风热感冒，头痛目赤，咽喉肿痛者宜食，并可作炎夏防暑解热饮料。

薄荷茶香排骨

【配方】猪排骨500克，佛手15克，薄荷15克，香菜、葱、姜、盐、味精、糖、糯米香茶水、酱油、油各适量。

【制作】1.将适量的佛手、薄荷煮制成薄荷水。香葱与姜均切成丝，香菜切成段备用。2.将精选的猪排骨切成小段，然后用薄荷水、糯米香茶水的混合水浸泡20分钟。3.把浸泡好的排骨段捞出，在上面加少许自制的辣椒水、酱油，然后撒上盐、糖、味精，腌制15分钟。4.锅内放底油，将腌制好的排骨段下锅炸，等到几近脱骨时加入切好的葱丝、香菜段和姜丝，到配料炸干之时排骨也就炸好了，即可出锅。

【适宜】外感胃纳者可适量食用，但不宜多食。

枸杞子

【别名】杞子、红耳坠、狗奶子、枸茄茄。

【性味】性平，味甘。

【归经】归肝、肾经。

【功效】补精气，坚筋骨，滋肝肾，止消渴，明目，抗衰老。

宜：肝肾阴虚者宜食，腰膝酸软，头晕目眩，虚劳瘦弱者宜食；癌症患者阴虚内热者及放疗化疗后宜食；虚性亢进的"热证"，诸如肺结核后期，消渴病的阴虚内热，小儿麻疹后虚热不退者宜食；糖尿病人宜食；慢性眼病者宜食；血虚者宜食；高血压，高脂血症，动脉硬化，慢性肝炎，肝病患者宜食。

忌：脾虚泄泻者忌食；感冒发烧期间忌食。

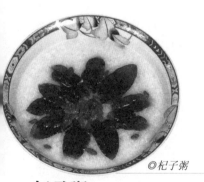

◎杞子粥

杞子粥

【配方】杞子30克，粳米100克，白糖适量。

【制作】1.杞子洗净，熬子，去渣粳米洗净待用。2.把药汁、粳米放入锅内，加清水适量，大火煲滚后改用小火煮成粥，待熟时加白糖调匀，再滚即可。

【功效】补肾益精，养肝明目。

【适宜】肝肾不足所致之腰膝酸软、头晕目昏等患者宜食。

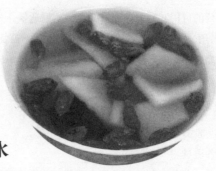

杞子红枣淮山糖水

【配方】杞子25克，红枣25克，淮山100克，冰片糖150克，清水1000毫升。

【制作】1.红枣略洗去核；淮山、杞子洗净待用。2.将处理好的红枣、淮山、杞子放入砂锅内，加入清水，加盖慢火煮30～40分钟左右至淮山熟透，再放入冰片糖略煮至糖完全溶化即可。

【功效】脾胃虚弱，气血虚，面色苍黄者可食用。

【贴士】杞子以宁夏产枸杞子为佳，挑选时要注意杞子会否脱色。通常会脱色的多为人工染色，不可购买。

杞子淮山水鱼汤

【配方】水鱼400克，瘦肉150克，淮山15克，杞子15克，姜2片，盐适量。

【制作】1.水鱼剖开，去内脏，放入开水中煮5分钟，取出洗净，斩件。2.瘦肉放入开水中煮5分钟，取出洗净，切块。3.淮山、杞子略洗。4.把水鱼、瘦肉、淮山、杞子放入炖盅内，加入姜片及适量开水，盖上盖，隔水炖4小时，下盐调味即可。

【功效】滋阴祛热。

【适宜】阴虚内热者可食用。

杞子黄芪蒸鳝鱼片

【配方】枸杞子15克，黄芪20克，黄鳝100克，绍酒10克，葱、姜、盐、味精各5克，胡椒粉3克，菜心100克。

【制作】1.把鳝鱼去骨，去内脏，洗净切片；枸杞子去杂质，洗净；黄芪润透切片；葱切段；姜拍松。2.把鳝鱼片投入沸水中焯一下，捞起，控去水，放入蒸碗中，加入枸杞子、黄芪、葱、姜、盐、味精、胡椒粉拌匀，置武火蒸40分钟，出笼。3.把菜心洗净，放沸水锅内焯透断生，捞出沥干水分，放入蒸碗内拌匀即成。

【功效】补气养血。

【适宜】气血虚弱者可食用。

灵芝

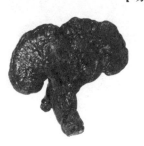

【别名】木灵芝。

【性味】性平，味甘。

【归经】归肺、心、肾、肝经。

【功效】补肝气，益心气，养肺气，固肾气，益精气。

宜：神经衰弱，心悸头昏，夜寐不宁，失眠多梦者宜食；高血压病，高脂血症，冠心病，心律不齐等心血管疾病者宜食；慢性支气管炎，支气管哮喘，肺气肿等慢性呼吸系统疾病者宜食；慢性肝炎，慢性肾炎，糖尿病等慢性疾病者宜食；体质虚弱，气血不足，白血球减少者宜食；小儿特发性血小板减少性紫癜者宜食；癌症患者宜食；进行性肌营养不良，多发性硬化症，萎缩性肌强直，皮肌炎患者宜食。

忌：灵芝甘平无毒，诸无所忌。

灵芝鹿尾蒸鸡

【配方】灵芝15克，鹿尾1条，鸡1只，火腿、瘦猪肉、水发蘑菇各50克，鸡汤1000毫升，绍酒30克，白糖、陈皮、葱、生姜、油、盐各适量。

【制作】1.鹿尾用沸水泡一下取出，顺骨缝切成段。2.将锅置火上，加油八成热时，放入生姜、葱，烹入绍酒，加入水、陈皮、鹿尾、清汤烧20分钟，捞出姜、葱和鹿尾。3.将鸡洗净后，剁块下沸水锅汆熟捞出，瘦肉和火腿各切成三件，洗净后，同火腿、蘑菇、鸡肉放入盆内待用。4.灵芝洗净，切片，上笼蒸熟，放入盆内，然后再把鹿尾段放在鸡肉的两旁。5.将鸡汤倒入锅内，加入白糖、食盐，烧沸后，再倒入盆内，加盖上笼蒸熟即成。

【功效】补益气血，强壮体质。

【适宜】气血不足之面色苍黄，疲倦乏力，平素易感冒者可食用。

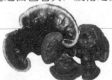

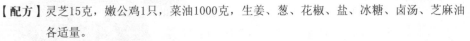

灵芝烧鸡

【配方】灵芝15克，嫩公鸡1只，菜油1000克，生姜、葱、花椒、盐、冰糖、卤汤、芝麻油各适量。

【制作】1.将灵芝一半、鸡、葱、姜、花椒、盐入锅内煮熟，捞起滤去水。2.用少许卤汁溶化冰糖涂于鸡表面，入菜油锅内炸5分钟，并将余下一半灵芝炸酥，等鸡呈油亮色后，捞出涂以麻油，与灵芝作盘食用。

【功效】补益气血。

【适宜】气血虚，营养不良者可食用。

白果

【别名】银杏。

【性味】性平，味甘苦涩，有小毒。

【归经】归肺经。

【功效】敛肺气，定咳喘，止带浊，缩小便。

宜：肺结核咳嗽，老人虚弱哮喘者宜食；妇女体虚白带多，中老年人遗精白浊，小便频数，小儿遗尿者宜食；宜炒熟或蒸熟后食用。

忌：白果有小毒，不宜多食常食；五岁以下小儿忌食白果。

银杏焖水鱼

【配方】水鱼500克，猪肚肉100克，银杏250克，炸蒜头肉25克，红辣椒5克，姜片5克，湿香菇20克，精盐5克，胡椒粉0.1克，麻油1克，绍酒5克，生粉15克，湿粉5克，上汤400毫升，熟猪油25克，味精适量。

【制作】1.将水鱼切块（每块约重20克），用生粉和酱油拌匀；猪肚肉去皮切成3毫米厚片待用。2.将炒锅放回炉上，下姜片、肚肉、香菇和水鱼炒几下，烹入绍酒，加上汤、精盐、红辣椒片、味精，烧至微沸，移慢火焖15分钟后加入银杏、炸蒜头肉，加盖焖约5分钟，至水鱼软烂，去掉姜片。3.待汤浓缩到少量时，加味精、胡椒粉，用湿粉调稀勾芡，最后淋上麻油和熟猪油，上盘即成。

【功效】滋阴养胃。

【适宜】阴虚体质或有慢性胃炎者可食用。

白果南瓜盅

【配方】白果20克，南瓜1小个，香菇15个，虾米10克，糯米粉1匙，姜、蒜、料酒、盐、猪油各适量。

【制作】1.南瓜洗净，切去上面1/4，挖空。2.将切出的部分切块；虾米泡软；放入南瓜盅内。3.将姜、蒜、虾米、酒、糯米粉、盐混合，再加入香菇、白果，填入盅内，用大火蒸30分钟即成。

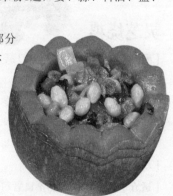

【功效】补肾缩尿，收敛止带。

【适宜】妇女体虚白带多，小儿遗尿者可食用。

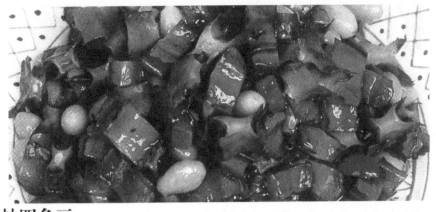

银杏炒四角豆

【配方】四角豆300克，去衣银杏100克，蒜头少许，盐、鸡粉、蚝油、麻油、水淀粉、植物油各适量。

【制作】1.将四角豆洗净，切成方丁；蒜头剁成蒜蓉；银杏飞水至熟。2.烧锅落油，将蒜蓉爆香，落四角豆、银杏拌炒，用盐、鸡粉、蚝油、麻油调味，用水淀粉勾芡即可。

【贴士】去银杏衣，可先将锅烧热，落少许生油，加入有衣银杏，爆炒均匀，再用清水浸一会就可去除银杏衣。

◎银杏

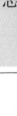

白果鸭煲

【配方】光鸭1只，白果200克，黄芽白100克，芫荽2棵，胡萝卜、磨豉鼓、蚝油、糖、鸡粉、生粉、酒、盐、老抽、果皮各适量。

【制作】1.白果去壳，放滚水中煮5分钟，洗净沥干水；鸭洗净，下滚水中煮熟，取出沥干水，切块。2.下油2汤匙，爆透白果，然后下鸭块爆片刻，加胡萝卜、磨豉鼓、蚝油、糖、鸡粉、生粉、酒、盐、老抽、果皮焖大约20分钟，勾芡熄火。3.黄芽白洗净，切短段，煮熟放在煲仔内，把鸭块放在黄芽白上煲滚，放上芫荽。原煲上台即可。

【功效】补肾缩尿，收敛止带。

【适宜】妇女白带多或老年人夜尿多者可食用。

白果桂花羹

【配方】白果肉300克，糖桂花5克，糖200克，生粉少许。

【制作】1.将白果肉放在清水锅中煮15分钟，捞出洗净滤干。2.锅中加入适量清水，放大火上煮滚后加入糖和洗净的熟白果，再滚后撇去浮沫，放入糖桂花，用生粉水勾薄芡，盛入汤碟中即可。

【功效】补肾缩尿。

【适宜】夜间尿频者可食用。

柏子仁

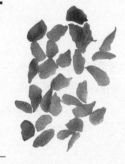

【别名】 柏实。

【性味】 性平，味甘。

【归经】 归心、肾、大肠经。

【功效】 养心脾，润血脉，安神志，通便秘，属滋养强壮食品。

　　宜： 心神失养，惊悸恍惚，心慌，失眠，遗精，盗汗者宜食；老年人慢性便秘者宜食。

　　忌： 大便溏薄者忌食；痰多者亦忌食。

蜂蜜柏子仁粥

【配方】 柏子仁15克，粳米100克，水600～800毫升，蜂蜜25克。

【制作】 柏子仁去尽皮壳，捣烂，与淘净之粳米一起放入锅中，加水大火煮沸，再用小火熬至汤浓米烂即成。

【用法】 每日1～2次，趁温热时服食。

【功效】 滋养强壮，润肠，通便，养心安神。

【适宜】 体虚肠燥便秘、心悸、失眠、健忘患者宜食。

柏子仁炖猪心

【配方】 柏子仁15克，猪心1个。

【制作】 将猪心洗净，剖开；将柏子仁放入猪心内，入炖盅，加水适量，隔水炖煮，以猪心透烂为度。

【用法】 食猪心，喝汤。

【功效】 养心安神，补血润肠。

【适宜】 心血虚，心阴虚引起的心悸怔忡，失眠多梦，记忆力减退，以及老人血虚便秘等患者宜食。

百合

【别名】 野百合。

【性味】 性平，味甘微苦。

【归经】 归肺、心经。

【功效】 补中益气，润肺止咳。干品作粉煮食有滋补营养之功，鲜品有镇静止咳之效。

　　宜： 体虚肺弱，慢性支气管炎，肺气肿，肺结核，支气管扩张咳嗽咯血者宜食；急性热病后期，神志恍惚，以及妇女更年期神经官能症、癔病，坐卧不安，神经衰弱，心悸怔忡，睡眠不宁，惊悸易醒者宜食；肺癌、鼻咽癌及其化疗放疗后食用，因百合能抑制肿瘤细胞的生长，缓解放疗反应。

　　忌： 感冒风寒咳嗽者忌食；脾胃虚寒，腹泻便溏者忌食。

【按语】 干百合是一味常用中药，而鲜百合则常作为蔬菜食用。

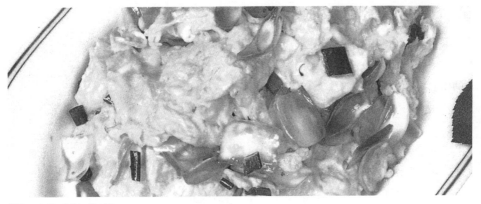

鲜百合炒鸡蛋

【配方】鸡蛋4个,鲜百合100克,葱少许,盐、胡椒粉、麻油、植物油各适量。

【制作】1.将鸡蛋打散,加入盐、胡椒粉、麻油、植物油拌匀;鲜百合切去蒂,洗净,剥开,飞水,待用。2.葱切成葱花。3.烧锅落油,将鸡蛋、鲜百合、葱花一起倒入锅里,翻炒至鸡蛋香熟即可。

【贴士】用不粘锅炒蛋,效果会更理想。

百合莲子糖水

【配方】百合100克,莲子100克,冰片糖150克,清水1250毫升,老姜1小块。

【制作】1.莲子、百合用清水浸泡2小时后取出洗净;老姜去皮用刀略拍待用。2.将处理好的莲子、百合、老姜放入砂锅内,加入清水,加盖慢火煮30～40分钟左右至莲子微烂,再放入冰片糖,煮至糖完全溶化即可。

【功效】清心火、润肺。

【适宜】心火所致口腔溃疡或肺燥肺热咳嗽者宜食。

【贴士】莲子以选用湖南产湘莲且以带皮没有去莲心的为佳,去皮去心的多是用硫磺熏制过的,多吃不利健康。

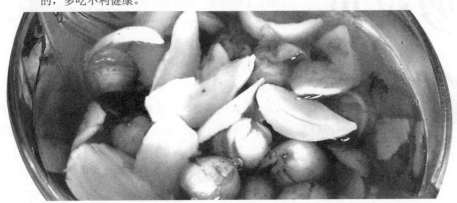

鲜百合海底椰糖水

【配方】鲜百合150克，冰鲜海底椰100克，冰片糖150克，清水1000毫升，老姜1小块。

【制作】1.鲜百合原只掰瓣洗净；鲜海底椰对半切开；老姜去皮用刀略拍待用。2.将处理好的鲜百合瓣、冰鲜海底椰、老姜放入砂锅内，加入清水，加盖慢火煮15～20分钟左右至鲜百合糯烂，再放入冰片糖略煮至糖完全溶化即可。

【功效】清肺化痰。

【适宜】肺热咳嗽，痰黄者宜食。

【贴士】也可以改用隔水炖的方法制作。

鲜百合炒肉片

【配方】猪里脊肉200克，鲜百合160克，精盐1克，番茄酱50克，白糖100克，果茶100克，清水少许，水淀粉15克，鸡蛋清1个，色拉油500克，料酒适量。

【制作】1.将里脊肉洗净，切成薄片，加精盐、料酒、蛋清、水淀粉拌匀；鲜百合洗净。2.炒锅烧热，倒入色拉油，烧至六成热时放浆好的肉片，炸至淡黄色时捞出沥油。3.炒锅烧热加底油，下番茄酱略炒，加果茶、白糖、清水略煮，烧至糖化时勾薄芡。4.加热油50克，倒入百合、肉片，颠翻均匀，起锅装盘即成。

【功效】清心安神，化痰止咳。

【适宜】肺热咳嗽、痰黄稠或心火失眠者宜食。

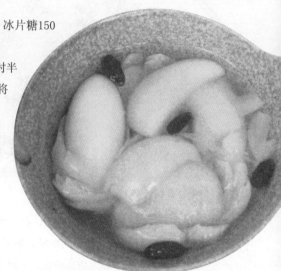

◎鲜百合

罗汉果

【别名】拉汗果、假苦瓜、青皮果。

【性味】性凉，味甘。

【归经】归肺、脾经。

【功效】解暑，清肺，止咳，润喉。

宜：风热咽痛，失音，咳嗽，声哑，百日咳，以及扁桃体炎，咽喉炎者宜食；癌症患者，诸如鼻咽癌，喉癌，肺癌病人宜食；演员、教师、歌唱家、广播员宜食。

忌：罗汉果性凉，因风寒所致的咳嗽声哑者忌食，糖尿病人亦忌过多食用。

罗汉果酱瓜炖鸡

【配方】鸡腿2只，清汤1碗，罗汉果半个，姜蓉适量，酱瓜3条。

【制作】1. 将鸡腿切成块状，入滚水中煮1分钟捞出；酱瓜切成小片；罗汉果捏碎，待用。

2. 炖锅中放入鸡、酱瓜、姜蓉、罗汉果、清汤熬煮至熟即可。

【功效】清肺润燥，化痰止咳。

【适宜】肺燥干咳者可食用。

罗汉果西洋菜猪肉汤

【配方】罗汉果半个，猪瘦肉500克，西洋菜700克，南杏仁60克。

【制作】1. 先将罗汉果、猪瘦肉洗净，控水；西洋菜洗净；南杏仁开水烫，去衣。2. 把罗汉果、南杏仁放入锅内，加清水适量，武火煮沸后，放入猪瘦肉、西洋菜，再煮沸后，文火煲1小时，调味佐膳。

【功效】清肺润燥，化痰止咳。

【适宜】肺热肺燥干咳少痰者可食用。

槟榔

【别名】枣槟榔、槟榔干、枣儿槟。

【性味】性温，味甘，微苦涩。

【归经】归脾、胃、大肠经。

【功效】消食，醒酒，宽胸腹，驱虫。

宜：胸膈满闷，痞胀呕吐者宜食；醉酒之人宿醒未消者宜食；过食肥甘油腻者宜食；青光眼、眼压增高者宜食；肠道寄生虫病者宜食；脚气病人宜食。

忌：中虚气弱者以及病后产后者忌食。

【按语】鲜槟榔可作为水果食用。

◎槟榔

槟榔饮

【配方】槟榔5~10克，萝卜子（莱菔子）6~12克，鲜橘皮10~15克，白糖适量。

【制作】1. 将槟榔打碎，萝卜子放小锅内炒香，然后捣碎，取新鲜橘皮（约1个整橘皮）剪成细丝状。2. 将槟榔、萝卜子、橘皮一同放入搪瓷杯内，加水适量，煎煮5~7分钟，去渣留汁，加入白糖适量，当作饮料服食。

【功效】理气清胀，驱虫。

【适宜】脾胃虚弱、食积不消、脘腹胀痛等症患者宜食，能驱绦虫、蛔虫、蛲虫、钩虫、姜片虫等多种肠寄生虫。

槟榔焖排骨

【配方】幼齿槟榔12粒，枸杞子25克，猪肠250克，排骨500克，高汤6杯，盐少许，米酒2大匙。

【制作】1.猪肠清洗干净，剪成3公分长段备用；排骨烫过，槟榔洗净。2.将排骨铺在砂锅底层，依次放入猪肠、槟榔、高汤、盐、米酒，滚开后改小火焖30分钟。3.放枸杞子，焖煮5分钟即可。

【功效】清食驱虫。

【适宜】食积不消或小儿有肠内寄生虫者可食用。

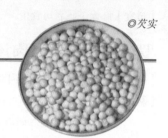

◎芡实

芡实

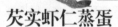

◎虾

【别名】鸡头果、刺莲藕、鸡嘴莲。

【性味】性平，味甘涩。

【归经】归脾、肾经。

【功效】补中益气，滋养强身，固肾涩精，健脾止泻。

宜：妇女脾虚白带频多，肾亏腰脊酸痛者宜食；老年人小便频数者宜食；体虚遗尿之儿童宜食；肾虚梦遗滑精，早泄，脾虚便溏，慢性腹泻，包括慢性肠炎，五更泄泻者宜食。

忌：芡实性涩滞气，一次切忌食之过多，否则难以消化。大便干结或腹胀者忌食。

【按语】芡实宜与莲子、淮山、白扁豆之类食物一同食用。

芡实虾仁蒸蛋

【配方】芡实15克，鸡蛋4个，鸡肉100克（或猪肉剁碎亦可），青虾10只（或虾仁），鱼肠（或鱼肉泥和面粉制的长条，也可改用鱼丸）半条，香菇5朵，柚子汁、芹菜少量，鸡汤（或鱼汤）5杯，酒、盐、酱油等各适量。

【制作】1.芡实加鸡汤（或鱼汤）5杯，放入锅内用文火煎约1小时，煎至约4杯量时离火备用。2.青虾剥壳去肠；鸡肉切成细丁，共放入碗内，用酒、柚子汁、少量盐浸渍着备用；鲜香菇去轴（干的则浸软切丝）；芹菜切成3厘米的长条；鱼肠切成小片。3.将芡实、鸡肉丁、青虾丁、鱼肠片、香菇丝放入1只大碗内；芡实汤与打散的鸡蛋混和匀，加盐、酱油调好味，将其中八成倒入大碗内，留下两成待用。4.将大碗放入蒸笼内，用弱火蒸，待蒸至蛋有凝结现象时，将留下的两成蛋汁浇在上面，并放上芹菜，继续蒸5～6分钟即成。

【功效】健脾补胃，止遗止带。

【适宜】脾虚不运，腹泻不止、肾虚精关不固、遗滑精等症者宜食；或妇女脾胃虚白带多者可食用。

芡实煲猪肚

【配方】猪肚 1 个，芡实30克，莲子30克，红枣10个。

【制作】1.把猪肚翻转洗净，放入锅内，加清水适量，煮沸后捞起，去水，用刀轻刮净。

2.芡实、红枣（去核）洗净；莲子（去心）用清水浸 1 小时，捞起，一齐放入猪肚内。3.把猪肚放入锅内，加清水适量，武火煮沸后，改文火煲 2 小时，调味供用。

【功效】健脾胃，益心肾，补虚损。

【适宜】脾胃虚弱症见不思饮食，泄泻日久；或心肾不交之心烦口渴，心悸失眠；或肾虚小便频数，夜尿多等患者宜食。对胃溃疡、十二指肠溃疡亦有疗效。

芡实鸡粒香芋汤

【配方】鲜芡实50克，鸡肉200克，香芋200克，大肉姜、冬菇少许，盐、鸡粉、生粉、胡椒粉、麻油、绍酒、植物油各适量。

【制作】1.将鸡肉切成鸡粒，用盐、生粉、植物油略腌待用；香芋刨皮切粒；鲜芡实洗净；姜切姜片；冬菇浸软切丝。2.烧锅落油，将鸡肉慢火走油至熟盛起。3.锅底留油，放入鸡粒、芋头粒、姜片、菇丝、鲜芡实略炒，溅绍酒，加清水煮15分钟左右至芋头粒熟烩，用盐、鸡粉、胡椒粉、麻油调味即可。

【功效】鸡肉能温中，益气，补精，添髓；香芋含粗蛋白、淀粉、聚糖（粘液质）、粗纤维和糖等成分，有益脾胃、补气血的功用；芡实能益肾固精，健脾止泻，除湿止带。三者合用，共奏补益气血、补脾固肾之功。

【适宜】脾胃虚弱所致的肌肉消瘦、四肢无力、神疲气短、大便溏泄、腰膝酸软等症者宜食。

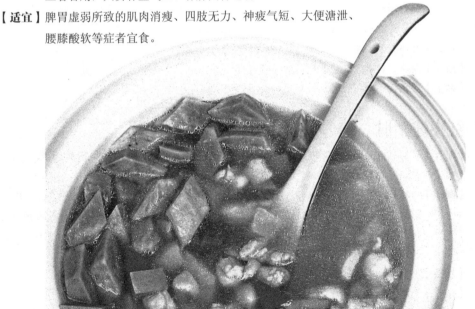

大枣

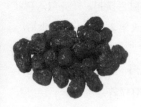

【别名】红枣、干枣。

【性味】性温，味甘。

【归经】归脾、胃经。

【功效】益气补血，健脾和胃，祛风。

宜：胃虚食少，脾虚便溏，气血不足，营养不良，心慌失眠，神经衰弱，妇人癔病，贫血头晕，白血球减少，血小板减少者宜食；慢性肝病肝硬化者宜食；心血管疾病患者宜食；过敏性疾患者宜食，包括过敏性紫癜，支气管哮喘，荨麻疹，过敏性鼻炎，过敏性湿疹，过敏性血管炎等，可以调整免疫功能紊乱；各种癌症患者宜食，尤其是肿瘤患者放疗、化疗而致骨髓抑制的不良反应者。

忌：痰浊偏盛，腹部胀满，舌苔厚腻，肥胖病者忌多食常食；急性肝炎湿热内盛者忌食；小儿疳积和寄生虫病儿忌食；齿病疼痛者亦忌。糖尿病患者切忌多食。

【按语】干红枣是一味常用中药，而鲜红枣则常作为水果食用。据前人经验，大枣忌与葱和鱼同食，因大枣与葱同食令人五脏不和，与鱼同食令人腰腹作痛。

红枣布丁

【配方】红枣250克，白糖100克，淀粉150克，淡乳500克，蜂蜜50克。

【制作】1.将红枣洗净后放入锅中煮烂，去皮，去核，留肉，留汁待用。2.把白糖、蜂蜜、淀粉慢慢放入红枣汁中煮开，边煮边搅以免粘锅结块。3.将淡乳与枣肉倒进锅中搅匀。4.冷却后放入冰箱冻一下即可食用。

【功效】补血养颜。

【适宜】血虚、贫血之脸色苍白而疲劳者宜食。

【贴士】淡奶可用鲜奶代替，效果更好。

红枣炖猪肘

【配方】猪肘1000克，红枣200克，冰糖150克，清汤（或水）1500毫升，酱油2汤匙，姜、盐、味精、绍酒适量。

【制作】1.将猪肘除尽残毛，刮洗干净，在开水锅中烫一下，除去血水；将红枣洗净待用。2.取冰糖30克左右，加适量水用火炒成深黄色糖汁待用。3.砂锅中放入猪肘、清汤，旺火烧开，撇去浮沫，加入冰糖汁、冰糖、红枣、酱油、姜、盐、绍酒，用小火慢炖2～3个小时，待猪肘煨至熟烂，加入味精，上桌即可。

【功效】补益气血。

【适宜】气血不足之身体虚弱者宜食。

红枣煨鸡

【配方】嫩鸡1250克，蘑菇100克，红枣50克，胡萝卜25克，牛肉清汤750毫升，大葱25克，生姜15克，料酒50克，酱油50克，白糖15克，味精0.5克，芝麻油5克，湿淀粉50克，胡椒面0.5克，豆油425克（实耗100克），精盐2克。

【制作】1.将嫩鸡宰杀，去毛，从肛门旁开口去除内脏，从颈部开口取出食袋，洗净，放入清水中浸泡，捞出，洗净。2.将锅中清水烧开，把净鸡放入锅内焯一下，去浮沫血水，剁去脚爪、嘴尖。3.蘑菇水泡后洗净泥沙，去蒂；红枣煮熟，去皮；胡萝卜去皮，洗净，切成细丝；生姜去皮，洗净，切片；大葱15克洗净，打结；余下10克大葱切成1.5厘米长的段，待用。4.炒锅烧热，放入豆油，烧至六成热，将鸡下锅过油，两面呈金黄色时捞出，控油。5.瓷盆放入鸡，加白糖、料酒、酱油、精盐、葱结、姜片、牛肉清汤，加盖，在旺火上烧开，移中火煨烂，待用。6.将炒锅烧热，放豆油50克，大火烧至七成热，将蘑菇、胡萝卜丝加精盐，放入锅中煸炒入味，把煨入味的整鸡盛入盆中，将炒蘑菇、萝卜丝拼在鸡的周围。7.原煨鸡汤过滤，放入炒锅中，投入红枣、味精、酱油，放入湿淀粉煨成浓汁，倒回盆鸡中，放入葱段，撒上胡椒面、淋上芝麻油，即可。

红枣五花肉

【配方】五花猪肉300克，红枣100克，花生油、葱片、姜片、葡萄酒、酱油、鸡汤各适量。

【制作】1.将五花猪肉洗净，切小方块。2.炒锅烧热放少许花生油，下葱片、姜片煸炒，放五花猪肉、葡萄酒、酱油、适量鸡汤烧开，小火煨五成熟后，放入洗净红枣，待熟透，入盘。

红枣莲子百合糖水

【配方】红枣10粒，莲子100克，百合100克，冰片糖150克，清水1000毫升，老姜1小块。

【制作】1.红枣略洗去核；莲子、百合用清水浸泡2小时后取出洗净；老姜去皮用刀略拍待用。2.将处理好的红枣、莲子、百合、老姜放入砂锅内，加入清水，加盖慢火煮30～40分钟左右至莲子、百合微烂，再放入冰片糖略煮至糖完全溶化即可。

【功效】健脾益肺，补血安神。

【适宜】脾肺气虚之虚汗或血虚心悸、失眠者宜食。

【贴士】选用鲜百合、鲜莲子味道会比较清香，制作过程相对简化。

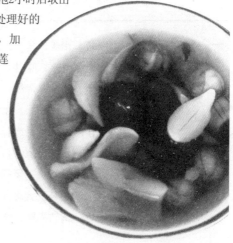

酸枣仁

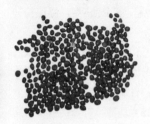

【别名】枣仁、酸枣核。

【性味】性平，味甘。

【归经】归心、脾、肝经。

【功效】安神，止汗。

宜：虚烦不眠，心慌惊悸，睡卧不宁，恐怖惊惕，常多恍惚以及健忘者宜食；体虚多汗，自汗，易汗，盗汗者宜食；神经衰弱，心脏神经官能症者宜食。

忌：腹泻便溏者忌食。

人参枣仁汤

【配方】人参5克，枣仁20克，枸杞子20克，茯苓15克，桂圆肉10克。

【制作】将枣仁放入热锅中，用慢火炒熟，洗净捣烂，与人参、茯苓、枸杞子、桂圆肉一齐放入砂煲内，加清水适量，武火煮沸后，改用文火煲1～2小时，去渣饮汤。

【功效】补气益肾，养血安神。

【适宜】恐惧伤肾所致的阳痿患者宜食。症见阳痿不振，举而不坚，胆怯多疑，心悸易惊，寐不安宁等宜食。

玫瑰枣仁炖猪心

【配方】猪心1个，枣仁20克，玫瑰花10克。

【制作】1.将猪心去脂膜，洗净。2.枣仁略炒与玫瑰花共研末，灌入猪心中。3.将灌药的猪心盛碗中，隔水炖或上笼屉蒸至熟透。

【用法】食用时去心内药末，切片，拌调料服。

【功效】养心血，宁心神。

【适宜】心血不足所致的心悸怔忡、失眠健忘等症者宜食。

家常食物养生宜忌大全

POSITIVE AND NEGATIVE SIDE OF HOME DISHES

玉竹

【别名】山姜、尾参、葳蕤等。

【性味】性平，味甘。

【归经】归肺、胃经。

【功效】养阴润燥，止渴除烦。

宜：肺阴不足或肺燥者，包括肺结核、慢性支气管炎、矽肺患者干咳无痰、口干烦渴、虚劳发热者宜食；胃阴不足，包括慢性胃炎、萎缩性胃炎者胃脘隐痛、食欲不振或消谷易饥、口干苔少者宜食；心功能不全、慢性心力衰竭者宜食。

忌：玉竹滋腻，痰湿偏重、舌苔厚腻者切勿食用。

玉竹萝卜牛肉汤

【配方】玉竹30克，川贝10克，牛肉400克，白萝卜200克，枸杞子10克，姜4片，盐适量。

【制作】1.牛肉切块，放入开水中煮5分钟，取出洗净。2.白萝卜洗净，去皮，切块。3.玉竹、川贝、枸杞子洗净。4.把牛肉、白萝卜、玉竹、枸杞子、姜片放入炖盅内，加入适量开水，盖上盖，隔水炖3小时，下盐调味即可。

【功效】滋阴润肺。

◎玉竹萝卜牛肉汤

玉竹沙参煲生鱼

【配方】生鱼1条（约400克），沙参、玉竹各50克，大肉姜、红枣、枸杞子、胡椒粒少许，盐、鸡粉、麻油、绍酒、植物油各适量。

【制作】1.生鱼宰好去鱼肠、鱼鳃洗净；大肉姜略拍；沙参、玉竹、红枣、枸杞子洗净待用。2.用少许盐将生鱼两边擦匀，烧锅落油将生鱼煎至两面金黄色。3.原锅滤去余油，溅绍酒，加入清水猛火烧滚，放入沙参、玉竹、红枣、枸杞子、姜、胡椒粒，将鱼汤烧滚。4.原锅倒入瓦汤煲内，猛火烧滚后改用慢火煲40分钟左右，用盐、鸡粉、胡椒粉、麻油调味即可。

【功效】养阴益气。

【适宜】气阴两虚，虚热内扰，眠差口干，午后潮热，盗汗等症患者宜食。

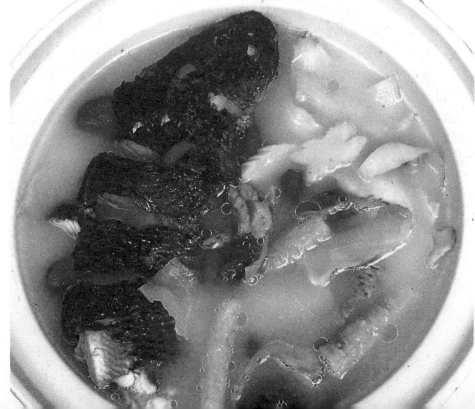

灯芯草

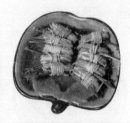

【别名】灯心草。

【性味】性微寒，味甘淡。

【归经】归心、肺、小肠经。

【功效】利水渗湿，清心降火。

　　宜：小便短赤，热淋涩痛者宜食；小儿心经有热的烦躁不宁、夜啼、小便赤痛者宜食。

　　忌：药力较薄，多作辅药。

灯芯草粥

【配方】灯芯草6克，石膏10克，山栀子3克，粳米30克。

【制作】先煎石膏、山栀子、灯芯草，久煎取汁去渣，加入粳米共煮成粥。

【用法】每日2次服食。

【功效】清热泻脾。

【适宜】小儿流涎、口舌生疮、烦燥不宁患者宜食。

灯芯草芡实薏米糖水

◎薏米

【配方】灯芯草6扎，芡实80克，薏米80克，黄片糖150克，清水1000毫升，老姜1小块。

【制作】1.芡实、薏米用清水浸泡1小时后取出洗净；灯芯草洗去浮尘；老姜去皮用刀略拍待用。2.将处理好的芡实、薏米、灯芯草、老姜放入砂锅内，加入清水，加盖慢火煮40分钟左右至芡实、薏米微烂，再放入黄片糖略煮至糖完全溶化即可。

【功效】清热祛湿。

【适宜】下焦湿热之尿赤尿痛或小儿心经有热之烦躁不安等症宜食。

【贴士】糖水煮好后要注意挑出灯芯草，灯芯草只取其功效，并不食用。

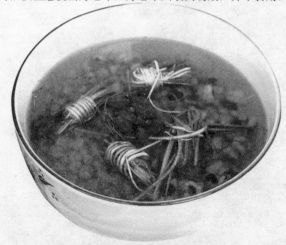

苦杏仁

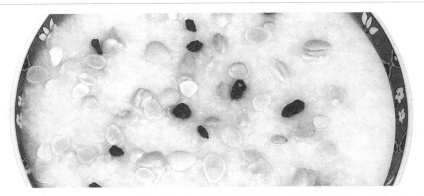
◎苦杏仁

【**性味**】性微温，味苦，有小毒。

【**归经**】归肺、大肠经。

【**功效**】止咳平喘，润肠通便。

    宜：各种咳嗽气喘者宜食，有表证者可配解表药，属热咳者可配清肺热药；杏仁多脂而降泄，肠燥便秘者宜食，肺咳气逆而大便不通者尤宜。

【**按语**】杏子的核仁叫杏仁，有苦杏仁和甜杏仁之分，苦杏仁是味良药，甜杏仁则常被制成多种风味食品食用。

◎杏仁川贝粥

杏仁川贝粥

【**配方**】杏仁10克（去皮尖），川贝10克，白米50克，冰糖适量。

【**制作**】将杏仁、川贝水研煎汁，去渣，入白米、冰糖，加水煮成稀粥。

【**功效**】润肺定喘，止渴生津，润肠通便。

【**适宜**】肺燥气喘，咳嗽无痰，口干烦渴，便秘等症患者宜食。

杏仁菜干煲猪肺

【**配方**】杏仁10克，猪肺1个，红萝卜1个，菜干50克，盐适量。

【**制作**】1.猪肺用水灌洗，挤尽血水，切块，放入滚水中煮5分钟，取出洗净，再放入净锅干炒，去水分及异味。2.红萝卜洗净，去皮，切块；菜干用清水浸软，洗净切段；杏仁洗净。3.煲滚适量清水，放入猪肺、红萝卜、菜干、杏仁，用猛火煲开，改小火煲3小时，下盐调味即可。

【**功效**】除痰润肺。

【**适宜**】咳嗽痰多者宜食。

川贝

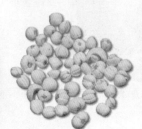

【别名】川贝母、浙贝。

【性味】性微寒，味甘苦。

【归经】归肺、心经。

【功效】镇咳祛痰，清热散结。

　　宜：阴虚肺热、咳嗽痰热、肺燥咳嗽、瘰疬痰核、乳痈初起肿痛者宜食。

　　忌：寒痰、湿痰及脾胃虚弱者慎服。

【按语】川贝忌与乌头同用。

贝母甲鱼汤

【配方】甲鱼1只，川贝母10克，鸡清汤1000毫升，料酒、盐、花椒、生姜、葱各适量。

【制作】将甲鱼宰杀、洗净切块，放入蒸钵中，加入鸡汤、川贝母、盐、料酒、花椒、姜、葱，上蒸笼蒸1小时即成。

【用法】佐餐，趁热食。

【功效】滋阴补肺。

【适宜】阴虚咳嗽、气喘、低热、盗汗等症者宜食。

【按语】健康人食用更能防病强身。

川贝冰糖炖雪梨

【配方】川贝10克，雪梨2个（约300克），冰糖150克，清水800毫升。

【制作】1.雪梨用清水洗干净去皮，每个切开8块，去雪梨心待用；川贝锤碎。2.将处理好的雪梨放入大炖盅内，加入川贝、冰糖、清水，加盖隔水炖1小时左右即可。

【功效】润肺降燥。

【适宜】肺热肺燥，咳嗽，干咳少痰者可食用。

【贴士】雪梨可原只去心后酿入川贝，再放入炖盅内，加入冰糖、清水，隔水炖熟，造型将更加美观。

蜂胶

【别名】蜜蜡，蜂蜡等。

【性味】性平，味甘淡。

【归经】归脾、胃、大肠经。

【功效】补中益气，健脾养胃。

　　宜：气虚体弱者宜食；脾胃不健、久泄不止、久痢脓血者宜食。

　　忌：急性肠炎痢疾者勿食。

蜂蜜

【别名】蜜糖、蜂糖。

【性味】性平，味甘。

【归经】归肺、脾、大肠经。

【功效】补虚，润燥，解毒，营养心肌，保护肝脏，降血压，防止动脉硬化。

宜：肺燥咳嗽，干咳无痰者宜食；肠燥便秘，老年，体弱，病后，产妇便秘者尤宜；胃及十二指肠溃疡者宜食；高血压，心脏病，冠心病，肝脏病人宜食；生长发育期的儿童宜食；神经衰弱、失眠患者以及肥胖者宜食；美容润肤者宜食。

忌：大便溏薄，肠滑泄泻者忌食；痰湿内蕴，腹满痞胀者忌食；糖尿病患者忌食；呕吐者及慢性湿疹者忌食。

【按语】据前人经验，蜂蜜忌与生葱、大蒜、莴苣、茭白、韭菜、鲊鱼一同食用。蜂蜜可直接兑温水服用，也可作为调味品，增加美味，如蜜汁叉烧、蜜汁糖水、蜂蜜凉粉等，或抹在面包上食用。

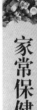

蜂蜜蒸萝卜

【配方】白皮大萝卜1个，蜂蜜100克。

【制作】将萝卜洗净，掏空中心，放入蜂蜜，置大碗内，加水蒸煮。

【用法】每日2次，随量服。

【功效】润肺，止咳，化痰。

【适宜】急慢性支气管炎、肺结核患者宜食。

【按语】萝卜具有良好的顺气化痰、止咳平喘的作用，民间惯用萝卜治疗咳嗽、哮喘等呼吸道病变；蜂蜜在此有矫味和治疗的双重作用。久咳不愈者可常用此药膳。

蜂蜜芡实饮

【配方】芡实30克，白果仁40克，红枣40克，桂圆肉10克，莲藕40克，冰糖、蜂蜜各2大匙。

【制作】1.白果仁、芡实、红枣、桂圆肉分别稍冲洗；莲藕洗净，去皮，切小块备用。2.锅内入白果、芡实、莲藕及水适量，以大火煮开，改小火煮至熟烂（约1小时），再入红枣、桂圆续煮约30分钟，加冰糖煮溶，熄火待凉，最后入蜂蜜即可。

【功效】补脾益肾，收敛止带。

【适宜】脾肾两虚，胃纳差，女性带下等可食。

蜂王浆

【别名】蜂浆、王浆、蜂乳。

【性味】性平,味甘。

【归经】归肝、脾经。

【功效】补虚损,抗衰老,抗癌。

宜:病后体弱,年老体虚,营养不良,气血不足,食欲不振,白细胞减少者宜食;多种慢性病,诸如高血压病,糖尿病,支气管哮喘,慢性肝炎,慢性胃病,神经衰弱,关节炎,毛发脱落等患者宜食;因为蜂王浆对癌症有独特的疗效,故癌症病人宜食。

忌:过敏体质者忌食;低血糖者忌食;脾虚便溏腹泻者忌食。

田七

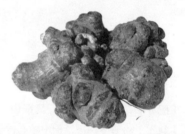

【别名】参三七、山漆等。

【性味】性温,味甘、微苦。

【归经】归肝、胃、大肠经。

【功效】散瘀,止血,消肿,定痛。

宜:各种内外出血者宜食;冠心病、心绞痛和高脂血症者宜食;跌打损伤、瘀血肿痛者宜食;妇女月经过多、功能性子宫出血、产后恶露不下者宜食,寻常疣、腮腺炎肿痛、腹部手术后肠粘连者宜食。

忌:怀孕妇女切勿食用;血热妄行而出血者勿食。

田参炖母鸡

【配方】田七10克,西洋参10克,嫩母鸡1只(约1000克),红枣10个,枸杞子10克,桂圆肉10克,生姜、料酒、盐、酱油、味精适量。

【制作】1.将鸡宰杀后除净毛,剖腹去内脏,剁去头、爪,冲洗干净;田七用温水浸软后切成薄片;枸杞子和红枣洗净;生姜洗净切片,待用。2.将田七、西洋参及枸杞子、红枣、桂圆肉、生姜片、料酒、食盐、酱油拌匀,装入鸡腹内。3.把鸡放入搪盆中(鸡腹部朝上),加盖后置笼中锅内蒸炖2～3小时后,出笼,加味精适量,即可食用。

【功效】补血益气,活血祛瘀。

【适宜】气血亏虚之面色萎黄或暗黑,疲倦乏力者宜食。

夏枯草

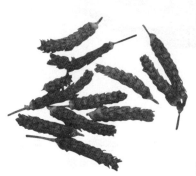

【别名】大头花、棒头柱等。

【性味】性寒、味苦辛。

【归经】归肝、胆经。

【功效】清肝胆，明眼目。

宜：高血压病人宜食，尤其是性情急躁的肝阳偏旺高血压患者，最为有益；肝火目赤、红眼病、羞明流泪、目珠夜痛、头目眩晕者宜食；肺结核病、淋巴结核、癌症、甲状腺肿、急性黄疸型肝炎者宜食。

忌：夏枯草性偏寒凉，脾胃虚寒者勿食。

【按语】夏枯草适合作为夏季清凉解暑饮料食用。

夏枯草红枣饮

【配方】夏枯草50克，红枣4枚，白糖适量。

【制作】夏枯草洗净；红枣去核，放入锅内，加清水适量，武火煮沸后，文火煮1小时，加入白糖，即可饮用。

【功效】清肝降压。

【适宜】高血压，尤其是肝阳上亢之高血压者宜食。

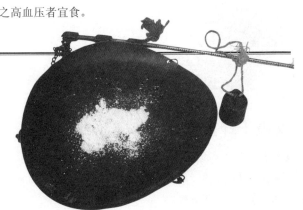

珍珠

【别名】蚌蛛、真珠等。

【性味】性寒，味甘咸。

【归经】归心、肝经。

【功效】镇心安神，明目养颜。

【食法】磨粉冲服。

宜：惊悸怔忡、神志不宁、心烦不寐、小儿夜啼者宜食；目赤红肿、风热目疾、目生翳障者宜食；女性美容美颜者宜食。

忌：珍珠性属寒凉，脾胃虚寒者勿食。

羚羊角

【别名】神羊角等。

【性味】性寒，味咸。

【归经】归肝、心经。

【功效】平肝熄风，清热镇惊。

【用法】磨汁服，磨粉吞服。

　宜：高血压病，尤其是肝火偏旺的高血压患者宜食；高热神昏、高烧抽搐者宜食；脑溢血中风、脑梗塞、乙型脑炎病人神昏痉厥者宜食；肝阳上亢，性情暴躁，性急易怒，头昏脑涨，耳鸣暴聋者宜食；小儿出麻疹者宜食。

　忌：体质羸弱及低血压者勿食。

女贞子

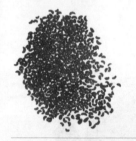

【别名】冬青子，鼠梓子等。

【性味】性平，味苦甘。

【归经】归肝、肾经。

【功效】补肝肾，强腰膝，乌须发，抗衰老。

　宜：中老年人肝肾亏损所致的腰膝无力，或腰痛腰酸、头晕耳鸣、视力减退、须发早白者宜食。

　忌：阳虚怕冷或脾胃虚寒者勿食。

女贞子蜂蜜饮

【配方】女贞子20克，蜂蜜30克。

【制作】先将女贞子放入锅中，加水适量，文火煎煮30分钟，去渣取汁，调入蜂蜜即可。

【用法】上、下午分服。

【功效】滋补肝肾，润肠通便。

【适宜】肝肾阴虚型动脉硬化患者宜食，症见头晕目眩、腰酸耳鸣、须发早白、遗精、便秘等。

【按语】本方甘凉清补，性质平和，长期服用无副作用。中医将女贞子视为可药可食的养阴佳品。女贞子具有抗动脉硬化作用，对实验性主动脉特别是冠状动脉脂质斑块的形成有消减作用，女贞子所含的亚油酸也有防治动脉硬化的功效。蜂蜜具有扩张血管、防止动脉粥样硬化发展的作用。经临床观察，本食疗方对改善老年动脉硬化患者之眩晕、视力减退等自觉症状的效果较为明显。

女贞子甲鱼汤

【配方】甲鱼1只，女贞子15克，枸杞子30克，山药15克，盐、料酒适量。

【制作】1.将甲鱼宰杀，洗净切块；女贞子用纱布包好；山药切片。2.将甲鱼、药包、山药同枸杞子共入锅中炖烂，拣去药包用盐及料酒调味即可。

【用法】每日分2次食完，连用3～5天为一疗程。

【功效】补肝肾，丰肌。

【适宜】阴虚体质，形瘦体弱者宜食。

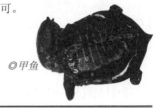
◎甲鱼

麦门冬

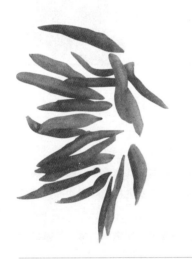

【别名】麦冬等。

【性味】性寒，味甘、微苦。

【归经】归肺、胃、心经。

【功效】养阴润肺，清心除烦，益胃生津，美容抗老。

宜：肺痈、肺痿、肺结核者肺燥干咳、咯血时宜食；热病津伤、咽干口燥、烦热不寐、心烦失眠者宜食；萎缩性胃炎，胃阴不足，纳谷欠香，口干乏味，舌面光红无苔者宜食，癌症、糖尿病人宜食；抗老防衰者宜食。

忌：麦门冬性凉而质柔滋润，风寒感冒咳嗽多痰者勿食；舌苔厚腻者勿食；脾胃虚寒，腹泻便溏者勿食。

【按语】麦门冬与天门冬，都属于中医滋阴润燥、补肺益肾良药，也是古代养生家益寿抗衰老之妙品，其功用相近，故常配伍使用。

红枣麦冬生地粥

【配方】鲜麦冬汁50毫升，鲜生地汁50毫升，红枣6粒，生姜10克，枸杞子15克，粳米50～100克。

【制作】先将枸杞子、红枣、粳米及生姜洗净煮熟，再下麦冬汁与生地汁，调匀，煮成稀粥。

【功效】滋阴补血。

【适宜】肺燥干咳或胃阴不足之胃脘痛，口干燥者宜食。

【按语】《本草纲目》中说，麦门冬能"美颜色，悦肌肤"。本粥以麦冬、红枣配伍，对美容有一定效果。尤其适用于经常口干舌燥、面部皮肤干燥者，能滋阴润肤。

麦冬阿胶粥

【配方】麦门冬15克，阿胶30克，糯米100克，红糖适量。

【制作】1.将阿胶捣碎，备用。2.将麦门冬切碎，以冷开水捣绞取汁。3.将糯米加适量水煮粥，待粥煮熟时，放入捣碎的阿胶、麦冬汁、红糖，边煮边搅匀，视粥稠胶化即可。

【功效】滋阴补虚，养血润燥。

【适宜】热病津伤之咽干口燥或阴血不足之心烦失眠者可食。

麦冬山楂甲鱼汤

【来源】《百病食疗大全》

【配方】甲鱼1000克，麦冬15克，山楂15克，生姜10克，胡椒、盐、味精适量。

【制作】1.将甲鱼宰杀，破肚取肠洗净后置入砂锅内。2.锅内加水，放入麦冬、山楂、生姜、胡椒，用文火炖煮，肉熟烂再放盐、味精即成。

【用法】每周服用2～3次。

【功效】滋阴清热，益气活血。

【适宜】心阴不足、虚火内扰型冠心病患者宜食。

天门冬

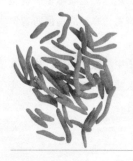

【别名】天冬、多儿母等。

【性味】性寒，味甘苦。

【归经】归肺、归肾经。

【功效】滋阴，润燥，清肺，降火。

宜：阴虚发热、肺痈肺痿咳嗽吐血者宜食；咽喉肿痛、消渴、癌症患者宜食；妇女乳房小叶增生和良性乳房肿瘤者宜食。

忌：脾胃虚寒性腹泻及外感风寒咳嗽者勿食，舌苔厚腻者勿食。不可同鲤鱼配伍食用。

天门冬膏

【来源】《饮膳正要》

【配方】天门冬500克。

【制作】将天门冬去皮和根须，捣碎，用洁净白细布绞取汁，滤过，文火熬成膏，放入瓷罐内。

【用法】食用时，每次1匙，空腹温酒服之。

【功效】健体强身。

【适宜】阴虚体质者可常食，能抗病延年。

冰糖天门冬粥

【配方】天门冬15～20克，粳米60克，冰糖适量。

【制作】1.将天门冬放入砂锅中，加清水适量煎煮。2.煮30分钟后，过滤去渣取汁，再加清水煎煮取汁，如此煎煮取汁3次。3.以药汁加洗净粳米煮粥，至熟后加入冰糖再煮1～2沸即可。

【用法】早晚各食1次。3～5天为1个疗程，隔3日再服。

【功效】滋阴润肺，生津止咳。

【适宜】肾阴不足，阴虚内热，津少口干或肺阴虚有热，干咳少痰或无痰，痰中带血者宜食。

天门冬酒

◎冰糖

【来源】《本草纲目》

【配方】天门冬60克，白酒500毫升。

【制作】1.将天门冬洗净，装入纱布袋内，扎紧袋口。2.将白酒、纱布药袋放入酒瓶内，盖好盖，封口浸泡30天即成。

【用法】根据酒量酌饮，早、晚各服1次。

【功效】滋润和血。

【适宜】血脉失和、肢体麻木、酸痛等症者宜食。

红花

【别名】草红花，红蓝花，刺红花等。

【性味】性温，味辛。

【归经】归心、肝经。

【功效】活血通经，去瘀止痛。

宜：妇女血瘀痛经、闭经、月经过少、难产死胎、产后恶露不下、子宫肌瘤者宜食；跌打损伤之血瘀肿痛者宜食。

忌：怀孕妇女切勿食用。

红花养颜补血粥

【配方】红花5克，当归10克，川芎3克，黄芪30克，鸡汤1000毫升，粳米100克。

【制作】1.将当归、川芎、黄芪用米酒洗后，切成薄片，与红花共入布袋，加入鸡汤和清水，煎出药汁。2.去布袋后，入粳米，用旺火烧开，文火熬煮成粥。

【用法】每日1剂，分次食用。

【功效】补气活血，养颜祛斑。

【适宜】血虚所致的面色苍白疲倦乏力、头晕者宜食，并可消除皮肤黑斑与黑眼圈。

【禁忌】孕妇及月经量多者忌食。

红花绿茶饮

【配方】红花5克，绿茶5克。

【制作】将红花、绿茶放入有盖杯中，用沸水冲泡。

【用法】当茶频频饮服，一般冲泡3～5次。

【功效】降血脂，活血化瘀。

【适宜】血瘀痰浊型高脂血症患者宜食，症见身体肥胖、胸闷刺痛、脘痞腹胀。

【按语】本方取材方便，药房常年有红花供应，绿茶为家庭必备之品，可供长期服用。本方对高脂血症伴有肥胖症、冠心病者疗效尤其显著。

益母草

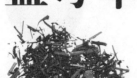

【别名】性微寒，味辛、微苦。

【归经】归心、肝、肾经。

【功效】活血调经，利水消肿。

宜：月经不调、经前腹痛、产后血滞腹痛者宜食，可活血祛瘀止痛；血瘀所致出血者宜食，可使瘀去新生，出血自止。肾病等多种疾病引起水肿者也宜食。

【按语】本品女科多用，故名"益母草"。且鲜益母草常作为蔬菜食用。

益母草芹菜鸡蛋汤

【配方】益母草50克，芹菜250克，鸡蛋2个，油、盐适量。

【制作】将益母草、芹菜、鸡蛋打散加水适量同煮汤，加油、盐调味即可。

【功效】活血调经，平肝降压。

【适宜】妇女月经不调或高血压病者可食用。

◎元胡

益母草煮鸡蛋

【配方】益母草30克，大枣10粒，鸡蛋3个，元胡10克。

【制作】将元胡、益母草、大枣、鸡蛋加清水适量，煮至鸡蛋熟后，去壳再煮片刻即成。

【用法】饮汤食蛋，每次1个，每日3次。

【功效】活血化瘀，行气止痛。

【适宜】妇女月经不调、痛经、经行量少、舌质紫黯有瘀点或瘀斑者宜食。

益母草煮瘦肉汤

【配方】猪瘦肉80克，益母草20克，盐适量。

【制作】将瘦肉洗净，切片；益母草洗净，与瘦肉同放锅内，加清水适量，武火煮沸后，用文火煮至肉熟，加盐调味食用。

【功效】补气益血，调经止带。

【适宜】妇女月经不调者宜食。尤适用于月经推迟者食用。

【贴士】广东潮汕人食用此汤，常加些花生碎煮食，口感独特，别有风味.

益母草汁粥

【来源】《太平圣惠方》

【配方】鲜益母草汁10毫升，鲜生地黄汁10毫升，鲜藕汁10毫升，生姜汁2毫升，蜂蜜10克，粳米100克。

【制作】先以粳米煮粥，待米熟时，加入鲜益母草汁、鲜藕汁、生姜汁、鲜生地黄汁及蜂蜜，煮成稀粥即成。

【用法】每日2次，温服。

【功效】滋阴，养血，调经。

【适宜】妇女月经不调、功能性子宫出血、产后血晕、恶露不净、瘀血腹痛者宜食。

【按语】煮制时宜用砂锅，不宜用铁锅。吃粥期间应忌葱白、薤白。

玉米须

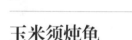

【别名】棒子毛、玉蜀黍蕊。

【性味】性平，味甘。

【归经】归肾、肝、膀胱经。

【功效】利尿，清热，利胆，降血糖。

宜：高血压病人宜食；急性肾炎，肾病综合征水肿者宜食；急性和慢性尿道炎，膀胱炎，尿路结石者宜食；急慢性胆囊炎，胆结石，黄疸肝炎者宜食；糖尿病患者宜食；脚气病患者宜食。

忌：玉米须味甘淡，性平和，诸无所忌。

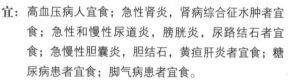

玉米须炖龟

【配方】玉米须50克，龟1只（约200克），姜5克，绍酒10克，盐适量，清水1000毫升。

【制作】1.将龟宰杀后，去头、爪和内脏；玉米须洗净，装入纱布袋内，扎紧。2.将龟、药袋放入炖锅内，加姜、葱、盐、绍酒、清水，置武火上烧沸，再用文火炖煮至熟即成。

【功效】养阴潜阳，平肝降压。

【适宜】高血压，肝阳上阳者可常食。

黄芪玉米须汤

【配方】玉米2个，干玉米须10克，黄芪15克。

【制作】1.玉米剥去外叶，洗净切块，玉米须留着备用；干玉米须冲洗干净，与玉米、新鲜玉米须、黄芪一道下锅，加水至盖满材料。2.水沸后转小火慢煮约20分钟即可。

【功效】补气利水。

【适宜】肾病综合征水肿者宜食。

【按语】此汤利尿消肿作用明显，降血压、降胆固醇效果好，又能促进胆汁分泌，改善消化吸取功能，是一药膳佳品。但玉米不宜一次吃太多，否则易胃胀、胃痛。

鹿茸

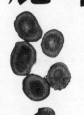

【性味】性平，味甘涩。

【归经】归心、肝、肾经。

【功效】补肾壮阳。

宜：鹿茸为血肉有情之物，能补肾阳、益精血、强筋骨。肾虚精亏所致的头晕乏力、阳痿、腰膝酸软，以及年老体虚，阴阳亏损等多种虚损症者宜食。

【按语】鹿茸甘咸温润，主入肝肾，大补肾阳，兼益精血，强健筋骨，为肾阳不足、精血亏虚所致诸症之要药，滋补强壮之佳品。

鹿茸粥

【配方】鹿茸3克，粳米100克，生姜3片。

【制作】将鹿茸研成细末，备用。粳米淘洗干净，加入清水用武火煮沸后加入鹿茸末和生姜，再用文火煎熬20～30分钟，以米熟烂为度。

【用法】可供冬季早晚餐食用。连服3～5天为一个疗程。

【功效】温肾助阳，益精养血。

【适宜】肾阳虚衰、精血亏损、阳痿、早泄、滑精、腰背酸疼、双膝软弱无力等症者宜食。

鹿茸膏

【来源】《圣济总录》

【配方】鹿茸500克，清酒1500毫升。

【制作】将鹿茸去毛，炙黄，捣烂为末，以清水调和，放入银器中用慢火熬成膏，盛入瓷器中。

【用法】每次半匙，空腹饭前服，温水送服。

【功效】补肾益精。

【适宜】年老体弱或肾阳虚衰，精血亏损，骨髓空虚，精液少者宜食。

鹿茸香菇菜心

【配方】鹿茸片5克，人参5克，水发香菇200克，青菜心300克，玉兰片50克，白酒20毫升，姜末、味精、料酒、精盐、淀粉、猪油适量。

【制作】1.将鹿茸片、人参片加白酒浸泡；玉兰片泡发，切片，备用。2.将铁锅烧热，加入猪油，油热时先将姜末下锅略炸，再将香菇、青菜心下炒，加入味精、料酒、精盐、鹿茸浸泡酒液；搅匀收汁，汁浓时投入玉兰片，勾入小流水芡，起锅装盘，鹿茸片点缀在菜上。

【功效】温肾助阳，补气养血。

【适宜】年老体弱或久病、元气虚衰、阳痿、滑精、腰膝酸冷、眩晕耳鸣、气短乏力、食欲不振等症者宜食。